Lehrbuch der Irrenheilkunde für Pfleger und Pflegerinnen

Von

Dr. Hermann Haymann

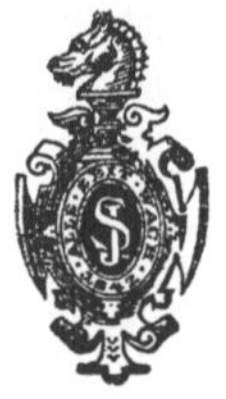

Berlin
Verlag von Julius Springer
1922

ISBN 978-3-642-50418-1   ISBN 978-3-642-50727-4 (eBook)
DOI 10.1007/978-3-642-50727-4

Vorwort.

Für wen dies Buch geschrieben ist, sagt der Titel: für Pfleger und Pflegerinnen. Was sie vor der eigentlichen Benutzung zu wissen haben, steht in der Einleitung.

Für die Fachkollegen möchte ich noch ein paar Worte hierhersetzen. Ich möchte ihnen vor allem sagen, daß ich mir wohl bewußt bin: ein Lehrbuch für Pfleger hätte auch ganz anders angeordnet, und die Auswahl des Stoffes hätte eine ganz andere sein können. Ich habe auch selbst lange geschwankt, ob ich es nicht anders machen solle. Schließlich blieb ich bei der jetzt durchgeführten Auswahl und Anordnung, weil ich nicht zu weit vom allgemein Üblichen und lange Herkömmlichen abweichen durfte, wenn ich nicht von vornherein viele Kollegen abhalten wollte, dies Buch in ihren Kursen zu benutzen. So werden Kundige auf Schritt und Tritt Bekanntem begegnen; aber schließlich konnte es nicht Aufgabe eines für Pfleger bestimmten Buches sein, grundlegend Neues zu bringen. Wenn ich an einzelnen Stellen doch Eigenes bringen zu dürfen glaubte, so wird das hoffentlich dem Buche nicht schaden.

Trotz (oder wegen) der vielen Anleihen habe ich keine Literaturangaben beigefügt, da jeder Eingeweihte ohne weiteres erkennt, was ich Kraepelin und Ziehen, Bleuler und Hoche, Bumke, Jaspers und Gruhle verdanke; den Pfleger aber könnten solche Angaben nur behindern. Auch im Text habe ich Namen von Autoren nur an ganz vereinzelten Stellen, die es geradezu verlangten, eingestreut.

Für die Stoffauswahl war der Gesichtspunkt maßgebend, alles das aus dem Gebiete der Psychopathologie unberücksichtigt zu lassen, was nicht zur Anstaltsbedürftigkeit führt, oder es doch höchstens kurz zu streifen. Bin ich für manchen Benutzer in der entgegengesetzten Richtung vielleicht etwas weit gegangen, so daß für den Anfänger dieser oder jener Abschnitt eine harte Nuß bilden mag, so leitete mich dabei die Absicht, auch jenen unter den Pflegern noch zu genügen, die schon längere Zeit oder auf gehobenem Posten im Irrendienste tätig sind.

Geschwankt habe ich auch eine Zeitlang, ob ich dem Buche Bilder mitgeben solle. Schließlich unterließ ich es. Ausschlaggebend war dafür, daß der zuerst an die Psychiatrie Herantretende nur zu leicht am Äußerlichen hängen bleibt, Nebensächliches für wichtig nimmt, nicht abstrahieren kann. Damit wäre durch die Abbildungen mehr geschadet als genützt. Viel besser wird jeder Unterrichtende seine theoretischen Ausführungen dadurch unterstützen und einprägsam

machen, daß er geeignete Fälle „vorstellt", wie es für den Studenten
in der Klinik geschieht; jede Anstalt wird für die Mehrzahl der Erscheinungen entsprechendes „Material" zur Verfügung haben. Aus
gleichen Erwägungen heraus verzichtete ich so gut wie ganz auf „Kranken-
geschichten"; auch hier kann der ungeübte Anfänger nicht unterscheiden
zwischen Hauptsache und Nebensächlichem, Episodischem; das lebendige
Wort des Unterrichtenden wird leicht die nötigen Fingerzeige geben
können.

Jeden einzelnen der Hauptabschnitte habe ich möglichst so gestaltet,
daß er für sich verständlich ist und dementsprechend beim Unterricht
zum Ausgangspunkt gewählt werden kann, so daß dieser einmal vom
Allgemeinen zum Besonderen gehen kann, das andere Mal umgekehrt,
das dritte Mal an die Erfahrungen der Praxis anknüpfen mag, also das
Kapitel über die Behandlung in den Vordergrund rückt; immer wird
der Lernende Gelegenheit haben, das Wesentliche im Buche nachzulesen,
ohne zu häufig auf die anderen Abschnitte zurückgreifen zu müssen.
Daß dadurch Wiederholungen notwendig geworden sind und der Umfang
des Ganzen etwas vermehrt werden mußte, ist selbstverständlich.

Endlich noch eines: sollte dies Buch etwa, wofür es vielleicht hier
und da geeignet sein möchte, in die Hände von Laien kommen, die nicht
der Beruf, sondern irgend ein anderes Interesse zur Psychiatrie hinführt,
so mögen sie daraus vor allem auch das erkennen, wie wir Irrenärzte
unsere Tätigkeit auffassen, welchen Geist wir unseren Mitarbeitern
einzupflanzen bemüht sind. Damit könnte dann etwas von den Vor-
urteilen gegen die Irrenanstalten zerstreut und damit der Sache der
Kranken selbst gedient werden.

Herbst 1921.

Haymann.

Inhaltsverzeichnis.

Einleitung.

Dies kleine Buch will Pfleger und Pflegerinnen in die Psychiatrie einführen, d. h. in die Wissenschaft von den Krankheiten der Seele. Dieser Zweck bestimmt ihm Inhalt und Form.

Es muß vieles sagen und erklären, was jedes für den Studenten der Medizin geschriebene Lehrbuch an Kenntnissen voraussetzen darf, kann aber vieles übergehen, was für den angehenden Arzt bedeutungsvoll oder doch anregend sein mag. Von jenen kleinen, für breite Lesermassen bestimmten Darstellungen unseres Gebietes wird es sich dadurch unterscheiden, daß es auf den täglichen Erfahrungen des Pflegers fußen und so manches als bekannt annehmen darf, was andere, die nie oder nur ganz ausnahmsweise mit Geisteskranken zu tun hatten, nicht wissen; aber vieles, was für diese völlig unwichtig ist, wird es erwähnen müssen.

Uns werden die Krankheiten der Seele beschäftigen, soweit die Kranken, die von ihnen befallen sind, Aufnahme finden müssen in Kliniken und Irrenanstalten. Man kennt zahlreiche seelische Krankheiten, die dahin nicht führen. Der Arzt muß auch sie kennen. Für den Pfleger spielen sie höchstens ganz gelegentlich einmal eine Rolle, und dementsprechend werden sie hier nur mehr nebensächlich gestreift werden.

Selbstverständlich wird, wer den ganzen Inhalt dieses Büchleins beherrscht, darum noch lange kein guter Irrenpfleger sein; die praktische Tätigkeit und vor allem die ganze menschliche Veranlagung können ihn erst dazu machen. Aber alle im Berufe gewonnenen Erfahrungen und alle ursprüngliche Begabung werden wiederum eine gewisses Maß von Kenntnissen nicht ersetzen können, die das Wichtigste zusammenfassen von dem, was die psychiatrische Wissenschaft erarbeitet hat. Gerade der für den Pflegerberuf „Berufene" wird tiefere Einblicke tun wollen, als er es ohne solche von außen kommende Anleitung könnte.

Unterrichtskurse dienen allüberall diesem Zweck. Sie sollen nicht überflüssig gemacht werden! Was in ihnen gehört und gesehen wurde, das soll an der Hand dieses Leitfadens wiederholt, eingeprägt, unter Umständen durch stets erneutes Überdenken klar gemacht werden. Aber noch wertvollere Dienste wird er leisten, wenn er hervorgeholt wird, um über Erscheinungen nachzulesen, die dem Pfleger auf der Abteilung, am Krankenbett, während der gemeinsamen Arbeit an den seiner Obhut anvertrauten Geisteskranken aufgefallen sind. Das Büchlein will dazu beitragen, ihn vor einer Veräußerlichung seiner „Wärter"tätigkeit zu bewahren, will ihn zum Denken, zu immer schärferem Beobachten hinführen, ihm so die Berufsfreude erhalten und damit wiederum der Sache der Kranken dienen. Nur so wird der Pfleger dann auch sein können, was er sein soll: der brauchbare Gehilfe des Arztes.

Während einem Arzt gewöhnlich eine große Zahl von Kranken anvertraut ist, sodaß er dem einzelnen immer nur eine verhältnismäßig kurze Zeit wird widmen können, ist der Pfleger in der Lage, sich tagaus tagein einer nur kleinen Zahl von Pfleglingen widmen zu müssen, und so wird er oft Dinge sehen, Äußerungen hören, die dem Arzt entgehen müßten, wenn ihm nicht sachgemäß darüber berichtet würde, und die doch vielleicht zur Beurteilung des Krankheitsfalles wesentlich sein können. Worauf es da ankommt, worauf der Pfleger zu achten, worüber er zu berichten hat, das soll hier gezeigt werden.

Natürlich kann es nie und nimmer Sache des Pflegepersonals sein, Diagnosen zu stellen und auf Grund der Diagnose etwas vorauszusagen über den weiteren Verlauf eines Krankheitsfalles; dies wird Aufgabe des Arztes bleiben müssen. Aber der Pfleger wird lernen müssen, welcher Art die Erscheinungen sind, die bei Geisteskranken überhaupt vorkommen, und darum wird in den folgenden Blättern ausführlich von den einzelnen Symptomen zu reden sein, welche sich bei seinen Pfleglingen auf körperlichem Gebiet und auf den verschiedensten Gebieten seelischen Geschehens finden, während ihr Zusammenschluß zu Krankheitsbildern etwas kürzer abgetan werden kann. Im weitern werden wir sodann der schwierigen Frage nach dem Wesen der Geisteskrankheiten näher zu kommen suchen, die uns auch auf ihre körperlichen Grundlagen, die Veränderungen des Gehirns, führen wird und hinüberleitet zu den Ursachen und zu den Wegen der Verhütung: Fragen, die sich jedem aufdrängen, der mit unseren Kranken zu tun hat. Das große Schlußkapitel soll sich endlich mit der Behandlung der Irren befassen, wobei sich in ganz besonderem Maße Gelegenheit geben wird, die Aufgaben des Pflegers im allgemeinen und in besonderen Fällen zu erörtern. Ein Anhang wird versuchen, die in der Psychiatrie gebräuchlichsten Fremdwörter verständlich zu machen.

Die Psychiatrie ist, wie gesagt, die Wissenschaft von den Krankheiten der Seele oder, wie man sich auch ausdrückt, von den Geistesstörungen. Aus diesen beiden Übersetzungen des Fremdworts ergibt sich, daß man „Seele“ und „Geist“ für unsere Zwecke als gleichbedeutend gebrauchen kann. Und wir wollen diese Tatsache hinnehmen, ohne auch nur in eine Erörterung darüber einzutreten, was denn nun die Seele, was der Geist ist. Jeder, der diese Worte gebraucht, weiß wenigstens ungefähr, was er sich dabei denken soll. Und viel weiter kämen wir nicht, wenn wir uns auch auf lange Auseinandersetzungen einließen.

Jedenfalls scheinen uns jene Übersetzungen ebenso wie das Fremdwort, für welches sie gesetzt werden, das eine zu lehren, daß die hier abgehandelten Krankheiten in einem Gegensatz stehen zu den Krankheiten des Körpers. In Wirklichkeit freilich ist das nur in beschränktem Sinne richtig. Denn die immer wiederholten Beobachtungen von Jahrtausenden haben gezeigt, daß das Funktionieren des Geistes, der

Seele abhängig ist von der Tätigkeit unseres Gehirns, also doch eines Teils unseres Körpers. Man ist deshalb so weit gegangen, zu sagen: Geisteskrankheiten sind Gehirnkrankheiten, und man hat als den Sitz der Seele, auch der gesunden, kurzerhand das Gehirn, besonders die Rinde des Großhirns angesehen. Sicher ist, daß Geistesstörungen nur zustande kommen, wenn irgend etwas im Bau oder im Mechanismus der Gehirnrinde gestört ist; aber nicht jede Störung dieser Körpergegend muß zu einer Geisteskrankheit führen, und für sehr viele Fälle wissen wir nicht, welcher Art die Störung ist, die wir mit großer Bestimmtheit erwarten, aber bis heute nicht nachweisen können, und für sehr viele andere wiederum wissen wir nicht, ob der Veränderung im Gehirn nicht irgendwelche sonstigen, letzte Ursachen körperlicher Art zugrunde liegen.

Für unsere praktischen Zwecke sind alle diese Fragestellungen wenig bedeutungsvoll. Ebenso wie der für die kranke Seele Interessierte hat sich mit ihnen auseinanderzusetzen, wer die gesunde Seele und ihre Äußerungsformen kennen lernen will. Die Wissenschaft, welche sich diese Aufgabe gestellt hat, ist die Psychologie. Sie verhält sich zur Psychiatrie wie die Lehre vom gesunden Körper und seinen Funktionen (Anatomie und Physiologie) zu der vom kranken (Pathologie). Wie man den kranken Körper und seine Krankheiten nicht verstehen kann, ohne zu wissen, wie der gesunde aussieht und arbeitet, so kann man Psychiatrie nur erfassen, wenn man Blicke in das Gebiet der Psychologie wirft. Aber die Psychologie hat sehr viel größere Schwierigkeiten zu überwinden als Anatomie und Physiologie, die sich mit dem Körper beschäftigen, und darum muß hier darauf verzichtet werden, sie in irgendeiner Form zusammenhängend darzustellen. Einzelheiten werden wir freilich immer zu erwähnen haben, wenn wir die Störungen auf den verschiedenen Gebieten der Seelentätigkeit besprechen. Nur wollen wir uns dabei an das hergebrachte Wissen und den „gesunden Menschenverstand" des Lesers wenden, ebenso wie bei der Erfassung der Gesamtbegriffe: Seele und Geist.

Nur das eine mag im Anschluß an eben Angedeutetes hier noch gesagt werden: die Störungen, die wir bei unseren Kranken finden, können entweder von der Art sein, daß wir ihren Sitz im „Organ der Seele", der Großhirnrinde, kennen, zum mindesten mit größter Wahrscheinlichkeit vermuten dürfen, oder aber: wir tappen bei den anderen im Finstern, wir wissen nur, daß die Seelentätigkeit, die Funktion des Gehirns gestört ist, ohne zu ahnen, wie wir es uns körperlich vorstellen sollen. Wir nennen jene Krankheiten organische, diese funktionelle. Diese Unterscheidung ist aber nur eine vorläufige; je weiter die Kenntnisse vom gesunden und namentlich vom kranken Gehirn ausgebaut werden, desto mehr dehnt sich das Gebiet der organischen Störungen aus, wird das der funktionellen kleiner.

Im frühen Altertum sah man in den Geisteskranken von bösen Geistern Besessene. Griechische und römische Ärzte erkannten zwar Zusammenhänge zwischen Seelenstörungen und Gehirnveränderungen; aber im dunkeln Mittelalter ging auch diese Erkenntnis verloren, und wieder herrschte viele Jahrhunderte lang die Ansicht, daß Geisteskrankheiten von Dämonen hervorgerufen würden, die in den Menschen fahren, oder, je nachdem, von der Gottheit, die ihn verzücke. Daß es sich dabei um naturwissenschaftlich zu klärende Erscheinungen handelt, die ins Wissensgebiet und den Behandlungsbereich des Arztes gehören, das wurde erst gegen Ende des 18. Jahrhunderts erkannt, und erst seit jener Zeit gibt es Irrenärzte und eine Irrenheilkunde, die sich allerdings auch da noch gegen viele Vorurteile und manchen Aberglauben langsam durchzusetzen hatten.

Da darf es einen nicht wundern, daß noch heute vieles unklar ist in unserer Wissenschaft, und daß, wie es bei jungen Wissenschaften stets der Fall ist, vielfach Meinungsverschiedenheiten in theoretischen Einzelfragen bestehen. Aber sie sollen uns hier nicht beschäftigen.

Nur erwähnt soll werden, daß Mangel an Übereinstimmung heute noch besteht vor allem in bezug auf die Einteilung der Geisteskrankheiten, teilweise auch in ihrer Benennung. Während aber die Namengebung mehr und mehr einheitlich wird, wird man die Geisteskrankheiten immer wieder verschieden einteilen können; es kommt dabei eben darauf an, von welchem Einteilungsgrundsatz man ausgeht, welchen Gesichtspunkt man in den Vordergrund rückt. Wer es mit sichtbaren, meß- und greifbaren, zähl- und wägbaren Erscheinungen zu tun hat, der wird in solche Verlegenheit nicht kommen wie der Psychiater, dessen Forschungsgebiet so ganz anders beschaffen ist. Immerhin, so weit Psychiatrie hier gelehrt werden soll, ist sie ziemlich feststehender wissenschaftlicher Besitz.

Im folgenden werden uns auch jene Fälle nicht wesentlich beschäftigen, bei welchen die Frage „gesund oder krank?" aufgeworfen werden muß. Der Pfleger, die Pflegerin haben es ja im allgemeinen mit Fällen zu tun, in welchen jene Frage bereits entschieden ist, zumeist auch dem Nichtfachmann erkennbar. Und in Fällen, in welchen jene Frage noch schwebt, wie z. B. bei denen, welche zur Erstattung gerichtlicher Gutachten einer Anstalt zugewiesen sind, wird die Entscheidung der Frage ja nur Sache des Arztes sein.

Aber so viel muß hier ausgesprochen werden, daß tatsächlich die Grenzen zwischen Gesundheit und Krankheit in sehr vielen Fällen geringerer oder größerer Regelwidrigkeit nur schwer zu ziehen sind, ja sogar verschieden gezogen werden müssen, je nach der Betrachtungsweise, einer rein theoretischen oder einer mehr praktischen. Gerade dies scheint verwunderlich und wird wohl gelegentlich der Psychiatrie zum Vorwurf gemacht. Aber ist es auf dem Gebiete körperlicher Krankheiten nicht ganz ähnlich? Ist der an Kopfschmerz Leidende krank oder nicht? Ist ein Mann, den sein Hühnerauge drückt, als gesund oder als leidend zu betrachten? Ist jemand, der einmal einen Lungenspitzenkatarrh durchgemacht hat, und dessen Lunge auf dem Seziertisch sicher die deutlichen Zeichen davon zeigen würde, gesund oder krank? Freilich, auf keinem andern Gebiete nähert sich das normale Geschehen so oft und so weit dem anormalen wie auf dem seelischen; nirgends sind die Grenzen so unscharf, so verwischt; nirgends greifen gesunde und kranke Lebensäußerungen so vielfach und so tief ineinander über. Nirgends kann eine krankhafte Erscheinung die Gesamtheit der gesunden Persönlichkeit so weitgehend beeinflussen und ausschlaggebend verändern. Nirgends kann ein in bestimmter Richtung schwer Kranker auf anderen Gebieten noch so Wertvolles leisten. Nirgends sind schon die theoretischen Begriffe „normal" und „abnorm" schwerer zu umschreiben; nirgends sind sie schwankender als in der Psychiatrie. Dies alles muß sich auch der Pfleger wohl gelegentlich vor Augen halten, wenn ihm vielleicht einmal ein „Kranker" anvertraut ist, an welchem er selbst trotz täglicher Beobachtung nichts Krankes feststellen kann. Und dabei muß noch nicht einmal daran gedacht werden, was doch immerhin nicht zu selten eine Rolle auf unsrem Gebiete spielt: daß Geisteskrankheiten vorgetäuscht werden können, daß in noch viel zahlreicheren Fällen Geisteskranke sich bewußt bemühen, wirkliche Krankheit zu verbergen. Aber, um es zu wiederholen, selbst ohne jede Simulation oder ihr Gegenteil, die Dissimulation: die „Grenzfälle" sind zahlreich, in denen eben nur der Erfahrenste sagen kann, ob Krankheit vorliegt oder nicht.

Die Schwierigkeiten, die im Stoffe liegen, werden dadurch noch erhöht, daß im Gebiete des Seelischen die „Individualität", d. h. die besondere Veranlagung, eine so große Rolle spielt, und zwar die Individualität der Rasse, des Volkes und Volksstammes wie die des einzelnen Menschen; ja auch je nach der Zugehörigkeit zu der einen oder andern sozialen Schichte werden Grenzverschiebungen in Betracht kommen. Daraus ergeben sich für den Arzt wie für das Pflegepersonal immer ganz besondere Aufgaben, wenn etwa plötzlich durch einen Zufall Angehörige einer andern Rasse oder eines andern Kulturkreises innerhalb der sonst einheitlich zusammengesetzten Masse der Kranken auftauchen. Und umgekehrt trifft man erfahrene alte Wärter, die schon an der Form der geistigen Störungen mit ziemlicher Sicherheit erkennen können, daß ein Patient aus diesem oder jenem Landesteil stamme.

Eines darf bei allem nicht vergessen werden, das ist die große Wandlungsfähigkeit aller seelischen Lebensäußerungen; sie können auftauchen und im nächsten Augenblick verschwinden, sich jetzt so und nachher ganz anders zeigen. Und das eben ist eine Hauptaufgabe des Pflegepersonals, solche kurzdauernden Erscheinungen scharf zu sehen, genau zu merken und getreulich dem Arzt zu schildern. Dabei kann es auch auf die äußeren Umstände ankommen, unter denen sich das Krankheitszeichen eingestellt hat; sie erst können ihm vielleicht die wahre Bedeutung geben; darum ist auch auf sie zu achten. Aber selbstverständlich kann es nie Sache des Pflegers sein, krankhafte Äußerungen durch Fragen oder durch das Erwähnen bestimmter Gedanken- und Gefühlskreise zu wecken, wie es der Arzt in sachverständiger Weise bei der Untersuchung des Kranken tun darf, ja tun muß, um eine Diagnose stellen zu können, nach der dann sein eigenes Verhalten und die für die Behandlung zu gebenden Anordnungen eingerichtet werden müssen.

I. Die Erscheinungen des Irreseins.

Unter den Erscheinungen des Irreseins lassen sich zwei Reihen von einander abgrenzen, die körperlichen und die seelischen. Zunächst könnte es verwunderlich erscheinen, daß die Krankheiten der Seele körperliche Erscheinungen hervorrufen oder von ihnen begleitet sein sollen; aber wir haben ja bereits erfahren, daß immer das Gehirn, also ein Teil des Körpers, irgendwie verändert sein muß, wenn es zu geistigen Störungen kommen soll, und das Gehirn steht wie jeder Teil des Körpers mit allen übrigen Teilen in ständiger, vielfacher Wechselbeziehung. So darf es nicht wundernehmen, daß Körpersymptome oft die seelischen begleiten, vielleicht sogar manchmal sie verursachen. Ja es kann vorkommen, daß nicht zu sagen ist, ob ein Symptom ein körperliches oder ein seelisch bedingtes ist, wie z. B. gewisse Störungen des Sprechens oder auch des Handelns, etwa des Schreibens, grob in ihrer Wirkung betrachtet, ebensowohl die eine wie die andere Ursache haben könnten, und die Entscheidung ist nicht immer leicht.

Wir betrachten zuerst die körperlichen, dann die seelischen Störungen, so weit sie hier in Betracht kommen, und schließlich einzelne häufig vorkommende „Symptomverkuppelungen“, Zustandsbilder.

1. Die körperlichen Erscheinungen.

Wie schon im allgemeinen gesagt, so gilt hier im besonderen, daß Pfleger und Pflegerinnen sich jeder Untersuchung zu enthalten haben. Aber ebenso gilt hier, daß ihnen eine wichtige Aufgabe zufällt: genaues Beobachten.

Gleich bei der Aufnahme des Kranken geben sie ihm das übliche Reinigungsbad, und bei dieser Gelegenheit schon fallen ihnen vielleicht Eigentümlichkeiten auf, die dem Arzt entgehen könnten, ebenso im Verlauf der Anstaltsbehandlung bei jedem späteren Bad, da sich unter Umständen neue Erscheinungen eingestellt haben, auf die der Kranke selbst nicht aufmerksam machen kann oder will, die der Arzt nicht bemerkt, weil zu neuer Untersuchung scheinbar kein Anlaß vorliegt, und die doch wichtig sind.

Es kann sich auf körperlichem Gebiete entweder um angeborene oder um erworbene Eigentümlichkeiten handeln.

Als angeborene Eigentümlichkeiten kommen, abgesehen von groben Mißbildungen, wie man sie z. B. häufig bei Idioten trifft, in Betracht

die sogenannten Degenerations- oder Entartungszeichen. Wir
verstehen darunter leichtere Abweichungen vom Körperbau des Durchschnittsmenschen, die einzeln ganz bedeutungslos sind, nichts für und
nichts gegen das Vorliegen einer Geisteskrankheit beweisen, wenn sie
sich aber in größerer Häufigkeit bei einem und demselben Menschen
zusammenfinden, für den Untersucher ein Hinweis sind, seine Aufmerksamkeit besonders zu schärfen. Man hat eine Zeitlang ihre Bedeutung
sehr überschätzt, etwa gerade so wie die der erblichen Belastung, und
in Gerichtsverhandlungen sucht gelegentlich auch heute noch der Verteidiger für den Angeklagten Stimmung zu machen, indem er auf sein
„degeneriertes" Äußere hinweist. Sicher ist, daß in einem sehr „degenerierten", d. h. eben vom Durchschnitt abweichenden, vielleicht an
tierische Ahnen erinnernden Körper ein durchaus gesunder Geist wohnen
kann und umgekehrt. Aber es ist auch leicht begreiflich, daß eine
minderwertige Keimanlage gleichzeitig in der körperlichen wie in der
seelischen Entwicklung zum Ausdruck kommen kann, eben weil beide
ineinander greifen.

Als Degenerationszeichen pflegt man anzusprechen: Zwergwuchs und Riesenwuchs, abnorme Fettleibigkeit, auffallende Größe oder Kleinheit des Schädels,
Turmschädel, fliehende Stirn, ausgesprochene Größenunterschiede einzelner Körperteile auf der rechten und der linken Körperhälfte, Doppelbildungen oder völliges
Fehlen von Gliedmaßen oder Gliedmaßenteilen, Verwachsensein von Fingern und
Zehen, Schwimmhautbildungen, Hasenscharten, Wolfsrachen, Überzähligkeit der
Brustwarzen, Zwitterbildungen der Geschlechtsteile, abnorme Behaarung, schwere
Verbildung der Ohrmuschel, Farbenblindheit u. a. m. Auch die Tätowierungen
werden hier eingereiht, wenigstens wenn sie sich sehr zahlreich finden oder inhaltlich sehr auffallend sind.

Schon um seine Beobachtungsgabe zu üben, dann aber auch vielleicht, um dem Arzt Entgangenes zu bemerken, wird der Pfleger auf diese
Dinge achten. Wichtiger aber sind die nicht angeborenen, sondern erworbenen körperlichen Eigentümlichkeiten, von denen jetzt zu reden ist.

Raschem Wechsel unterworfen ist unter Umständen die Erscheinung,
die uns zuerst beim Kranken auffällt, sein Gesichtsausdruck, sein Mienenspiel. Ob die Mimik, wie man das nennt, lebhaft oder tot, ob der Ausdruck heiter oder traurig oder ängstlich, aufmerksam oder versonnen,
ob der Blick klar oder trüb, aufgeweckt oder träumerisch ist, ob er
einen Gegenstand fixiert oder ins Leere geht, ob das Auge die Spuren
eben getrockneter Tränen zeigt, ob die Hautfarbe rosig oder blaß ist:
alles ist wichtig. Ob der Kranke sich langsam oder rasch, ruhig oder
hastig bewegt, wenige oder zahlreiche Ausdrucksbewegungen mit den
Händen macht, sicher oder unsicher, frisch oder mühsam beim Gehen
ausschreitet, sich dabei aufrecht hält oder in sich zusammensinkt, geradeaus oder zu Boden blickt; ob er müde oder sprudelnd, einsilbig
oder wortreich, eintönig oder mit abwechslungsreichem Tonfall seine
Gedanken vorbringt oder gar vollkommen schweigt: alles muß beobachtet
werden.

Eine große Bedeutung kommt sodann der Nahrungsaufnahme zu.
Viele Kranken essen gar nicht oder nur ungenügend, aus den verschiedensten Gründen; das ist immer alsbald dem Arzt zu melden, der un-

möglich selbst bei jedem Kranken die Nahrungszufuhr beobachten kann. Ferner ist darauf zu achten, ob ein Kranker mehr als durchschnittlich Speichel produziert; das „Speicheln" ist eine bei gewissen Krankheitsformen häufig beobachtete Erscheinung. Nicht gleichgültig ist es, ob der Kranke erbricht, weil dies ebensowohl Anzeichen einer Magenerkrankung sein kann, von der unsere Kranken sonst vielleicht nicht reden, als ein Ausdruck abnormen seelischen Geschehens wie endlich auch der Hinweis darauf, daß sich der Kranke unbemerkt Gift oder sonst Unverdauliches einverleibt hat, was sofortiges Eingreifen erfordern kann. Größte Aufmerksamkeit ist dem Stuhlgang und der Urinausscheidung zu widmen; beide Funktionen sind bei unseren Anstaltsinsassen häufig gestört bald aus seelischen bald aus körperlich-nervösen Gründen, und die Folge einer Nichtbeachtung solcher Störungen, namentlich der Urinverhaltung, können die allerbedenklichsten sein, während ein Einlauf, eine Kathetereinführung alles verhüten kann. Bei Patientinnen ist genau Buch zu führen über die monatliche Regel; wenn ihr Ausbleiben auch eine bei unseren Kranken sehr häufige Erscheinung ist und kaum bekämpft werden kann, so gibt es doch dem Arzt wichtige Fingerzeige, und bei einem zu häufigen und mit zu starkem Blutverlust einhergehenden Verlauf der Menstruation muß er eingreifen. Bei jedem Patienten endlich ist genau das Körpergewicht zu verzeichnen; Abnahme wie Zunahme können bedeutungsvoll sein, können die Krankheitsvoraussage ermöglichen und können unter Umständen Anlaß werden zu ärztlichen Maßnahmen.

Wie bei jedem körperlich Kranken hat das Pflegepersonal bei den Geisteskranken, zum mindesten zu Anfang des Anstaltsaufenthaltes, den Puls, die Atmung, die Temperatur zu beobachten. Atmung und Herztätigkeit sind z. B. immer beschleunigt in den Angstzuständen; manchmal verraten sie in Spannungszuständen ein seelisches Leben, von dem der Mund und die Ausdrucksbewegungen keine Kunde geben. Die Temperatur zeigt zuweilen bei Paralytikern ganz plötzliche Anstiege, bei den an Altersblödsinn Leidenden ein tiefes Absinken unter die Norm. Daneben verraten uns alle diese körperlichen Zeichen vielleicht eine beginnende körperliche Krankheit, von welcher der Patient infolge seiner geistigen Störungen sonst nichts angeben würde.

Sehr wichtig ist die Kontrolle des Schlafs. Fast regelmäßig gehen die akuten Geisteskrankheiten mit Schlafstörungen einher, und auch in der Zeit des Abklingens der Krankheit finden wir sie, dann besonders lästig empfunden, wieder. Die schon durch die Krankheit häufig verursachte Erschöpfung darf nicht durch den Mangel an Schlaf noch gesteigert werden, und der Arzt muß sehr oft Abhilfe schaffen durch dies oder jenes ihm geeignet erscheinende Mittel.

Zu melden ist es ferner stets, wenn ein Kranker über Schmerzen klagt. Gewiß klagen unsere Geisteskranken nicht selten über diese oder jene abnormen Körperempfindungen, ohne daß dem eine wirkliche Ursache zugrunde läge, einfach als Ausdruck ihrer Wahnideen oder ihrer Sinnestäuschungen oder auch aus krankhafter Freude am Klagen; aber die Entscheidung, ob ein solcher Fall oder ein tatsächlicher Grund vorliegt, kann nicht Sache des Pflegers sein. Schmerzen, allerlei unangenehme Körpergefühle, ganz besonders Kopfschmerzen stellen sich bei vielen Geisteskrankheiten, z. B. zu Beginn der Paralyse, in den Frühstadien des Jugendirreseins, bei Geschwülsten im Schädelinnern und in vielen anderen Fällen ein, müssen so gut wie möglich bekämpft werden und geben Hinweise auf die Art des vorliegenden Leidens.

Im Bereiche des Bewegungsapparats ist bei unseren Kranken mancherlei Auffallendes zu beobachten. Außer den bereits gestreiften allgemeineren Dingen sei noch folgendes erwähnt. Häufig begleitet Zittern, namentlich der Hände, die Geistesstörungen; zwar kann es einfach Ausdruck irgendeiner Erregung sein und kann mit der Erregung verschwinden; aber vielfach ist es dauernd nachzuweisen und zeigt auch je nach dem Grundleiden verschiedene, wissenschaftlich genau beschriebene Formen, etwa beim Delirium der Trinker wie auch sonst beim Alkoholismus, bei Erschöpfungszuständen und beim Altersblödsinn. Bei der Paralyse und bei höheren Graden des Schwachsinns sieht man Störungen in der Zusammenarbeit der Muskeln, so daß die Bewegungen der Kranken ausfahrend, ungeordnet und damit vielfach unzweckmäßig erscheinen. Bei vielen organischen Gehirnkrankheiten kommen Lähmungen einzelner oder mehrerer Gliedmaßen vor; aber auch sogenannte funktionelle Lähmungen gibt es, d. h. eben solche, denen keine organischen Veränderungen im Gehirn oder im Verlauf der Körpernerven zugrunde liegen, die vielmehr verursacht werden einzig und allein durch die Vorstellung des Kranken, er könne dieses oder jenes Glied nicht mehr bewegen. Manche Lähmungen führen, da die betreffenden Glieder nicht mehr benutzt werden, zu Versteifungen, die ihren Sitz in den Gelenken oder in den Muskeln haben können, wodurch dann der Gebrauch der Glieder vollends ausgeschaltet ist.

Eine große Rolle spielen bei unseren Kranken sogenannte Reizerscheinungen, die hervorgerufen werden durch Reizung des Gehirns an irgendeiner Stelle, und je nach Art des Reizes und nach der Bedeutung der betroffenen Gehirnstelle treten diese oder jene körperlichen Erscheinungen auf. Hierher gehört z. B. das Zähneknirschen, das wir beim Paralytiker zu hören bekommen. Hierher gehören die als Tic bezeichneten Erscheinungen, jenes plötzliche Zusammenzucken irgend einer umschriebenen Muskelpartie, besonders häufig in der Gesichtsmuskulatur, allerdings nicht immer durch eine Reizung des Gehirns verursacht. Hierher gehören ferner so eigenartige ruckweise Bewegungen der Hände, der Arme, ja des ganzen Körpers, wie sie jeder gelegentlich einmal gesehen hat bei Kranken, die an Veitstanz leiden (der im übrigen meist ja ohne seelische Störungen verläuft). Höchstwahrscheinlich gehört in das Gebiet dieser Reizerscheinungen auch ein Teil der schweren Erregungen, die wir an unseren Kranken gelegentlich sehen und zu bekämpfen haben, z. B. beim Epileptiker und beim Paralytiker. Ganz sicher gehören hierher die Krampfanfälle, deren bekanntester Vertreter der epileptische Anfall ist; aber es kommen gleiche oder ähnliche Anfälle noch bei einer Reihe von anderen organischen Krankheiten vor; und es gibt sogar Anfälle, die ganz ähnlich aussehen, vielleicht sogar für den Erfahrenen

nur schwer von den echten epileptischen Anfällen zu unterscheiden sind,
die aber doch in ihrem Wesen nichts mit ihnen zu tun haben, sondern
ganz anderen Ursprungs sind, funktionell, seelisch ausgelöst. Worauf
der Pfleger zu achten hat, wenn er Zeuge eines solchen Anfalles ist,
um mitzuhelfen bei der Unterscheidung der beiden Anfallsformen, das
soll bei Besprechung der Epilepsie gesagt werden.

Nun gibt es noch eine Reihe von Krankheitsäußerungen, die körperlich in Erscheinung treten, die aber bereits hinüberleiten zu den seelischen
Symptomen, und von denen wir jedenfalls bis heute keine Ahnung
haben, welcher Art der ihnen zugrundeliegende Vorgang im Körper,
d. h. im Gehirn ist. Gemeint sind die in erster Linie beim Jugendirresein vorkommenden Stereotypien und Manieren. Von Stereotypien
reden wir, wenn eine vielleicht ursprünglich sinnvolle Bewegung ohne
willkürliches Hinzutun des Patienten in sinnloser Weise immer wiederholt
wird, vielleicht Tage und Wochen, ja sogar viele Monate lang, allmählich
vielleicht in etwas veränderter Form, so daß der ursprüngliche Sinn,
wenn er überhaupt vorhanden war, schließlich nicht mehr zu erkennen
ist; auch eine Haltung kann „stereotyp" werden, ein bestimmter Ort
kann „stereotyp" wieder aufgesucht werden zum Gehen, zum Stehen,
zum Sitzen. Von Manieren wird gesprochen in solchen Fällen, wo zwar
schließlich zweckmäßige Bewegungen zustande kommen, aber in einer
unzweckmäßigen Ausführung, so daß z. B. die Hand in großem Bogen
oder mit vielen Zwischenbewegungen gegeben wird, daß der Gang nicht
gerade auf das Ziel hinführt, sondern mit allerlei hanswurstigen Seiten-
sprüngen u. dgl. Auch beim Sprechen werden nicht selten solche schrul-
lenhaften Manieren beobachtet. Ist das Sprechen stereotyp, so daß
ein Wort, ein kurzer Satz in sinnloser Weise und in ewig gleichem Tonfall immer aufs neue wiederholt wird, so redet man von Verbigeration.
Eine äußerlich ähnliche, dem Wesen nach aber ganz anders zu wertende
Erscheinung trifft man bei groben Schädigungen des Gehirns, das Klebenbleiben an einem Wort, das wir als Perseveration bezeichnen: hier wollen
die Kranken etwas sagen, was durchaus Sinn hat, aber die Zunge wiederholt nur immer ein und dasselbe Lautgebilde, das die Kranken gerade
vorher am durchaus richtigen Platze gebraucht haben, von dem sie
nun aber nicht mehr loskommen, bis ganz plötzlich nach einer Weile
der Faden durchhauen wird, so daß nun die Bahn für normale sprachliche Äußerungen frei ist — bis irgendein neues Klebenbleiben erfolgt.

Während all die bisher angeführten körperlichen Krankheitszeichen sich jedem,
der mit dem Kranken zusammenkommt, ohne weiteres aufdrängen oder doch bei
längerer stiller Beobachtung enthüllen können, gibt es nun noch andere, die nur
durch die ärztliche Untersuchung festgestellt werden. Pfleger und Pflegerin
sehen täglich, daß diese Untersuchungen ausgeführt werden, und darum muß hier
auch erwähnt werden, welche Bewandtnis es damit hat. Zunächst einmal gibt es
Sprachstörungen, die sich gar nicht so ohne weiteres zeigen, die aber deutlich werden,
wenn man dem Kranken aufträgt, schwerere Worte nachzusprechen; dabei „stolpert"
er dann, läßt Buchstaben oder Silben aus, bringt die einzelnen Laute nur unscharf,
verwaschen hervor. Man trifft diese Störungen ebenso wie die zunächst noch zu
nennenden bei organisch Kranken, vor allem bei Paralytikern. Es kommen bei
ihnen noch vor Störungen der Reflexe; die Reflexe sind Zusammenziehungen
einzelner Muskeln oder auch gewisser Hautpartien, ohne daß der bewußte Wille

den Anstoß dazu gäbe, vielmehr nur auf das Beklopfen einer bestimmten Sehne, auf das Bestreichen einer bestimmten Hautstelle hin; diese Reflexe, die normalerweise in bestimmter mittlerer Stärke auslösbar sind, können unter krankhaften Verhältnissen gesteigert oder abgeschwächt oder ganz aufgehoben sein. Damit der Reflex zustandekomme, muß ein Nervenstrang den vom Untersucher ausgeübten Reiz zum Rückenmark leiten, und dort wird eine Nervenzelle erregt, die nun wiederum mit Hilfe eines Nervenstranges den Antrieb zur Muskelzusammenziehung nach dem betreffenden Körperteil sendet, und dazu kommt noch, daß das Gehirn eine Kontrolle über den ganzen Mechanismus ausübt; bei dieser Sachlage ist ohne weiteres verständlich, daß die Störung des Reflexes zustande kommen kann entweder irgendwo im Verlauf eines der beiden Nervenstränge oder im Rückenmark, wo die Umschaltestelle liegt, oder aber im Gehirn. Zu unterscheiden, welcher Teil in einem Falle betroffen ist, das ist nur auf Grund von Erwägungen möglich, die nicht hierher gehören. Der für die Psychiatrie wichtigste ist der Kniesehnenreflex, das Zusammenziehen der Beinstrecker und damit das Emporschnellen des Unterschenkels bei Beklopfen der Sehne unterhalb der Kniescheibe. Noch komplizierter und schwerer verständlich ist das reflektorische Spiel der Sehlöcher, die sogenannte Pupillenreaktion; die Sehlöcher sollen sich auf Lichteinfall verengern, in der Dunkelheit erweitern; ebenso sollen sie sich beim Blick in die Nähe verengern und beim Sehen in die Ferne wieder erweitern; und nun kommen auch hier, bei organischen Störungen, mannigfache Abweichungen vor, die schwerwiegende Bedeutung haben. Andere Reflexe, wie das Zukneifen des Auges bei Berührung der Bindehaut oder der Hornhaut, das Würgen bei Kitzeln des Rachens, das Zusammenziehen der Bauchdecken nach entsprechendem Bestreichen jener Partien, sind für unsere Zwecke weniger wichtig. Zu erwähnen sind dagegen noch Störungen der Hautempfindlichkeit. Normalerweise unterscheiden wir an unserer Körperoberfläche mit Sicherheit kalte oder warme, spitze oder stumpfe Berührung und können auch mit weitgehender Genauigkeit angeben, an welcher Stelle eine Berührung stattgefunden hat. Anders in Fällen krankhafter Störung. Insbesondere kann auch die Empfindlichkeit für Schmerz vollständig aufgehoben sein. All das muß in den Kreis der ärztlichen Erwägung einbezogen werden, und die entsprechenden Prüfungen sind infolgedessen auf psychiatrischen Abteilungen täglich zu beobachten.

Nur die Vorbereitungen zur Untersuchung werden endlich bei einer Reihe jetzt noch anzuführender körperlicher Symptome auf der Abteilung zu sehen sein, während die Untersuchungen selbst im Laboratorium ausgeführt werden. Zu jenen Vorbereitungen wird wie teilweise schon zu den bisher angeführten Untersuchungen der Pfleger dem Arzt hilfreich zur Hand sein müssen, während für diese eigentlichen Untersuchungen nur besonders ausgebildete Laboratoriumshilfskräfte als Gehilfen in Frage kommen. Gemeint sind die Untersuchungen des Blutes, der Rückenmarksflüssigkeit, der Drüsensekretion sowie des sogenannten Stoffwechsels. Blut und Rückenmarksflüssigkeit zeigen bei unseren Kranken zahlreiche wichtige Veränderungen, und auch die Sekretion der Drüsen sowie der Stoffwechsel, der erforscht wird durch Vergleich zwischen eingenommener Nahrung und Ausscheidungen des Körpers, sind zuweilen beeinträchtigt; viele komplizierte Methoden sind ersonnen, um die Veränderungen nachzuweisen; worin sie im einzelnen bestehen, was sie zu bedeuten haben, das kann hier auch nicht einmal angedeutet werden.

2. Die seelischen Erscheinungen.

Die Erscheinungen des Irreseins, welche auf rein seelischem Gebiete liegen, nehmen im Gesamtaufbau der Geisteskrankheiten natürlich einen viel breiteren Raum ein als die erwähnten körperlichen.

Was die Seele ist, das wissen wir nicht, wie schon gesagt. Aber wir haben im Laufe der Zeit gelernt, eine Reihe von Einzelkräften, die ihr zukommen, zu unterscheiden. Jede dieser Einzelkräfte kann krankhaft gestört sein, und außerdem können krankhafte Mißverhältnisse eintreten im geordneten Zusammenspiel der Einzelkräfte. Immer werden sich, wenn die Störungen ihrem Grade nach nur bedeutend genug sind, „Geisteskrankheiten" oder — wie man sagt — Psychosen daraus ergeben.

Wir betrachten also im folgenden zunächst das weite Gebiet der **Störungen seelischer Einzelleistungen** und hernach die **Störungen des seelischen Gesamtzusammenhanges**. Wie herkömmlich teilen wir die Einzelleistungen ein in solche aus dem Bereiche der **Empfindungen**, solche der **Gefühle**, ferner die aus dem Bereiche des **Denkens**, dann solche des **Wollens** und schließlich solche des **Handelns und Redens**.

a) Die seelischen Einzelleistungen.

Die **Empfindungen** sind diejenigen seelischen Elemente, die zum körperlichen Geschehen noch die nächsten Beziehungen haben; sie stehen gewissermaßen auf Vorposten, um die aus der Körperlichkeit kommenden Erregungen zu empfangen, ns Seelische überzuführen und dem Seelischen einzugliedern. Das Auge hat Lichtwellen, das Ohr hat Schallwellen empfangen, der Sehnerv, der Hörnerv sind durch die empfangenen Wellen erregt worden und haben sie weitergeleitet; irgendwo im Großhirn muß sich nun der Wandlungsprozeß abspielen, durch welchen dem sehenden, hörenden Menschen zum Bewußtsein kommt: hier ist Licht, hier ist Ton. Und diese bewußt gewordenen von der Außenwelt ausgehenden Erregungen das sind die Empfindungen. Mit einer solchen Empfindung, die wie von Auge und Ohr natürlich auch von Zunge oder Nase oder Hautoberfläche ausgehen könnte, wäre unserer Seele zunächst wenig gedient. Sie kann damit erst dann etwas anfangen, wenn sie neuankommende Empfindungen in Beziehung setzt zu früheren, wenn sie erkennt, daß die jetzt auf sie einstürmenden Gesichts-, Geruchs- und Tastempfindungen ausgehen von einem Gegenstand der Außenwelt, den man z. B. als Rose bezeichnet. Damit ist aus der Empfindung eine **Wahrnehmung** geworden. Wie das alles zustande kommt, darüber wollen wir uns hier keine Gedanken machen, so wenig wie über alle sonstigen Theorien auf seelischem Gebiet.

Obwohl die Empfindungen die einfachsten Erscheinungen sind, die wir innerhalb des seelischen Geschehens kennen, sind doch auch sie schon zusammengesetzt. Die Gesichtsempfindungen, die zur Wahrnehmung einer Rose führen, müssen schon berichten über die Farbe, die Größe, die Form der vor mir befindlichen Blume, über die Richtung, über die Entfernung im Verhältnis zu meinem Auge usw. Auf allen Sinnesgebieten ist es ähnlich, und kompliziertere Gegenstände machen die Zahl und die Art der Empfindungen komplizierter.

So können sich natürlich für das Zustandekommen von Empfindungen zahllose Klippen ergeben. Aber wenn das Auge hell und dunkel, rot und weiß, rund und eckig, groß und klein nicht unterscheiden kann, weil durch einen Faustschlag eine Blutung im Auge eingetreten ist, oder weil ein Geschwür, eine Entzündung das Auge krank gemacht haben, so redet man nicht von einer Störung der Empfindung; auch dann nicht, wenn etwa der Sehnerv durch einen Schuß durchtrennt, wenn er infolge einer Infektionskrankheit abgestorben ist. Nur dann sprechen wir von Empfindungsstörungen, wenn trotz völlig erhaltenen Zuleitungsapparates die im Gehirn stattfindende Übersetzung aus dem Körperlichen ins Geistige versagt, von Störungen der Wahrnehmung, wenn trotz richtiger Erfassung der Einzelbestandteile die Zusammenfassung der Empfindungen zu Wahrnehmungen mißlingt, zu Ergebnissen führt, die dem widersprechen, was die große Mehrzahl der Menschen in einem vorliegenden Falle empfinden bzw. wahrnehmen.

Und dies eben ist recht häufig bei unseren Geisteskranken der Fall. Es kommen **Störungen der Empfindungen und Wahrnehmungen** nach **Stärke** und **Zahl**, aber auch, und das sind die wichtigeren, nach ihrer Art vor. Die von außen kommenden Reize können trotz normaler Aufnahme- und Leitungsapparate von einem Kranken nur ganz schwach oder auch gar nicht wahrgenommen werden, wie umgekehrt auch als etwas weit über die „Wirklichkeit" an Stärke Hinausgehendes. Die Hysterie, die allerdings nur in ihren schwereren Formen Anlaß zur Aufnahme in die geschlossene Anstalt gibt, bringt Aufhebung oder Abschwächung der Empfindungen zustande, ebenso wie auch manches schwere organische Leiden; daß ein Mann nichts mehr sehen, nichts hören kann, wenn im Gehirn jene Teile zerstört sind, an welchen die Seh-, die Hörempfindungen zustande kommen, das versteht man ohne weiteres; aber der Hysteriker, der nach einem Schrecken, ohne daß der Schädel irgendwie betroffen worden wäre, keine Gesichts-, keine Gehörswahrnehmungen mehr hat, das ist schon schwerer vorstellbar, und doch täte man ihm bitter unrecht, wenn man seine Störungen auf ein Nichtwollen, etwa auf absichtliche Simulation zurückführte. Begreiflicherweise empfindet der Bewußtlose nicht, also z. B. der Epileptiker im Anfall oder auch im Dämmerzustand; der Schwachsinnige, der Verblödete sind nicht imstande, so zu empfinden und wahrzunehmen, wie ein geistig Gesunder; der apathische Melancholiker, der über alle Maßen vergnügte manische Kranke, sie kümmern sich nicht um die kleinen von außen kommenden Meldungen, übergehen sie und nehmen sie also nicht wahr, so wie man etwa „in der Hitze des Gefechts" eine Verwundung nicht empfindet und wahrnimmt, ganz einfach, weil stärkere Eindrücke die weniger starken nicht neben sich aufkommen lassen. Umgekehrt gibt es Formen seelischer Störungen, die alle Empfindungen verstärkt erscheinen lassen: der Neurastheniker leidet dementsprechend unter harmlosen Geräuschen, unter der Helle des gewöhnlichen Tageslichts, unter Gerüchen, die dem Durchschnittsmenschen ganz gleichgültig sind; der hypochondrische Kranke scheint seine Beschwerden zu übertreiben, während er in Wirklichkeit eben viel lebhafter empfindet als wir; und auch der Manische empfindet, wenn nur seine Aufmerksamkeit gerade in dieser Richtung liegt, übertrieben stark, nimmt gewissermaßen konzentriert oder vervielfältigt wahr.

Viel größer ist nun aber die Bedeutung, welche den auf die Art der Wahrnehmung bezüglichen Störungen zukommt. Eine Störung dieser Art ist es z. B., wenn jemand beim Erklingen eines Tones oder beim Hören einer Zahl eine bestimmte Farbe, eine bestimmte geometrische Figur sieht oder auch umgekehrt; doch kommen diese nicht gerade häufigen Mitempfindungen auch bei Gesunden vor, sind jedenfalls für unsere Kranken nicht irgendwie charakteristisch. Wichtig sind aber die Erscheinungen, die man zusammenfaßt unter dem Namen der Sinnestäuschungen. Sie sind bei Geisteskranken außerordentlich häufig.

Unter einer Sinnestäuschung verstehen wir eine Empfindung, die zustande kommt, ohne daß das betreffende Sinnesorgan durch einen Gegenstand der Außenwelt entsprechend gereizt worden wäre. Der Kranke hört Stimmen, ohne daß jemand spricht, sieht Gestalten, ohne daß jemand da ist. Das sind Erscheinungen, die ohne weiteres den Eindruck des Krankhaften machen. Und doch führen auch hier, wie ja auch sonst überall im Gebiete des Seelischen, Übergänge hinüber vom Gesunden ins Krankhafte. Haben wir nicht alle in unseren nächtlichen Träumen lebhafteste Sinneseindrücke, ohne daß ein äußerer Gegenstand vorhanden wäre? Und wer sich beobachtet, der weiß, daß solche Erscheinungen schon eintreten können, ehe wir tief schlafen, in jenem Zwischenzustand zwischen Schlaf und Wachen; plötzlich hören wir uns gerufen, wir geben auch eine sachgemäße kurze Antwort, und dann wachen wir wieder ganz auf, von unserer eigenen Stimme geweckt, und finden, daß niemand in der Nähe ist, der uns gerufen haben könnte. Oder wir liegen einmal wachend in unserem Bett, vielleicht mit gebrochenem Bein oder mit verdorbenem Magen, sehen an die Decke hinauf und bleiben da mit unseren Augen an ein paar dunkleren Punkten haften, sehen bei genauem Hinblicken auch Verbindungslinien, die zwischen den Punkten laufen, erkennen mit einemmal in der ganzen Figur deutlich das Gesicht eines Bekannten; immer deutlicher wird es uns, und schließlich können wir gar nicht mehr an jene Stelle sehen, weil uns immer das Gesicht angrinst. Oder wir sitzen abends müde im Lehnstuhl, denken an vergangene Zeiten, denken an einen alten Freund, denken an ein besonderes Erlebnis, das uns mit ihm verbindet; immer lebhafter malen wir es uns aus; plötzlich ist es uns, als hörten wir die Stimme des Freundes gerade so wie sie damals klang, als wir jenes gemeinsame Erlebnis hatten; wir stehen vielleicht sogar auf, ihn zu begrüßen; bis wir in die Wirklichkeit zurückfallen und nur das sehen und hören, was augenblicklich gegenwärtig ist. Das sind Übergänge vom einfachen Irrtum zu der Halluzination des Einschlafenden und der „falschen" Halluzination des gemütlich Erregten und gleichzeitig Erschöpften. Zu den echten Sinnestäuschungen werden diese Dinge noch nicht gerechnet.

Echte Sinnestäuschungen unterscheiden sich von den angeführten Beispielen vor allem dadurch, daß näheres Zusehen, schärferes Hinhorchen nicht zu einer Korrektur der Wahrnehmung verwendet wird, weil dem betreffenden Kranken — um solche handelt es sich dann immer — Zweifel an der Wirklichkeit seiner Eindrücke gar nicht kommen, so daß er auch keine Veranlassung hat, sich von ihr zu überzeugen. Die Sinnestäuschungen sind häufige Erscheinungen bei Vergiftungen; der chronische Alkoholist, ja gelegentlich schon der einfach schwer Betrunkene, der Opiumraucher im Rausch, der Kokainist, sie nehmen Dinge wahr, die in der Außenwelt nicht vorhanden sind. Bei Fiebernden hat das Gleiche wohl jeder einmal in der Familie beobachten können; in die Anstalten kommen diese Fieberdeliranten selten. Von Verhungernden hat man es in Reiseberichten gelesen, daß sie, dem Tode nahe, Gesichtstäuschungen hatten. Und nun bei unseren Kranken, da sind es die allerverschiedensten Formen von Psychosen, funktionelle und organische, die mit Sinnestäuschungen einhergehen.

Man hat sich gewöhnt, dabei zu unterscheiden, zwischen Halluzinationen und Illusionen. Unter Halluzinationen verstehen wir solche Sinnestäuschungen, zu denen irgendein äußerer Gegenstand überhaupt keinen Anlaß gibt, unter Illusionen solche, die anknüpfen an Eindrücke der Außenwelt, diese aber gänzlich gefälscht auffassen. Eine

Illusion ist es z. B., wenn jemand aus einem harmlos gesprochenen Wort schwere Beschimpfungen heraushört, während es eine Halluzination wäre, wenn er sich beschimpft hörte, ohne daß überhaupt irgendein Wort gefallen, ja überhaupt ein Ton laut geworden ist. Wer sieht, wie die Personen auf einem an der Wand hängenden Bilde plötzlich aufeinander zugehen, hervortreten, auf ihn selbst zukommen, der hat eine Illusion; wer plötzlich aus der glatten Wandfläche Männer hervorkommen sieht, der halluziniert.

Sinnestäuschungen können auf allen Sinnesgebieten auftreten. Die häufigsten sind die Gehörstäuschungen, und sie beeinflussen zugleich den Kranken am stärksten; meist handelt es sich dabei um „Stimmen", die er verstehen kann, viel seltener etwa um Musik, das Pfeifen von Vögeln, das Läuten von Kirchenglocken usw. Der Inhalt der Stimmen kann der allerverschiedenste sein; doch stehen im Vordergrunde solche, die etwas befehlen oder verbieten, und solche beschimpfenden Inhalts. Daneben ist eine Erscheinung noch als recht häufig zu erwähnen, das Gedankenlautwerden, wobei der Kranke in jedem Augenblicke das zu hören glaubt, was er gerade gedacht hat. Seltener sind Halluzinationen des Gesichtes, die man auch als Visionen bezeichnet; befördert wird ihr Auftreten durch Dämmerlicht oder Dunkelheit; auch ihr Inhalt kann alles umfassen, was überhaupt sichtbar ist, ja selbst Dinge, die für gewöhnlich unsichtbar sind, wie z. B. nicht selten den Himmel und all seine Bewohner. Eine Form der Gesichtstäuschung, die ziemlich häufig vorkommt, sei besonders genannt, die Personenverkennung; die Kranken sehen in den Menschen ihrer Umgebung plötzlich irgendwelche ganz andere Leute und erkennen umgekehrt ihre Nächststehenden nicht mehr als Bekannte. Von geringerer Bedeutung sind die Halluzinationen auf den anderen Sinnesgebieten; sehr häufig erfährt man von ihnen erst, wenn man darnach fragt, während Gesichts- und Gehörstäuschungen vom Kranken häufig angegeben werden, ohne daß er gefragt wird; die Gerüche, die Geschmackseindrücke, die Tastempfindungen, die vom Kranken halluziniert werden, sind fast immer unangenehmer Art. Massenhaft treten Halluzinationen des „Gemeinsinnes", der Körperorgane auf, wobei sich der Kranke geschlagen, elektrisiert, verbrannt fühlt; die Luft wird ihm aus den Lungen gepumpt, die Augen werden ihm in den Kopf hineingepreßt, der Boden wird unter ihm ins Schwanken gebracht und alles Mögliche sonst. Nicht selten gehen Sinnestäuschungen verschiedener Sinnesgebiete Hand in Hand, so daß sie sich gegenseitig unterstützen und so die Sicherheit des Kranken hinsichtlich der Wirklichkeit seines Erlebens erhöht wird; man sieht dann z. B. einen Menschen, hört ihn reden, spürt den von ihm ausgehenden elektrischen Strom; man spürt den Staub, mit dem man beworfen wird, riecht die darin enthaltenen stinkenden Stoffe und schmeckt sie auf der Zunge als ekelerregend usw. Ganze dramatisch bewegte Szenen können halluziniert werden.

Die Bedeutung der Sinnestäuschungen für den einzelnen Halluzinanten ist ungeheuer groß, da er sich in fast allen Fällen in seinem Geistesleben viel mehr von seinen krankhaften Erlebnissen beeinflussen läßt als von allen Eindrücken der wirklichen Außenwelt; wenn sich beide widersprechen, sind immer jene die stärkeren. Darauf beruht es, daß alle Versuche, die Kranken von der Unwirklichkeit ihrer halluzinierten Wahrnehmungen zu überzeugen, nur ihrem Lächeln oder ihrem Widerspruch begegnen, und daß sie sich in ihrem Handeln so häufig zu unverständlichen Taten hinreißen lassen und dadurch so unberechenbar werden. Jeder halluzinierende Kranke kann in jedem Augenblick gefährlich werden.

Der Grad der Wirksamkeit einer Halluzination hängt, wenigstens teilweise, ab von der Deutlichkeit, mit welcher sie in Erscheinung tritt. Durchaus nicht jede Halluzination hat volle sinnliche Lebendigkeit; Bilder sind verschwommen, schattenhaft, Worte nur geflüstert, Berührungen nur ganz leise; ja manchmal geben die Kranken an, es komme ihnen alles vor wie geträumt. Freilich, trotz aller Undeutlichkeit der Wahrnehmung steht der Kranke oft zu seiner Halluzination, verteidigt ihre Wirklichkeit, wird böse, wenn man an seinen Angaben zweifelt. Zuweilen werden sie nach und nach deutlicher, so daß der Kranke den Eindruck des Näherkommens hat, und dann verblassen sie wieder, als ob sie zurückträten. Erscheinen sie massenhaft, in sich geschlossen, sinnlich lebendig, so hört die Wirklichkeit schließlich für den Kranken ganz auf, und er lebt mehr oder weniger lang in einer andern Welt, eben der von ihm halluzinierten. Wehe, wenn man ihn aus seinem Himmel herausreißen will! Besonders verhängnisvoll können unter Umständen die befehlenden Stimmen werden, denen der Kranke keinerlei Einwände entgegenzuhalten wagt trotz ihrer Unsinnigkeit oder Unsittlichkeit; gar manche von Geisteskranken begangene Straftat ist die Folge eines solchen halluzinierten Befehls, ebenso wie auch manche innerhalb der Anstalt begangene Gewalttätigkeit. Ein Teil der Kranken erblickt selbst in den Halluzinationen etwas Unbegreifliches und sucht nach Erklärungen; aber diese werden dann immer gefunden: Elektrizität, drahtlose Telegraphie, Röntgen- und Radiumstrahlen, Magnetismus, Hypnose, irgendwelche geheimnisvollen Maschinen, besondere Fähigkeiten der Nachbarn geben sie.

Wichtig und namentlich auch für den Pfleger zu beachten ist, daß der halluzinierende Kranke sehr häufig durch Mienen- und Gebärdenspiel verrät, was in ihm vorgeht, selbst wenn er nichts davon spricht. Der Kranke mit Gesichtstäuschungen sieht bald starr auf sein Bett oder in eine Zimmerecke, bald wie religiös verzückt nach oben, bald ängstlich scheu gegen eine Tür oder ein Fenster; wer Stimmen hört horcht gespannt und erwartungsvoll mit halb zur Seite gedrehtem Kopfe nach der Richtung, aus welcher seine Stimmen zu kommen scheinen. Manchmal suchen die Kranken die auf sie einstürmenden abnormen Eindrücke abzuwehren, verstopfen sich die Ohren, verkriechen unter die Decke, halten sich die Nase zu, spucken entrüstet das verändert schmekkende Essen aus, rufen ihren Beschimpfern wieder Beschimpfungen zu. Treten die Halluzinationen massenhaft auf, so kann es zu halluzinatorischen Erregungszuständen kommen, in anderen Fällen zu halluzinatorischer Verwirrtheit.

Wie die Sinnestäuschungen zustande kommen? Offenbar unter ganz verschiedenen Umständen. Es gibt keine Erklärung, die für alle Fälle paßt. Sicher ist, daß häufig ihr Inhalt abgeleitet werden kann aus Gedanken des Halluzinanten, bewußten oder unbewußten, so daß ein Psychiater scherzhaft sagen konnte: sage mir, was du halluzinierst, und ich sage dir, wer du bist. Es ist kein Zufall, daß die krankhaften Gedankengänge der Irren, daß Wahnideen so häufig ihre Nahrung aus den halluzinierten Wahrnehmungen erhalten — wenn nicht gar das Verhältnis umgekehrt ist. Auch ihrem Gefühlstone nach entsprechen die Sinnestäuschungen gewöhnlich der augenblicklichen Stimmungslage, was natürlich wiederum ebenso umgekehrt gedeutet werden kann: daß sie die Stimmungslage erzeugen.

Noch ehe wir weiter verfolgen, was aus Empfindungen und Wahrnehmungen im Fortgang und Ablauf des geistigen Geschehens wird und welche krankhaften Veränderungen dabei auftreten, wollen wir jetzt zur Betrachtung der **Gefühle** und ihrer Störungen übergehen, weil Gefühle sich nicht erst im Gefolge verwickelter höherer Denkprozesse einstellen, sondern die eben schon besprochenen Grunderscheinungen, Empfindungen und Wahrnehmungen, begleiten können und etwas verhältnismäßig Einfaches, Elementares, zugleich aber geradezu Allbeherrschendes innerhalb des Seelenlebens sind. Tatsächlich gibt es auch kaum eine seelische Krankheit, bei welcher das Gefühlsleben ganz unberührt bliebe.

Etwas verhältnismäßig Einfaches sind die Gefühle nun nicht etwa in dem Sinne, daß wir sagen könnten, was sie eigentlich sind, wie sie zustande kommen, oder daß wir sie etwa beliebig hervorrufen und unterdrücken könnten. Im Gegenteil! Einfach sind sie nur insofern, als sie bei jedem, auch ganz unkomplizierten seelischen Geschehen auftreten und sich auf das leichtverständliche, ohne weiteres klare Gegensatzpaar „Lust und Unlust" zurückführen lassen.

Es gibt alle möglichen Gefühle; Spannung, Zweifel, Besorgnis, Kummer, Schreck, Ekel, Scham, Furcht, Angst, Zorn, Neid, Eifersucht, geschlechtliche Erregung, religiöse und künstlerische Verzückung, persönliches Interesse gehören hierher; aber zum „Gefühl" werden sie für uns nur eben dadurch, daß wir in unserem Innern eine letzten Endes nicht näher zu erklärende Veränderung unseres Seelenzustandes verspüren, die wir als Lust oder als Unlust bezeichnen. Lust ist derjenige Seelenzustand, den wir nach unserer ganzen Veranlagung erstreben, Unlust derjenige, den wir von uns fernzuhalten suchen, ohne daß wir uns darüber in jedem Falle klar sein müßten. Unser Ich wertet nach einem eingeborenen Instinkt alles, was von irgend woher an es herantritt.

Und so wird also auch schon die einfachste Empfindung von unserer Seele mehr oder weniger deutlich bewußt gewertet. Die Empfindung erhält, wie man sagt, ihren Gefühlston. Er kann, je nach der Stärke des Reizes und je nach der Bereitschaft unserer Seele, stark oder schwach, nachhaltig oder flüchtig sein; ganz fehlen wird er bei genauer Prüfung nie. Ohne daß wir daran denken, ohne daß wir es wollen, zeigt schon unser Körper, ob wir Lust oder Unlust empfinden; wir erröten oder erblassen, wir recken uns in die Höhe oder sinken in uns zusammen, unsere Züge werden frisch oder verfallen, unser Herz klopft schneller oder droht stillzustehen, unsere Tränen fließen, unsere Nieren und unser Darm arbeiten in erhöhtem Maße — wenigstens wenn der Gefühlston stark genug ist und genügend lang anhält.

Hält er lange an, so wird schließlich aus dem Gefühlston die **Stimmung**, die dann allerdings gewöhnlich nicht mehr von einer einzelnen Empfindung oder Wahrnehmung hervorgerufen wird, sondern von einer längeren Reihe solcher oder von den Gedankenketten, die sich an sie anknüpfen. Wir reden dann nicht mehr von einfacher Lust und Unlust, sondern von Heiterkeit und Trauer. Befinden wir uns in der einen oder andern Stimmungslage, so besteht in uns die Neigung, die auftauchenden Gefühlstöne dieser Stimmungslage anzupassen; sind wir heiter, so sind wir geneigt, jede neue Wahrnehmung mit Lustgefühlen zu umkleiden, und umgekehrt. So wenig wie wir irgend eine Empfindung ganz ohne jeden Gefühlston hinnehmen, so wenig ist unter gewöhnlichen Verhältnissen unsere Stimmungslage je vollkommen gleichgültig. Dabei gibt es Menschen, die von Haus aus mehr zu der einen oder mehr zu der anderen Stimmungslage neigen; das ist ihr Temperament. Und Sache des Temperaments ist es ferner, ob wir mit einem einmal geweckten Gefühlston rascher oder weniger rasch fertig werden, ihn überwinden oder lange nicht ausgleichen können.

Gefühlston und Stimmung wirken nun aber im Getriebe unseres seelischen Geschehens weiter. Sie beeinflussen nicht nur die Schnelligkeit unseres Gedankenablaufs, sondern geben unseren Gedankenverbindungen, von denen wir später zu reden haben werden, vielfach ihre Richtung. Die Gedanken gehen lieber in der Richtung des Lustbetonten, finden da gewissermaßen weniger Widerstände. Umgekehrt kann ein Gedanke, ja eine einfache Wahrnehmung, eine Empfindung eine Stimmungslage wecken dadurch, daß jene neuen Eindrücke an früher Erlebtes erinnern, das damals mit Lust oder Unlust verbunden war, Heiterkeit oder Trauer in uns hervorgerufen hat. Noch eigentümlicher ist die Erscheinung, daß aus irgendwelchen Verstandesgründen einmal eine Stimmung oder ein Gefühl zurückgedrängt werden kann, namentlich wenn sie unangenehmer Natur waren, und daß sie doch in unserer Seele weiterwirken; man bezeichnet neuerdings diese „verdrängten" gefühlsbetonten Erlebnisse, die noch fortwirken, als „Komplexe". Natürlich speichert jeder Mensch im Laufe seines Lebens eine ganze Menge solcher Komplexe in sich auf, und bei der Bildung späterer Gefühle und Stimmungen können immer wieder bald die einen bald die andern von ihnen hemmend oder fördernd in Erscheinung treten.

Gefühlston und Stimmung beeinflussen aber nicht nur sich selbst gegenseitig, bestimmen nicht nur nach Zeitmaß und Inhalt unser Denken, sondern zeigen ihren Einfluß vor allem auch in unserem Wollen und Handeln. Insofern sie dies tun, zu einem Handeln führen oder wenigstens auf ein Handeln hindrängen (das allerdings durch Gegengründe oder dazwischen auftauchende andere Gefühle gehemmt werden kann) bezeichnet man sie auch als Affekte. Und der ganze Kreis seelischer Erscheinungen vom Gefühlston bis zu der vom Gefühl beeinflußten Handlung wird auch als Affektivität (oder als: das Gemütsleben) eines Menschen zusammengefaßt. Wie groß die Bedeutung der Affektivität ist, das kann jeder an sich selbst beobachten, wenn sie auch je nach der Persönlichkeit, ja sogar innerhalb der gleichen Person nach Alter und äußeren Lebensumständen wechseln kann. Letzten Endes ist es fast ausschließlich die Affektivität, die den Charakter eines Menschen bestimmt, und ihr Verhältnis zu seinen (noch zu besprechenden) intellektuellen Leistungen ist es vor allem, die seine seelische Gesamtstruktur ausmacht.

Bei dieser Sachlage ist es nicht verwunderlich, daß Störungen auf diesem Gebiete eine ungeheure Bedeutung gewinnen müssen, und tatsächlich kommen bei unseren Kranken Störungen des Gefühlslebens außerordentlich häufig vor und bestimmen die Gestaltung ganzer Krankheitsbilder. Der Einfluß gerade dieser Störungen ist vielleicht deshalb so groß, weil ihnen auf dem Wege des Verstandes gar nicht beizukommen ist. Gefühl und Stimmung fügen sich keinem Gesetz, keiner Logik, sind keinem Augenschein zugänglich, weder beim Gesunden noch beim Kranken. Eben deshalb ist es auch oft besonders schwer, ihre Krankhaftigkeit zu beweisen.

Die Störungen im Bereich der Gefühle, soweit sie wirklich in das Gebiet des Krankhaften gehören, können in zwei Richtungen liegen. Einmal kann der Gefühlsablauf ein abnormer sein, indem die Gefühle sich als abnorm veränderlich oder abnorm bestimmbar erweisen; dann kann aber namentlich die Gefühlslage krankhaft verändert sein, womit sich dann in allen Fällen eine gegenüber der Norm herabgesetzte Beeinflußbarkeit verbindet. Die Störungen der zweiten Art sind häufiger und wichtiger, sollen uns daher zunächst beschäftigen.

Ist die Gefühlslage krankhaft verändert, so redet man allgemein von einer Verstimmung. Die Verstimmung kann nach der Seite der Lust oder nach der der Unlust gehen, eine krankhafte Heiterkeit oder krankhafte Traurigkeit sein. Das Krankhafte liegt beide Male vor allem darin, daß sie ohne oder doch ohne genügend große äußere Ursache entstehen, unbeeinflußbar sind, sich oft über lange Zeit hin erstrecken. Aber es kommen gerade auch hier alle nur denkbaren Übergänge vom Gesunden zum Krankhaften vor. Und solche Verstimmungen können bei den verschiedensten seelischen Krankheiten auftreten, bald im Gefolge anderer Störungen oder sie begleitend, bald das Krankheitsbild völlig beherrschend. Beide Erscheinungen stellen den Pfleger vor große, schwere Aufgaben.

Die krankhafte Heiterkeit kann darin bestehen, daß der betreffende Kranke alles in rosigem Lichte sieht, sich selbst und die Welt, Menschen und Ereignisse, ohne jede Spur einer normalen Kritik; was er sieht ist schön, was er denkt ist groß; er ist hervorragend begabt, seine Lage ist glänzend; er befindet sich, wie man sagt, in einem Zustand von Euphorie. Dann kann er aber aus dieser Auffassung der Tatsachen heraus denken und handeln, alles mögliche unternehmen, bald dies bald jenes erstreben unter maßloser Steigerung seiner plötzlich auftauchenden Ansprüche, für die ihm wiederum jeder Maßstab gesunder Kritik fehlt. Man spricht dann von manischer Erregung. Dabei ist gewöhnlich der Gedankenablauf beschleunigt, es tritt „Ideenflucht" auf, die wir später bei den Störungen des Denkens zu erörtern haben werden. Bleiben die Erscheinungen in mäßigen Grenzen, so sind die hierher gehörigen Kranken liebenswürdig, gefällig, unterhalten die Mitpatienten, helfen andern Kranken über ihre Situation hinweg. Steigern sich die Erregungen, so können sie unangenehm werden durch ihre ewig wechselnden, oft recht weitgehenden Ansprüche, durch den Schabernack, den sie gern andern Kranken und dem Pflegepersonal spielen, durch ihre Neigung zur Flucht aus den ihre Ansprüche einschränkenden Anstaltsmauern, durch ihre Neigung zu Gewalttätigkeiten.

Häufiger als die grundlose heitere Verstimmung ist die krankhafte Traurigkeit. Sie kann sich von leichter Niedergeschlagenheit bis zur schwersten Verzweiflung steigern. Sah der Heitere alles rosig, so erscheint dem Traurigen alles grau, Vergangenheit, Gegenwart und Zukunft, seine Umgebung und die ganze weite Welt. Er quält sich und nicht selten auch seine Mitpatienten. Während der heiter Verstimmte immer frisch aussieht, klar blickt, sich emporreckt, ist der depressiv oder melancholisch Verstimmte in sich versunken, zeigt weinerlichen Gesichtsausdruck, blickt verschwommen, sieht kaum nach rechts und links, läßt die Schultern hängen, spricht leise, bis er schließlich vielleicht in lautes Jammern ausbricht. Hat jener viel geredet, ist er stumm, einsilbig, bringt höchstens seine Klagen vor; während jener stets guten Appetit entwickelte, ist er mit Mühe zum Essen zu bestimmen. War jener unternehmend, ist er froh, wenn er unbeweglich in seiner Ecke sitzen, in seinem Bett liegen bleiben darf, falls er nicht etwa verzweifelt hin und her rennt, an seinen Kleidern, seinem Bett nestelt, irgendwo an seinem Körper herumzupft. Interessierte sich der Manische für alles und jeden, will der Melancholische nichts von seiner Umgebung wissen; alles ist ihm gleichgültig, außer dem Unheil, das seine Person trifft. Dabei haben diese Kranken im Gegensatz zu den Manischen oft das ausgesprochene Gefühl krank zu sein. Der Melancholische kann sich für nichts mehr begeistern, an nichts mehr freuen, aber auch über nichts mehr entrüsten. Selbstvorwürfe sind es meist, die sein ganzes Denken ausfüllen. Für die Pflege liegen die Hauptschwierigkeiten in diesen Fällen einerseits in der erschwerten Nahrungszufuhr, andererseits in der Verhütung des Selbstmords, der von jedem traurig Verstimmten einmal als der beste Ausweg aus seiner Lage erstrebt wird.

Besonders groß ist die Selbstmordgefahr dann, wenn sich die traurige Verstimmung mit einem andern gleichfalls sehr häufigen abnormen Affekt verbindet, mit der Angst. Die Angst ist der für den Patienten quälendste von allen krankhaften Seelenzuständen. Sie kann entweder Dauerzustand sein oder anfallsweise auftreten. Was Angst ist, weiß jeder aus eigener Erfahrung. Ängstlichkeit kommt mehr oder weniger ausgesprochen auch beim Gesunden vor. Nicht selten führen körperliche Leiden zu Angstzuständen, z. B. Störungen im Blutkreislauf oder Behinderung der Atmung. Umgekehrt sind, wie auch jeder weiß, seelisch bedingte Angstzustände häufig von körperlichen Erscheinungen begleitet: Erblassen, Versteinerung der Gesichtszüge, Schweißausbrüche, Zittern des ganzen Körpers, Zähneklappern, Gänsehaut, Herzklopfen, Atembeschleunigung, Harn- und Stuhldrang sind die häufigsten. Oft verlegt auch der an Angst Leidende seine Gefühle in bestimmte Körperteile, in die Herzgegend vor allem. Dabei wissen die Kranken sehr häufig gar nicht anzugeben, wovor sie sich eigentlich ängstigen, während allerdings in anderen Fällen wiederum die Angst einen ganz bestimmten Inhalt hat. Immer, ob die Angst einen Inhalt hat oder nicht, ob sie mit trauriger Verstimmung verbunden ist oder nicht, was auch vorkommt, immer hat der Pfleger den zur Angst neigenden Kranken seine besondere Aufmerksamkeit zu widmen, weil jede Angst zu einer Lösung der in ihr liegenden unangenehmen Spannung drängt und diese Lösung manchmal in irgendeiner sinnlosen Gewalttat, häufiger im Selbstmord gesucht wird.

Wie sich mit der traurigen Verstimmung oft die Angst verbindet, so mit der heiteren ein anderer Affekt, die Gereiztheit, die aber auch, wie jene, selbständig auftreten kann. Auch die Reizbarkeit kennt jeder von sich oder von Personen seiner Umgebung, die darum noch lange nicht als geisteskrank erscheinen müssen. Der Herzkranke und der an Arterienverkalkung Leidende zeigen sie bereits in abnormer Stärke, wie auch der Neurastheniker. Immer ist sie gekennzeichnet durch ein ungewöhnlich rasches Anschwellen der Affekte, besonders des Zornaffekts, schon auf geringste äußere Ursachen hin. Da der Zorn wie jeder Affekt zu einer Handlung drängt, sind reizbare Patienten stes unangenehm, zu rücksichtslosen jähen Gewalttaten geneigt, unter Ausschaltung jeder Überlegung, und müssen daher mit besonderer Vorsicht angefaßt werden, vor allem auch dann, wenn der Zorn nicht auf der heiteren Grundstimmung erwächst, sondern selbständig auftritt, was, wie gesagt, recht häufig ist.

Außer den ausgesprochen krankhaften Verstimmungen können im täglichen Leben schon gewisse „leere" oder „gegenstandslose" Verstimmungen beobachtet werden, und solche kommen nun auch nicht selten bei unseren Anstaltsinsassen vor. Der Kranke fühlt sich verändert, ist in einem „Ausnahmezustand", ohne angeben zu können, was nun gerade heute in ihm verändert ist. Er fühlt sich nicht behaglich, ärgert sich über sich und seine Umgebung, mag nichts arbeiten, nichts reden, hat für nichts Interesse, ohne traurig zu sein. Man kennt derartige Zustände vor allem bei den Epileptikern; aber sie kommen auch bei den verschiedensten anderen psychisch abnormen Menschen vor und verlangen dann vom Pfleger eine zarte Rücksicht, da sie so eher abklingen als auf Zuspruch oder gar auf Zurechtweisung, die naheliegen könnten.

Eine andere Form der Verstimmung, die auch für uns gelegentlich eine Rolle spielt, ist gerade umgekehrt durch ihren Inhalt charakterisiert: das Heimweh. Jeder weiß, was Heimweh ist. Hin und wieder wird es von unseren Kranken geklagt, vielleicht allerdings oft nur als Vorwand, um die ersehnte Entlassung aus der Anstalt zu erlangen. Manchmal steigert es sich aber wirklich bis zur Krankhaftigkeit. Junge Mädchen vor allem, die kurz nach der Entlassung aus der Schule in die Fremde geschickt wurden, befällt es wohl so stark, daß sie irgendwelche Streiche ausführen, ein Haus anzünden oder die ihnen anvertrauten Kinder vergiften, um von der Stelle loszukommen, auf welche sie verpflanzt worden sind. Statt in die Heimat führt dann ihr Weg bestenfalls in die Irrenanstalt, und ihr Heimweh bleibt ungestillt.

Gewisse Gefühle sind ein für allemal fest mit körperlichen oder seelischen Vorgängen oder Erlebnissen verknüpft; letzten Endes enthalten auch sie nur immer wieder Lust oder Unlust; aber diese Grundgefühle treten in ganz bestimmter Form und Färbung auf, die sich nicht beschreiben, sondern nur erleben, nicht erklären, sondern nur aufzählen lassen. Man nennt diese Gefühle wohl Gemeingefühle, und man rechnet hierher Hunger und Durst, Müdigkeit, Sexualgefühle, dann Fremdheitsgefühle sowie künstlerische und religiöse Ergriffenheit. Das sind weit auseinander liegende seelische Erlebnisse, die aber zusammengehalten werden durch das in ihnen liegende und sie bestimmende Gefühlselement. Störungen kommen bei allen recht häufig zur Beobachtung. Wir kennen Kranke, bei denen der Hunger, seltener auch der Durst maßlos gesteigert sind, andere, welche Speise und Trank zurückweisen, nicht aus irgendwelchen kranken Ideen heraus, sondern einfach, weil jeder Appetit mangelt. Wir kennen Kranke, die trotz stärkster körperlicher Anstrengung, trotz unausgesetzter geistiger Arbeit nicht müde werden, und solche, die immer müde sind, obwohl sie sich in keiner Weise angestrengt haben. Ganz besonders zahlreich sind Abweichungen vom normalen Durchschnitt auf geschlechtlichem Gebiet; wir werden sie, obwohl sie abnormen Gefühlen entspringen, nicht hier, sondern später bei den Störungen des Wollens besprechen, weil sie gerade durch abnorme Strebungen in Erscheinung treten, während wir von den diesen zugrunde liegenden Gefühlen gewöhnlich gar nichts erfahren, bis eben das krankhafte Triebleben in Erscheinung getreten ist.

Normalerweise fühlen wir uns durch tausend Fäden mit der Außenwelt verbunden. All unsere Empfindungen werden, wie wir gesehen haben, mit früheren Empfindungen irgendwie verknüpft; dadurch entwickelt sich in uns ein Gefühl des Verbundenseins mit unserer Zeit, mit unserer engeren und weiteren Umgebung. Bei Kranken ist nicht selten dies Gefühl gelockert oder ganz aufgehoben; sie fühlen sich fremd in Raum und Zeit, gleich als schwebten sie in einer luftleeren Kugel, losgelöst vom Boden, ohne Berührung mit rechts und links, mit Bekannten und Verwandten, gleich als wären sie nie geboren oder längst schon tot. Alles, was sie gekannt, blickt sie mit großen fremden Augen an, sie verstehen die Welt nicht mehr und haben das Gefühl, von der Welt nicht mehr verstanden zu werden; ein unbeschreibliches Fremdheitsgefühl ist über sie gekommen. Steigert sich dies Gefühl, kommt hinzu die aus solch hilfloser Lage sich begreiflicherweise ergebende bange Unruhe, so wird der Zustand zur Ratlosigkeit. Er ist verwandt der Angst und doch von ihr verschieden. Kranke dieser Art drängt es nicht zum Selbstmord, kaum je zu Gewalttätigkeiten; aber sie bedürfen doch der steten Aufmerksamkeit, da sie, eben weil sie ihre ganze Lage nicht mehr richtig einschätzen, eine „Dummheit" machen können, aus dem offenen Fenster steigen, ins Wasser gehen, Ungenießbares in den Mund stecken.

Ein ähnlicher Zustand des Weltvergessens kann auf ganz anderem Wege noch zustande kommen. Es kann das Ergebnis eines weit über das gewöhnliche Maß hinaus gesteigerten Glücksgefühls sein. Auch dieser beseligende Zustand kann eine solche Höhe erreichen, daß jeder Zusammenhang mit der Welt, die doch nun einmal ein so reines Glück nicht kennt, vollständig unterbrochen scheint. Es sind die Zustände der Ergriffenheit, der Verzückung, ausgehend z. B. von einem starken religiösen Erlebnis oder innig verknüpft mit dem künstlerischen Schaffen. Gewiß haben diese Zustände zunächst nichts Krankhaftes an sich. Aber sie können es werden, wenn die Wirklichkeit so weit zurücktritt, daß nichts mehr in sie zurückführen kann, nicht einmal augenblickliche Gefahr für Leib und Leben, und sie sind es dann, wenn sie „gegenstandslos" sind, keinen Inhalt mehr haben, wenn die religiösen Verzückungen, wie nicht gar selten, ausgehen von Sinnestäuschungen oder Wahnideen religiöser Färbung, wenn die künstlerische Produktion in Wirklichkeit keine Kunst mehr, sondern lallendes Gestammel als Ausdruck dunkler Empfindungen ist. Das Verhältnis dieser Gefühle zur krankhaften Heiterkeit ist das gleiche wie das der Ratlosigkeit zur Angst. Machen sich diese Gefühle in Worten und Taten Luft oder drängen sie wenigstens auf solche hin, nennt man derartige Zustände Ekstasen. Einzelne Krankheitsformen führen besonders häufig zu solchen überquellenden Gefühlswallungen, vor allem die Epilepsie. Dem Pfleger stellen sie nur ausnahmsweise besondere Aufgaben; läßt man die Kranken ruhig gewähren, so sind sie zufrieden, erfüllt von sich und ihrer Seligkeit.

Im Gegensatz zu dieser Fülle von Gefühl stehen Gefühlsstumpfheit und Gefühlsleere. Die Worte erklären sich selbst. Eine besondere Form der Gefühlsabstumpfung ist der von uns so häufig beobachtete Verlust des Schamgefühls. Wie oft, unter wie verschiedenen Bildern begegnet uns bei unseren Kranken die Schamlosigkeit, zumal auf geschlechtlichem Gebiete! Aber die Gefühle für Anstand ebenso wie für jede andere Form der Sittlichkeit und auch die für die Empfindung des Schönen können überhaupt stark herabgesetzt sein, gewöhnlich dann verbunden mit ausgesprochen unmoralischen Trieben, weshalb wir die Besprechung dieses Symptomenbildes zurückstellen wollen bis zur Erörterung des Trieblebens. Das Gefühl, mit welchem unsere Seele auf das Nichtstun antwortet, ist die Langeweile; auch sie fehlt vielfach bei unseren Kranken. Werden auch damit für die Pflege keine nennenswerten Aufgaben gestellt, so erfordert doch die vorhin erwähnte Schamlosigkeit hin und wieder gewissermaßen erzieherisches Eingreifen des Pflegers, um den Ton auf der Abteilung nicht zu stark unter den Einfluß solch schamloser Elemente geraten zu lassen, wodurch wiederum andere Kranke verletzt, zu krankhaften Gedankengängen angeregt oder aber zur Nachahmung verführt werden könnten. Den höchsten Grad der Gefühlsherabsetzung bezeichnet man als Apathie. Manche Kranke geben direkt an, daß sie unter ihrer Gefühllosigkeit leiden, daß ihnen, wie sie sagen, nichts geblieben ist als das Gefühl der Gefühllosigkeit, in schwereren Fällen nicht einmal mehr das. Nun hüte sich aber nur jeder, der mit Kranken zu tun hat, zu häufig eine solche Apathie anzunehmen; oft scheint sie vorhanden, während der Kranke nur durch irgendwelche Hindernisse außerstande ist, seine Teilnahme für Worte und Taten seiner Umgebung zu zeigen; darnach richte man sein Verhalten ein, sei vorsichtig in Gegenwart solcher scheinbar ganz apathischen Kranken. Am ehesten ist ein wirklich so weit gehender Gefühlsmangel zu finden bei angeboren Schwachsinnigen und bei Endzuständen organischer Krankheiten.

Eine viel geringere Bedeutung für das Zustandekommen der psychotischen Bilder als die bisher besprochenen Störungen der Gefühlslage kommt den Störungen im Ablauf der Gefühle zu. Daß jene krankhaften Gefühlslagen häufig viel fester haften als die normalen Gefühle, das wurde schon erwähnt, und jeden Tag bestätigen es die Beobachtungen an Melancholikern und an Manischen. In anderen Fällen aber ist der Ablauf beschleunigt, die Gefühle sind abnorm veränderlich, labil. Dies kann z. B. eintreten, wenn bei einem Kranken sich die Sinnestäuschungen jagen und so verschiedenen Inhalts sind, daß die eine das Gefühl der Trauer, die andere das Gefühl der Freude auslöst usf. Bei Hysterikern trifft man als krankhaften Stimmungswechsel eine Steigerung dessen, was man schon beim Gesunden als Launenhaftigkeit kennt. Bei Kranken mit Defekten des Verstandes genügt ein Mindestmaß äußeren oder inneren Erlebens, um einen Gefühlston in sein Gegenteil umschlagen zu lassen und so das Bild der Stimmungslabilität zu erzeugen. Alle Formen der Stimmungslabilität stellen an die Geduld, manchmal auch an die Vorsicht der Umgebung große Ansprüche, aus leicht begreiflichen Gründen.

Viel Verwandtes mit dieser Labilität hat eine Erscheinung, die man als krankhafte Beeinflußbarkeit oder Suggestibilität bezeichnet. Normalerweise ist jeder Mensch in gewissem Grade durch andere Menschen beeinflußbar, und dieser Einfluß weckt in ihm Empfindungen, ja sogar Gedanken und Handlungen. Wesentlich ist dabei, daß dieser Einfluß nicht auf dem Wege des Verstandes erfolgt durch logische Überzeugung, sondern im Gegenteil, unter Ausschaltung der Kritik des Verstandes, durch den Glauben. Glauben ist immer eine Sache des Gefühls, der Affektivität. Darum müssen Störungen auf diesem Gebiete an dieser Stelle erwähnt werden. Stets ist ein einzelner Mensch der Suggestion weniger zugänglich als eine Menschenmasse, und darum kommen auch Störungen, insbesondere Steigerungen der Suggestibilität häufiger unter Menschenmassen vor als in unseren Anstalten beim einzelnen Kranken. Sinnlose politische Bewegungen, krankhafte religiöse Sektiererei, Modenarrheiten beweisen es. Und da ist es nun immerhin bemerkenswert, daß nicht selten der Mittelpunkt einer solchen durch Suggestion geweckten Bewegung ein Geisteskranker ist, der seinen krankhaft entstandenen Glauben auf Leichtgläubige überträgt. Eine bestimmte Form geistiger Störung nennt man das Irresein durch Ansteckung, induziertes Irresein; es beruht eben darauf, daß ein Kranker, gewöhnlich der durch seinen Geist oder seine Stellung Überlegene, das ihn Bewegende auf einen oder mehrere andere überträgt, so daß nun alle als geisteskrank erscheinen; sie müssen in der Anstalt voneinander getrennt werden, wodurch dann gewöhnlich bei dem oder den Angesteckten Heilung eintritt. Begreiflich ist es, daß der geistig Defekte leichter glaubt, suggestibler ist, als der Gesunde, und so ist es nicht verwunderlich, daß er sich unter Umständen in der Anstalt leicht dazu bewegen lassen wird, an Komplotten und dergleichen teilzunehmen, wie auch unsere Kranken so oft im Chor zu schreien anfangen, weil einer damit begonnen hat. Eine Form krankhafter Beeinflußbarkeit liegt auch vor bei einigen später noch zu erwähnenden Störungen des Wollens. Endlich spielt eine Rolle die Beeinflussung durch sich selbst, das Sich-Einreden, die sogenannte Autosuggestion; man trifft sie bei Hysterischen sehr ausgeprägt. Freilich gibt es auch wieder Kranke, die abnorm wenig beeinflußbar sind; auch die hieraus sich ergebenden Erscheinungen werden uns bei den Störungen des Wollens beschäftigen.

Bei der Besprechung der Affektivität und ihrer Störungen haben wir immer wieder erfahren, daß sich ihr Wirkungsbereich weit über jenen Kreis seelischen Erlebens hinaus erstreckt, von welchem wir ursprünglich ausgegangen sind, das Empfinden und Wahrnehmen, nämlich auf alle jene Vorgänge, die sich aus diesen Elementen geistigen Geschehens entwickeln. Sie haben wir nun zu betrachten, und zwar zunächst die **Denkprozesse,** die von der Wahrnehmung zur Handlung führen.

Ehe wir zu den auf diesem Gebiete vorkommenden Regelwidrigkeiten übergehen, haben wir wieder einiges vorauszuschicken, um uns zu verstehen. Wir wissen, was eine Empfindung ist, und daß aus der Empfindung die Wahrnehmung wird. Um denken zu können, ist es nun aber unerläßlich, daß wir zusammengehörige Wahrnehmungen miteinander verbinden. Wir müssen wissen, daß die Wahrnehmungen rot, vielblättrig, wohlriechend, dornig zusammengehören; sie bilden einen Begriff; und wir müssen außerdem wissen, daß dieser Begriff herkömmlicherweise als Rose bezeichnet wird. Wir müssen wissen, daß Rose, Blatt, Zweig, Stamm, Wurzel zusammengehören zum Begriffe des Rosenstocks; daß Rosenstock, Apfelbaum, Veilchen, Rettig, Wasserschierling zusammengefaßt werden zu dem Begriff Pflanze. Auf solchem Wege der Ordnung des Zusammengehörigen entstehen die eigentlichen Bausteine des Denkens, die Begriffe. Aber es genügt nicht, daß diese Begriffe unser geistiges Eigentum sind, so daß wir Gegenstände, Eigenschaften, Tätigkeiten, die zu ihnen gehören, ihnen einordnen können; wir müssen auch in der Lage sein, uns diese Begriffe jederzeit ins Gedächtnis zu rufen, so daß wir darüber klar sind, was zu einem Begriffe gehört, sobald er ausgesprochen wird; die Begriffe, soweit sie durch das Gedächtnis wieder zu wecken sind, nennt man Vorstellungen. Vorstellungen sind also die Erinnerungsbilder der Wahrnehmungen, aber auch die von Bildern unserer Phantasie, von Wünschen, von Gedachtem. Sie können mehr oder weniger scharf, deutlich sein; immer werden sie, mehr oder weniger ausgesprochen, von einem Gefühlston begleitet.

Vorstellungen werden miteinander verbunden, und dieses Verknüpfen von Vorstellungen macht das Denken aus; die Verknüpfung von Vorstellungen ergibt die Gedanken. Gedanken verbinden sich dann wiederum in der gleichen Weise weiter zu Gedankenreihen, und zwar vollziehen sich all diese Abläufe nach bestimmten nicht willkürlich zu ändernden Regeln, den Assoziationsgesetzen. Wir verknüpfen z. B. leicht Vorstellungen von Dingen, die wir gleichzeitig oder in örtlicher Nachbarschaft wahrgenommen haben, oder deren Namen irgendwelche sprachliche Verwandtschaft haben; Vorstellungen von Dingen, die einander in irgendeiner Beziehung ähnlich sind oder zueinander in dem Verhältnis von Ursache und Wirkung stehen oder einander über- bzw. untergeordnet sind. Dabei werden immer einzelne Verbindungswege besser gebahnt sein als andere, z. B. wenn wir kurz vorher schon einmal in einer bestimmten Richtung gedacht haben oder wenn uns ein zufälliger, augenblicklicher Eindruck in jene Richtung weist; dadurch wird unser Denken gelenkt. Handelt es sich um ganze Gedankenketten, so bedarf es erst recht einer Leitlinie, um unter allen Denkmöglichkeiten gerade die zu erfassen, die zu einem mit dem Ausgangspunkt harmonierenden Endergebnis führt; man hat jene Leitlinie als Zielvorstellung bezeichnet, und wir wollen den Ausdruck in diesem Sinne gebrauchen. Dabei müssen wir uns der „Zielvorstellung" im Verlaufe unserer Gedankengänge durchaus nicht immer klar bewußt sein. Letzten Endes ist es wieder das Gefühl, das uns sagt, ob eine Gedankenkette zu Ende gedacht und ob der Abschluß richtig oder zum mindesten möglich ist; ist das der Fall, so verspüren wir Lust, Behagen; ist es nicht der Fall, Unlust, Unbehagen. Außerdem schafft jede Stimmungslage eine gewisse Bereitschaft für das Aufsteigen gerade solcher Vorstellungen und Gedanken, die zu ihr passen, während sie andere ablehnt. Aber die Gefühle beeinflussen nicht nur den Inhalt unseres Denkens, sondern auch den Ablauf der Gedanken. Wir alle denken rascher, leichter, wenn wir gut aufgelegt sind, etwas Angenehmes erlebt haben, als wenn das Umgekehrte der Fall ist. Schreck und Angst können unsere Gedanken beschleunigen, so daß wir z. B. mit Blitzesschnelle eine Sachlage erfassen, können sie aber auch so hemmen, daß wir nicht imstande sind, irgendeinen Gedanken zu Ende zu denken. Im allgemeinen hindert unter sonst gleichen Umständen jedes auftauchende Gefühl den Fortschritt unseres Denkens; am stärksten zeigt sich das, wenn das Gefühl hervorgerufen wird durch Sorgen um die Zukunft, weil sie am wenigsten durch Augenschein und Logik aus der Welt geschafft werden können.

Ganz besonders stark ist die Einwirkung von Kräften des Gefühls auf das Denken bei einer Form seelischer Arbeit, bei der Phantasietätigkeit. Sie kann sich nicht nur in bewußter Weise über Gesetze des Denkens hinwegsetzen, sondern auch über die durch Sinneseindrücke vermittelte Wirklichkeit der Außenwelt, ohne daß es sich um eine krankhafte Störung handeln müßte. Gerade im Gegensatz zu ihr steht das logische Denken; bei ihm werden wie in einem Rechenbeispiel Schlüsse an Schlüsse gereiht, und das Ergebnis sind Urteile, die, wenn die Prozesse fehlerlos waren, so fest stehen wie das einer Zahlenrechnung. Das Vermögen, aus Erfahrungen Schlüsse zu ziehen, aus Schlüssen Urteile abzuleiten, nennt man die Urteilsfähigkeit.

Störungen in diesem verwickelten Getriebe der Denkprozesse sind begreiflicherweise häufig. Und zwar kann zunächst der Gedankenablauf verändert sein im Sinne der Beschleunigung ebensowohl wie in dem der Verlangsamung und weiter durch Störungen der Konzentration und der Aufmerksamkeit.

Schon normalerweise denkt ein Mensch rascher als der andere. Von Krankhaftigkeit kann solange keine Rede sein, als die oben angedeuteten Grundgesetze des Denkens dabei nicht leiden. Die einfache Steigerung jener Beschleunigung des Denkens, die wir z. B. bei Gesunden im Alkoholrausch bemerken können, wird die bei unseren Kranken zu beobachtende Ideenflucht. Ein Gedanke jagt den anderen. Oft werden sie nur ganz äußerlich, lose mit einander verknüpft. Immer wird der Kranke abgelenkt, bald dadurch, daß ihm selbst immer wieder etwas Neues einfällt, bald dadurch, daß er jeden neuen von außen in seinen Gesichtskreis eintretenden Sinneseindruck auffaßt, in den Gang seiner Gedanken einschaltet, sich durch ihn ablenken läßt. Er denkt nichts zu Ende, kommt vom Hundertsten ins Tausendste, hält alles für gleich wichtig, hat keine Zielvorstellung mehr, alles ist zufällig. Dadurch werden natürlich alle Gedankengänge oberflächlich, alle Urteile einseitig, voreilig. Immerhin kommt es vor, daß der Kranke wieder zu seinem Ausgangspunkt zurückkehrt trotz der vielen von ihm eingeschlagenen Seitenwege. Umgekehrt kann es aber auch schließlich soweit kommen, daß die Verknüpfungsfäden der einzelnen Gedanken nicht mehr zu erkennen sind, so daß das Bild einer völligen Verwirrtheit entsteht. Bezeichnend für die sprachlichen Äußerungen der hierher gehörigen Kranken ist ihre Neigung zu Reim und Gleichklang, zur Verwendung von stehenden Redensarten und eingeübten Phrasen, die bei dem damit verbundenen Rededrange nur so herausgeschleudert werden.

Äußerlich verwandt mit der Ideenflucht und doch von ihr verschieden ist die Zerfahrenheit, auch als schizophrenes Denken bezeichnet. Dabei tauchen neue Gedanken ohne jeden Zusammenhang mit den vorhergehenden als plötzliche „Einfälle“ auf, so daß es dem Gesunden einfach nicht mehr möglich ist, dem Gange der Ideen zu folgen, sich ihn auch nur annähernd zu konstruieren; es werden Gedankenverbindungen benützt, die dem Gesunden schlechterdings niemals in den Sinn gekommen wären. Es ist so, als ob aus den verschiedensten Gedankengängen je ein kleines Bruchstück herausgenommen und diese Bruchstücke nun wahllos aneinander gereiht worden wären. Es handelt sich dabei also nicht mehr in erster Linie um das Tempo der Ideenverbindungen, sondern um die Wahl der verbundenen Glieder und das Fehlen aller Zwischenglieder.

Den Gegensatz zur Beschleunigung des Gedankenablaufs bildet seine Verlangsamung. Man bezeichnet sie als Denkhemmung, die allerdings gewöhnlich verbunden ist mit einer Hemmung des ganzen psychischen Geschehens. Gewöhnlich findet man sie bei traurig Verstimmten, und die betreffenden Kranken haben nicht selten selbst ein Gefühl für die vorliegende Störung. Der Schein einer Denkhemmung kann auch dann erweckt werden, wenn ein, nicht trauriger, Patient von irgendwelchen Gedanken oder vielleicht von seinen Sinnestäuschungen stark in Anspruch genommen ist, abgelenkt wird.

Eine Störung, die in gewissem Sinne den Gegensatz zur Zerfahrenheit darstellt, ist das Klebenbleiben an einem Gedanken, das Haften oder „Perseverieren“. Man versteht darunter die Erscheinung, daß ein Kranker von einer einmal aufgetauchten Idee einfach nicht mehr loskommt, obwohl längst andere Gedankenkreise in ihm angeregt worden sind. Man trifft die Störung nicht gerade häufig, am ehesten noch bei den organisch Gehirnkranken. Sie geben z. B. auf die erste Frage eine ganz richtige Antwort, wiederholen diese aber dann, wenn eine zweite oder dritte Frage längst eine andere verlangt hätte. Noch innerhalb der Gesundheitsbreite treffen wir ein leichtes Klebenbleiben bei Erschöpften oder in Rauschzuständen. (Über sprachliches Perseverieren s. oben).

Zwischen Denkhemmung und Denkbeschleunigung steht ihrem Wesen nach die Umständlichkeit des Denkens, die vor allem für den Epileptiker charakteristisch ist. Mit der Denkhemmung hat die Umständlichkeit das Eine gemein, daß nur langsam der Zielvorstellung zugesteuert wird, mit der Ideenflucht das andere, daß dem betreffenden Kranken tausend Dinge einzufallen scheinen, so daß, wie dort, eine große Weitschweifigkeit entsteht. Bei der Ideenflucht sind es Dinge, die mit dem Gegenstand des Denkens in keiner Beziehung stehen; charakteristisch für die hier gemeinte Umständlichkeit ist es, daß der Kranke nicht mehr Wesentliches und Unwesentliches innerhalb des zur Sache Gehörigen unterscheiden kann, auch mit Vorliebe schwerfällige, langatmige, schwülstige Redewendungen als den seinem Denken entsprechenden Ausdruck wählt.

Beschleunigung und Verlangsamung des Gedankenganges können verbunden sein mit Störungen der Aufmerksamkeit oder sogar auf ihr beruhen. Unter Aufmerksamkeit verstehen wir die Einengung unseres geistigen Blickfeldes auf einen gerade in seinem Mittelpunkt stehenden Gedankenkreis, die mehr oder weniger absichtliche Fernhaltung all dessen, was unsere Gedanken in einer anderen Richtung ziehen könnte. Das Ergebnis der Aufmerksamkeit ist die Konzentration, die Aufmerksamkeit also die Fähigkeit sich zu konzentrieren. Die Fähigkeit aufzumerken ist schon beim Gesunden sehr verschieden groß, auch bei ein und demselben Menschen zu verschiedenen Zeiten, unter verschiedenen Umständen, je nach dem gerade den Mittelpunkt bildenden Gegenstand sehr wechselnd. Aber letzten Endes sind es immer wieder Gefühlskräfte, die den Ausschlag geben. Der Grad des Interesses entscheidet, und Interesse ist abhängig von den Gefühlstönen, mit denen der interessierende Stoff fesselt. Sind wir ermüdet oder stehen wir unter Alkoholwirkung, so muß der Gefühlston stärker sein als sonst, um Aufmerksamkeit zu wecken. Interessiert uns ein Gegenstand nicht, so müssen wir mit größerer Willensanspannung bei der Sache sein als unter anderen Umständen, um nicht auf Seitengedanken abzuschweifen. Ist jemand leicht durch irgendwie auftauchende Eindrücke von seinem Grundgedanken abzuziehen, so nennen wir ihn ablenkbar. Ist jemand ganz in seine Gedanken versunken, so daß er Eindrücke, die normalerweise wirksam werden, nicht mehr aufnimmt, so nennen wir ihn zerstreut. Ablenkbarkeit und Zerstreutheit sind also die der Konzentrationsfähigkeit entgegengesetzten Eigenschaften; beide stören sie. Daß beide den Gedankenablauf gefährden, liegt auf der Hand; Ablenkbarkeit beschleunigt ihn — wenigstens scheinbar, und Zerstreutheit verlangsamt ihn — wiederum wenigstens scheinbar. Die Aufmerksamkeit kann sich in einer bestimmten Richtung steigern, sich auf einen Gegenstand einengen, während alles andere kein „Interesse“ mehr hervorruft; bei unseren Kranken ist es nicht selten das eigene Ich, das so in den Mittelpunkt des Interesses rückt, vor allem der eigene Körper, manchmal aber auch eine Halluzination, der Inhalt irgendeiner Wahnidee. Bei anderen geht die Aufmerksamkeit überhaupt verloren; es tritt an ihre Stelle eine allgemeine Interesselosigkeit. In beiden Fällen verarmt der Gedankengang inhaltlich, wird einförmig oder ganz leer. Hin und wieder funktioniert zwar die Aufmerksamkeit zunächst ganz gut; es besteht aber eine abnorme Ermüdbarkeit, und bald tritt an die Stelle der Konzentration die Zerstreutheit; dem entspricht dann der Gedankenablauf.

Eine ganz eigenartige Störung des Denkens mag endlich hier besprochen werden, weil sie wenigstens zum Teil auf einer Veränderung des Gedankenablaufs beruht: das Zwangsdenken. Beim Zwangsdenken stellen sich im Verlaufe einer Gedankenreihe immer wieder gewisse nicht zur Sache gehörigen Gedanken ein, die sich durch den Willen, durch stärkste Anspannung der Aufmerksamkeit nicht verscheuchen lassen, ohne daß sie doch etwa durch unsere Stimmungslage oder durch eine starke Gefühlsbetonung geweckt wären, so daß der Kranke selbst bei ihrem Auftreten stets das Gefühl von etwas Fremdem, Aufgezwungenem hat, darunter vielfach auch direkt leidet, ohne es doch verhindern zu können. Dabei kann der Inhalt solcher Zwangsgedanken entweder an sich richtig oder aber auch ganz unsinnig sein. Ein Zwangsgedanke ist es darnach nicht, wenn etwa der Verliebte an den Gegenstand seiner Liebe immer wieder denkt, auch wenn er sich eigentlich mit etwas ganz anderem beschäftigen sollte und wollte; es ist kein Zwangsgedanke, wenn der Examenskandidat immer wieder während seiner Arbeit an den Verlauf der bevorstehenden Prüfung denkt. Wir reden auch nicht von Zwangsgedanken, wenn der Melancholiker stets wieder auf die hundertfach widerlegten trüben Inhalte seiner Melancholie zurückkommt, wenn der an Verfolgungsideen Leidende nie die Sorge los wird, von Feinden umgeben zu sein. Denn in diesen Fällen entspricht ja der sich aufdrängende Gedanke der Stimmungslage bzw. dem Gesamtinhalt des Denkens, und der betreffende Mensch hat durchaus nicht das Gefühl des Zwanges, weil seine Gedanken ja nicht, wie es die Zwangsgedanken tun, sein sonstiges Denken durchkreuzen und stören. In Andeutungen finden wir Zwangsdenken schon bei leicht Nervösen, ja bei Gesunden, wenn sie etwas übermüdet sind; jeder weiß, wie ihn nach einer durchtanzten Nacht die Melodie eines Walzers verfolgen kann, wie er sich abends müde auf einen Namen besinnen muß und nicht davon loskommt. Aber die schwereren Formen, die am nächsten Morgen nicht verschwunden sind, sie gehören doch ausgesprochenen seelischen Störungen an, die allerdings nur zum kleineren Teile in die Irrenanstalt führen. (Freilich gibt es auch harmlos erscheinende Formen, die schließlich doch nur den Anfang einer ausgesprochenen Geisteskrankheit darstellen.) Form und Inhalt der Zwangsgedanken können sehr verschieden sein. Häufig ist der

Zwang, Fragen stellen zu müssen, und zwar teils ganz unlösbare und damit sinnlose wie etwa die, warum der Mensch auf den Beinen und nicht auf dem Kopfe gehe, wovon sich die Geister der Verstorbenen nähren, teils ganz alberne, wie etwa die, warum eine Gans zwei, ein Hund vier Beine habe, warum zwei mal zwei immer vier sei und nicht auch einmal fünf sein könne. Andere Zwangsgedanken bestehen darin, immer zählen, sich alles aufschreiben, immer wieder die Namen der in einem Raume Anwesenden leise hersagen zu müssen. Bei einer weiteren Gruppe von Kranken äußert sich die Erscheinung darin, daß ihnen alle möglichen Befürchtungen stets aufs neue aufsteigen, selbst wenn sie sich von ihrer Grundlosigkeit mehrfach überzeugt haben; z. B. fürchten sie, eine Türe nicht richtig verschlossen, einen Brief falsch adressiert, Schmutz angefaßt und sich damit einer Vergiftung ausgesetzt zu haben. Wieder andere Kranke glauben einen Platz nicht überschreiten, einen Tunnel nicht durchfahren, durch eine Menschenansammlung nicht hindurch gehen zu dürfen oder zu können. Andere wieder müssen gerade immer etwas zur Lage Gegensätzliches denken, etwa in der Kirche an Gotteslästerungen, angesichts eines Kruzifixes an den Geschlechtsverkehr. Die vorkommenden Möglichkeiten sind zahllos. Fast immer bedeutet es für den Kranken eine gewisse Entspannung, wenn er seinem Zwang nachgibt, während er ängstlich erregt wird, wenn er ihn unterdrücken muß. Daß von den Zwangsgedanken die Wege hinüber führen zu den Zwangstrieben und Zwangshandlungen, das ergibt sich schon aus den angeführten Beispielen, in denen ja der Gedanke vielfach derart war, daß er eben zur Tat drängte.

Die Betrachtung der Zwangsgedanken hat uns aus dem Bereiche der Störungen des Gedankenablaufs hinüber geführt in den der Störungen des Gedankeninhalts. Wir haben nun im weiteren die einzelnen Gedankeninhalte und Kräfte des Denkens und die bei ihnen vorkommenden krankhaften Abweichungen zu erörtern. Es handelt sich dabei um die sogenannte Orientierung, das Gedächtnis und die eigentliche Verstandestätigkeit oder die Urteilskraft.

Die Orientierung, so selbstverständlich sie uns auch erscheint, ist in Wirklichkeit eine höchst verwickelte geistige Leistung. Sie stellt das Wissen um unsere allgemeine Lage nach Ort und Zeit dar. Weiß ein Kranker nicht, in welcher Zeit er lebt, wo er sich befindet, wer die Menschen seiner Umgebung sind, so ist er desorientiert — falls nicht etwa mangelhaftes Funktionieren seiner Sinnesorgane daran schuld ist. Der Gesunde weiß das alles ohne langes Überlegen, sobald er aus dem Schlaf erwacht ist. Die Störung kann Folge von Wahrnehmungstäuschungen sein; ein Kranker, der seine Mitpatienten als Engel, den Wärter als Gottvater sieht, der glaubt sich natürlich im Himmel, nicht im Saale einer Irrenanstalt. Die Desorientiertheit kann hervorgehen ferner aus mangelhafter Aufmerksamkeit; wer seine Umgebung nicht beachtet, kann auch nicht wissen, welcher Art sie ist. Endlich ist aber wichtigste Voraussetzung für eine intakte Orientierung ein intaktes Gedächtnis; wir werden gleich vom Gedächtnis und seinen Störungen zu reden haben; soviel kann hier schon gesagt werden, daß wir natürlich von den dem jetzigen Augenblick vorausgegangenen Ereignissen eine Erinnerung besitzen müssen, um den Augenblick ihnen angliedern, in sie einreihen zu können. Selbstverständlich ist, daß die Urteilskraft eines Menschen ungestört sein muß, um ihn zu einer richtigen Orientierung gelangen zu lassen; fehlt sie, so nützen korrekte Wahrnehmungen, geweckte Aufmerksamkeit, scharfes Gedächtnis nichts; darum denkt man an die in dieser Richtung liegende Urteilsschwäche vor allem, wenn von mangelnder Orientierung schlechtweg gesprochen wird. Es fehlt dann eben die Fähigkeit, aus den bei klarer Aufmerksamkeit und richtig einordnendem Gedächtnis gewonnenen Sinneseindrücken den Schluß zu ziehen, über das Wo und Wann und die ganze Situation. Fühlt der Kranke selbst seinen Mangel an Orientierung, die dann in der Hauptsache immer eine Störung der zuletzt angeführten eigentlichen Orientierungsfähigkeit ist, so bemächtigt sich seiner ein Fremdheitsgefühl, und er gerät in den sehr quälenden Zustand der Ratlosigkeit, in welcher er zwar auf seine Umgebung sorgfältig achtet, alle Einzelheiten mit den Sinnen wahrnimmt, vielleicht auch frühere Erlebnisse aus dem Schatze seiner Erinnerungen heranzieht, sich aber aus dem allem doch kein Bild seiner Lage zusammenfügen kann.

Schon im bisherigen ist uns als eine wichtige Voraussetzung anderer seelischen Einzelleistungen immer wieder eine begegnet, der wir uns nunmehr zuzuwenden haben, das Gedächtnis. Die Fähigkeit unserer Seele, die wir mit diesem Namen belegen, setzt sich wiederum aus drei verschiedenen Grundfähigkeiten zusammen, derjenigen, sich etwas einzuprägen, die man auch als die Merkfähigkeit bezeichnet, ferner der Fähigkeit, das Eingeprägte festzuhalten, und endlich derjenigen, das Festgehaltene wieder neu zu beleben, sei es durch unseren Willen, sei es durch das Auftauchen neuer Eindrücke, die mit den alten irgendwie verknüpft sind. Die Merkfähigkeit ist also die selbstverständliche Voraussetzung für das Folgende. Welcher Vorgang sich dabei im Gehirn abspielt, das wissen wir absolut nicht; wir wissen nur, daß wir uns etwas um so leichter „merken", je stärker es uns interessiert, und da das Interesse eine reine Gefühlsmacht ist, so ist also auch schon die Grundlage unseres Gedächtnisses in hohem Maße vom Gefühle abhängig. Wir wissen ebensowenig wie sich das Behalten und die Wiedererweckung des Behaltenen abspielen, wissen nur, daß wir einen Gedächtnisstoff um so leichter vergessen, um so schwerer wiedergeben können, je unangenehmer er uns ist und umgekehrt. Also wieder das uns seit langem bekannte Grundstreben unserer Seele, Lust zu gewinnen, Unlust abzuwehren. Übrigens ist das Vergessen die unbedingte Voraussetzung des Gedächtnisses, ist also zunächst nichts Krankhaftes; es hat seine bestimmten, aus vielen Beobachtungen gewonnenen Regeln ebensogut wie das Behalten, das Sicherinnern. Wir reden ganz allgemein von einem guten und einem schlechten Gedächtnis; dabei können gut oder schlecht sein sowohl die Neueinprägung von Material als die Festhaltung (die Treue des Gedächtnisses) und die Wiedergabe. Gut oder schlecht kann das Gedächtnis auch sein je nach der Größe und Vielseitigkeit des von ihm umspannten Gebietes; denn es gibt bekanntlich „Teilgedächtnisse“, wie das für Zahlen, für Namen, für Personen, für Erlebnisse, und wirklich gut ist natürlich nur die Veranlagung zu nennen, bei der ein Zusammenstimmen dieser Einzelanlagen erzielt ist. Den Inhalt des Gedächtnisses können wir noch ganz allgemein unterscheiden in: Wissen und Erinnerungen, wobei wir als Wissen alles Erlernte, als Erinnerungen die Summe persönlicher Lebenserfahrungen bezeichnen. Endlich kommt es natürlich auch noch darauf an, wie lange der Erinnerungsinhalt festgehalten wird; ganz unmittelbar, nachdem der Eindruck gewonnen ist, kann er unter Umständen wiedergegeben werden, ohne daß überhaupt das eigentliche Gedächtnis in Anspruch genommen wird, es wird einfach das noch im Ohre hängen gebliebene Klangbild sprachlich wiederholt; aber selbst wenn wir etwas wirklich dem Gedächtnisschatze einverleibt haben, ist es damit noch lange nicht sicherer Besitz: ein Stück nach dem anderen pflegt abzubröckeln. Eigentümlich ist, daß wir alle eine Reihe von Erinnerungen besitzen, von denen wir nicht wissen, daß, wo, wann und wie sie in unseren Besitz gelangt sind. Und eigentümlich ist ferner, daß wir alle vieles für endgültig vergessen halten, das dann doch plötzlich bei irgendeiner Gelegenheit wieder geweckt werden kann, vor allem durch affektive Einflüsse. Endlich ist noch eine Eigentümlichkeit die, daß wir glauben, irgendetwas schon gesehen zu haben, erlebt zu haben, von dem genaue Prüfung ergibt, daß es einfach unmöglich ist. All das liegt noch innerhalb der Gesundheitsbreite.

Eine sehr große Bedeutung haben nun aber die krankhaften Störungen des Gedächtnisses. Krankhafte Steigerungen des Gedächtnisses sind nicht häufig. Im Fieberdelirium kommt es wohl einmal vor, daß sich der Kranke an Einzelheiten von Erlebnissen erinnert, die ihm sonst nicht mehr erinnerlich waren. Auch gibt es angeboren Schwachsinnige, die für Daten aus ihren Erlebnissen oder auch für irgendeinen engumschriebenen Kreis von anderen Eindrücken, etwa Zahlen oder Namen, oder aber auch ganz allgemein für Gelesenes und Gehörtes ein weit über den Durchschnitt hinausgehendes Gedächtnis haben, so daß sie unbefangenen Laien sogar als ganz besonders begabt imponieren, während der Erfahrene schon an der Art, wie sie ihr Gedächtnismaterial vorbringen, den im Hintergrunde lauernden Schwachsinn wittert. Eine große Bedeutung vom Standpunkt des Anstaltspflegers aus kommt diesen Mehrleistungen des Gedächtnisses nicht zu, wohl aber den Minderleistungen,

Die Minderleistungen des kranken Gedächtnisses können entweder darin bestehen, daß Material, für welches normalerweise Erinnerung vorhanden sein müßte, gänzlich fehlt, oder aber darin, daß sich Erinnerungen verschieben, verändern oder gar gänzlich neu nachträglich erfunden werden.

Die Erinnerungsdefekte können zunächst so zustande kommen, daß einfach alter Erinnerungsbesitz ausfällt. Der Ausfall kann entweder zeitlich oder inhaltlich umgrenzt sein. So wie wir normalerweise eine Gedächtnislücke haben für alles, was sich während der Zeit des Schlafs ereignet hat, so hat natürlich der Kranke eine Lücke, eine „Amnesie“ für alles, was etwa in der Zeit einer Bewußtlosigkeit vorgefallen ist, z. B. während eines epileptischen Anfalls, während eines Dämmerzustandes, in den Stunden oder Tagen nach einer schweren Gehirnverletzung. Und eine merkwürdige Erscheinung ist dabei die, daß nicht selten die Lücke der Erinnerungen größer ist, als der Zeit der Bewußtlosigkeit entspricht, so daß sich z. B. ein Gehirnverletzter nicht nur an das nach der Verletzung Vorgefallene nicht mehr erinnert, sondern zugleich auch das Stunden oder Tage, ja Monate oder Jahre vorher Erlebte völlig vergessen haben kann; ganz allmählich kann dafür mit fortschreitender Heilung die Erinnerung wiederkehren, sie kann aber auch dauernd zerstört sein. Bei schweren Vergiftungen und in manchen anderen Fällen ist es ganz ähnlich. Der Gedächtnisausfall kann aber auch ein anderer sein. Ein Kranker sieht eine Rose, weiß daß man daran riecht, daß man sich vor den Dornen hüten muß, daß man in den Garten geht, um sie zu pflücken; aber er weiß nicht, daß man den ihm gezeigten Gegenstand als Rose bezeichnet. Ein anderer kennt ihren Namen, kann alles über sie aussagen, was man ihn fragt, nur nicht, ob sie rot, weiß oder gelb ist. In dieser Art können „Teilgedächtnisse" verloren gegangen sein. Man spricht von Seelenblindheit, wenn uns die durch das Auge vermittelten Vorstellungen und damit die Fähigkeit, Gesehenes als früher gesehen wieder zu erkennen, verloren gegangen sind; ebenso gibt es eine Seelentaubheit. Unter Umständen handelt es sich nicht einmal um eine vollkommene Seelenblindheit, sondern auch nur um eine teilweise, z. B. nicht gar selten um eine solche, die alles Gelesene betrifft, als eine Seelenblindheit für Gedrucktes und Geschriebenes. Auch eine „Seelentastlähmung" ist nicht gar zu selten; während wir normalerweise bei geschlossenem Auge und ohne daran zu riechen z. B. eine Rose erkennen, wenn man sie uns zum Betasten in die Hand gibt, fehlt diese Fähigkeit jenen Kranken. Ganz besonders häufig ist aber die sogenannte „Aphasie", d. h. jene Störung, bei welcher der Kranke, wie in den zuerst angeführten Beispielen, nur die sprachliche Bezeichnung der Gegenstände oder ihrer Eigenschaften vergessen hat. Und gleichfalls nicht selten ist die Fähigkeit, mit Zahlen umzugehen, die Fähigkeit zu rechnen verloren gegangen. All diese Erscheinungen sind für die Wissenschaft besonders interessant, weil sie Licht werfen auf die Frage, inwieweit einzelne Fähigkeiten im Gehirn in umschriebenen Feldern ihren Sitz haben und wo dieser zu suchen ist; ohne die Annahme solcher begrenzten Bezirke wären die genannten Störungen nicht zu verstehen. Für den Pfleger kommt aber in Betracht, daß er auf derartige Dinge achten lerne; denn da es sich manchmal um ganz kleine Teilgebiete handelt, die dem Vergessen anheimgefallen sind, so kann es zufälligerweise vorkommen, daß bei einer ärztlichen Untersuchung der Ausfall gar nicht bemerkt worden ist, während er sich im Gespräch mit den anderen Kranken oder den Pflegern wohl einmal zeigen kann, obschon allerdings solche Kranke gewöhnlich ihre Defekte in einfacher Unterhaltung geschickt zu verbergen wissen. Jedenfalls denke er auch daran, daß solche Kranke nicht etwa verblödet sind oder von Haus aus schwachsinnig gewesen wären, weil sie jetzt sich nicht mehr ordentlich ausdrücken, irgend etwas Gesehenes oder Gehörtes nicht mehr bezeichnen können; im Gegen teil, ihr Denkvermögen kann bei Störungen solcher Teilgedächtnisse durchaus in Ordnung sein, und in den weitaus meisten Fällen tritt ja auch völlige Wiederherstellung ein.

Erinnerungsdefekte anderer Art kommen so zustande, daß neues Gedächtnismaterial überhaupt nicht mehr eingeprägt wird; da finden sich alle möglichen Übergänge vom Gesunden zum Kranken. Wichtig ist zunächst die Aufmerksamkeit, das Interesse, das dem Neuen entgegengebracht wird. Begreiflich ist es, daß der Tiefdeprimierte nicht auf neu an ihn herantretende Eindrücke achtet und sich infolgedessen wenig von seinen während der Depression gehabten Erlebnissen merkt, und ebenso merkt sich der Ideenflüchtige nichts, an dem alles wie im Fluge vorüberrauscht. Aber ganz besonders sind es die Kranken mit organischen Gehirnstörungen, denen die Sammlung neuen Gedächtnismaterials schwer fällt. Das klassische Beispiel dafür bietet der an Altersblödsinn Leidende; er weiß nichts von dem, was er gestern, was er vor einer Stunde getan, erfahren hat, während ihm alles genau gegenwärtig ist, was sich in seiner Jugend abgespielt hat, und ähnlich verhält es sich bei anderen organisch Gehirnkranken. Insbesondere gibt es auch einzelne Formen schwerer Gehirnschädigungen durch Gifte, etwa durch Alkohol, bei welchen diese Störungen zutage treten. Fast immer zeigt sich dann in diesen Fällen, daß der Kranke sich bemüht, den Defekt nach außen hin zu verbergen, und er konfabuliert, wie man sagt, d. h. er erfindet Erlebnisinhalte, mit denen er die in Wirklichkeit bestehenden Gedächtnislücken ausfüllt. Und noch eines zeigt sich dabei: schon unter gewöhnlichen Verhältnissen ist das Gedächtnis der Beeinflussung zugänglich, läßt sich von außen her lenken, bei Kindern mehr als bei Erwachsenen, bei unintelligenten Menschen mehr als bei geistig hochstehenden; und diese Suggestibilität ist nun besonders groß, wenn es sich um die Verdeckung von Lücken handelt, da der Kranke eben jeden ihm gebotenen Strohhalm ergreift, um aus dem ihm selbst drückend erscheinenden Zustand des Nichterinnerns herauszukommen. Gar zu leicht werden solche Kranke von ihren Mitpatienten gefoppt und gehänselt, denen es Vergnügen macht, jenen alle möglichen Bären aufzubinden; es wird Sache des Pflegers sein, nicht nur sich selbst natürlich hiervon fernzuhalten, sondern auch die anderen Pfleglinge zu verhindern, so ihren Schabernack zu treiben.

Unterschieden werden müssen von diesen Konfabulationen, die reine Erfindungen des Augenblicks, der Verlegenheit sind, die eigentlichen Erinnerungstäuschungen. Auch hier führen alle Übergänge vom Gesunden zum Krankhaften. Wir alle unterliegen der Erinnerungstäuschung. Fast alles Erlebte nimmt im Laufe von Monaten oder gar Jahren in unserer Erinnerung eine ganz andere Gestalt an, als es ursprünglich hatte; es wird verklärt, je nach dem, wie wir es gerne sähen. Wer kennt nicht die „gute alte Zeit", die glücklichen Jugendjahre? Dazu ändern sich mit dem Wachstum unseres Körpers und mit der Fülle unserer Erfahrungen die von uns angelegten Maßstäbe. Wir können auch unmöglich mit unseren Sinnen jedes Erlebnis mit all seinen Einzelheiten auffassen, sondern immer nur das eine oder das andere, und wir füllen das dazwischen Liegende so aus, wie es uns am wahrscheinlichsten dünkt (etwa so, wie wir einen infolge eines Druckfehlers fehlenden Buchstaben beim Lesen als selbstverständlich hinzusetzen); darum sagen unter Umständen Zeugen vor Gericht so verschieden aus, obwohl sich jeder bemüht, wahrheitsgetreu zu berichten. Krankhafte Übertreibungen dieser Erinnerungsstörungen, bei denen vielfach die Stimmungslage während des Erlebens eine Rolle spielt, kommen nun bei unseren Geisteskranken sehr häufig vor. Ein Kranker hat gesehen, wie sein Nebenpatient vom Pfleger ins Bad geführt worden ist, nachher aber nicht wieder kam (weil er vielleicht auf eine andere Abteilung verlegt wurde); nun erzählt er, ganz genau gesehen zu haben, wie die Pfleger jenen gebunden, in einen Sack gesteckt und so ins Wasser geworfen, als er sich wieder herausarbeiten wollte, erneut untergetaucht und schließlich den Ertrunkenen im Sack unter einen Misthaufen verscharrt hätten. Oder ein Kranker hat überhaupt nichts gesehen, nichts gehört, auch nichts halluziniert und fängt trotzdem plötzlich an zu schimpfen, weil man ihn habe ans Kreuz schlagen wollen, wie sich ja deutlich aus der Predigt des Geistlichen am letzten Sonntag ergeben habe, der da von der Kreuzigung Christi gesprochen habe. Man bezeichnet solche Erinnerungsfälschungen als Illusionen bzw. Halluzinationen der Erinnerung. Bei den Kranken mit Wahnideen zeigen die Erinnerungsfälschungen immer den Charakter der gerade vorliegenden Wahnbildung. Der Kranke mit Größenideen weiß sich plötzlich zu erinnern, daß in seiner Jugendzeit ein englischer Geistlicher im Hause seiner Eltern vorsprach, der sich zweifellos nach ihm habe erkundigen wollen, als nach einem Abkömmling des englischen Königshauses. Der an Verfolgungswahn Leidende weiß plötzlich, daß schon während seiner Lehrzeit die anderen Lehrlinge und die Gesellen ihm übel wollten, abends das beschädigten, was er am Tage gearbeitet hatte, damit er am nächsten Tage vom Meister geprügelt wurde. Der Versündigungswahn zeigt dem Kranken überall in seiner Vergangenheit dunkle Punkte, unwürdige Beichte, mangelnde Ehrfurcht vor den Eltern, Unredlichkeit, Verfehlungen, für welche natürlich immer gewisse Anhaltspunkte als Stütze der Wahrheit angeführt werden können. Für den Kranken haben diese tatsächlich gefälschten Erinnerungen die Beweiskraft von wirklichen Erlebnissen. Der Pfleger wird sich hüten müssen, die ihm vorgebrachten Erzählungen solcher Kranken für bare Münze zu nehmen, darauf hereinzufallen, wie es nicht selten Laien tun. Noch mehr aber wird er sich hüten müssen davor, dem Kranken wirklich auch nur den geringsten Ausgangspunkt für solche Gedankenverknüpfungen zu geben; wenn der Kranke, wie es oft vorkommt, nach seiner Entlassung den Angehörigen die abenteuerlichsten Geschichten über die ihm oder anderen Kranken widerfahrenen Mißhandlungen erzählt (weil er seine Erinnerungsfälschungen nicht korrigiert hat), so werden die Angehörigen trotz aller Versicherungen des Arztes und des Pflegers ihrem Kranken dann um so fester glauben, wenn auch nur ein winziger Teil seiner Erzählungen sich als wahr herausstellt. Und noch eins! Nie glaube der Pfleger, daß ein Kranker ja doch gleich wieder vergessen werde, was in seiner Gegenwart gesprochen oder getan wurde! Auch Kranke mit schweren Störungen des Erinnerungsver-

mögens können überraschenderweise immer wieder einmal irgendeines
ihrer Erlebnisse festhalten; zumal wenn es irgendwie affektbetont war,
wie es z. B. Mißhandlungen immer sein würden; es bleiben, wie man sagt,
Gedächtnisinseln stehen; sie tauchen namentlich dann aus dem Meere
des Vergessens auf, wenn irgendeine Gedankenverbindung, irgendein
neues Erlebnis sie weckt. Also schon darum: sich keine Blößen geben!

Und nun bleiben uns zur Besprechung noch übrig die höchsten
Leistungen innerhalb des großen Gebietes der Denkprozesse, das Denken
im engeren Sinne, die Urteilskraft, die eigentliche Verstandestätigkeit, die Intelligenz. Diese Begriffe decken sich nicht völlig;
aber sie gehen ineinander über und müssen zusammen abgehandelt
werden. Daß diese seelischen Kräfte in ihrem Ablauf gestört sein können,
das haben wir bereits erfahren; jetzt wird uns also nur ihr Inhalt beschäftigen.

Die eigentliche Verstandestätigkeit hat zur Voraussetzung die Fähigkeit, Erfahrungen zu sammeln, wozu im allgemeinen ein normales Arbeiten der Sinnesorgane erforderlich ist, und die Fähigkeit, Erfahrungen
zu bewahren, was ein intaktes Gedächtnis besorgt. Auf Grund dieser
Voraussetzungen müssen dann Verknüpfungen hergestellt werden, geleitet von den Gesetzen der Logik und kontrolliert durch die Ergebnisse
neuer Erfahrungen. Dieses Verknüpfen ganz im allgemeinen ist die
Aufgabe der Verstandestätigkeit. Die mehr oder weniger bewußte Anwendung der Logik ist Sache der Urteilskraft. Die Gesamtheit von
Fähigkeiten, Auffassen, Aufbewahren und logisches Schließen, nennen
wir Intelligenz. Wenn die aus der Erfahrung gewonnenen Vorstellungen
wenig zahlreich, die Verknüpfungen spärlich, einförmig und oberflächlich oder gar zu abwegig, die Urteilsfähigkeit unsicher oder unkritisch
oder gar zu primitiv ist, reden wir von einem Intelligenzdefekt. Eine
inhaltliche Störung des Denkens kann dann aber auch noch dadurch
entstehen, daß das Gleichgewicht innerhalb des logischen Abwäge-
prozesses aufgehoben ist durch einseitiges Überwiegen einzelner (häufig
durch Gefühlskräfte besser gebahnter) Verknüpfungen, die unter Umständen wieder beruhen können auf stärkerer Betonung gewisser, vielleicht
bereits krankhaft gefälschter Empfindungen und Vorstellungen; das
Ergebnis dieser Störungen sind dann überwertige Ideen und Wahnideen.
Endlich fiele in den Bereich des hier zu Erörternden noch eine Störung
im Spiele der Verstandeskräfte, die krankhaft gesteigerte Phantasie.

Nicht selten wird unter Intelligenz die Summe des in der Schule
oder vielleicht auch noch im Leben Gelernten verstanden. Das aber ist
Sache des Gedächtnisses, und mit Intelligenz hat das nur insoweit zu tun,
als es Material für das Denken abgibt, das in gewissem Ausmaße vorhanden
sein muß, um dem Denken die erwähnten Verknüpfungen zu ermöglichen.
Je reicher das erlernte Material ist und je leichter es uns zur Verfügung
steht, desto leichter und vielgestaltiger und rascher werden sich Verknüpfungen herstellen lassen. Aber Sache der Urteilskraft, die das Wesen
der Intelligenz ausmacht, ist es nun, dafür zu sorgen, daß unter den
möglichen Verknüpfungen die richtige Auswahl getroffen wird, daß an
einen durch solche Verknüpfungen gefundenen neuen Gedanken wieder

neue geknüpft werden, daß Verknüpfungen auch gesucht werden, ohne daß sie von außen her, etwa durch Fragen oder durch die Not des Lebens, gefordert werden, daß die gewonnenen neuen Gedanken klar und eindeutig sind, daß Gefühlsmächte den Verlauf der Verknüpfungen, die sie wohl anregen und in Gang halten können, nicht stören und falsch leiten, Gegensätze schaffend zu den Gesetzen der Logik und den Erfahrungen aus der Wirklichkeit. Voraussetzung dafür, Intelligenz nach außen hin zu beweisen, ist die Fähigkeit, das durch das Denken gewonnene Urteil in Worte zu fassen, also Beherrschung der Sprache, oder es in Taten umzusetzen, also Freiheit des Handelns. Natürlich ist Intelligenz kein einheitlicher Begriff; es gibt nicht eine Intelligenz; nicht nur ist die Reihe zwischen einem noch normalen wenig begabten Menschen und einem überragenden Genie eine ganz ununterbrochene, es kann auch einer auf einem Gebiete hervorragen, auf anderen Gebieten kaum mittelmäßig begabt sein; es kann der eine sehr rasch, ein anderer nur ganz langsam zu richtigen Schlüssen kommen. Nirgends mehr als auf diesem Gebiete neigt der Unerfahrene dazu, sich selbst als den Maßstab zur Beurteilung der anderen anzusehen und dadurch ungerecht zu werden. Innerhalb gewisser Grenzen müssen freilich die erwähnten Teilfunktionen entwickelt sein, muß vor allem auch eine gewisse Harmonie unter den verschiedenen Kräften herrschen, wenn von einer normalen Intelligenz gesprochen werden soll. Wo dies nicht zutrifft, da redet man eben von einem Intelligenzdefekt, der, wenn er dauernd ist, als De menz, wenn er gar angeboren ist, als Schwachsinn bezeichnet wird.

Der Schein, aber eben nur der Schein, einer Intelligenzstörung kann schon erzeugt werden durch die erwähnten Regelwidrigkeiten im Ablaufe des Denkens; der Kranke mit Ideenflucht, der Gehemmte können dem oberflächlichen Beobachter nur zu leicht als im Denken gestört erscheinen; in Wirklichkeit können sich aber die Denkprozesse, das Urteilen und Schlüsseziehen, bei ihnen inhaltlich in durchaus normaler Weise abspielen. Eine wirkliche Denkstörung, deren Ergebnis eine Demenz ist, stellt aber z. B. dar die bei organischen Geisteskranken regelmäßig eintretende Verarmung an Verknüpfungsmöglichkeiten; es ist so, wie wenn bei ihnen immer mehr Verbindungswege zugeschüttet und damit ungangbar würden; dadurch werden ihre Gedankengänge einförmig. Zugleich verlieren sie aber auch nach und nach immer mehr Begriffe, vergessen früher Erlerntes, und an Stelle der zuvor normalen Geistestätigkeit tritt eine immer größere Verödung. Zuletzt bleiben nur noch die einfachsten Vorstellungen, und sie werden nur noch durch die allerausgeschliffensten Bahnen untereinander in lockerer Verbindung erhalten.

Interessanter, aber für den Gesunden nicht so leicht vorstellbar sind Denkstörungen, die ohne Ausfall an Besitz, ohne Verödung der Geleise bei anderen Geisteskranken eintreten, vor allem jenen der jugendlichen Verblödungsprozesse. Wenn wir in unserem Bilde bleiben wollen, so können wir sagen: es finden da dauernd falsche Weichenstellungen statt, und infolgedessen entgleisen die Züge der Gedanken immer aufs neue in ihrem Lauf, geraten auf Nebengeleise, die normalerweise

durch die Kritik der Erfahrung, durch die Gesetze der Logik gesperrt
sein müßten. Wenn die Weiche immer wieder in der gleichen Weise
falsch gestellt ist, so dreht sich der Gedankengang im Kreise, verbohrt
sich, kommt nicht mehr vorwärts, und schon dadurch entsteht für den
Kranken selbst das Gefühl der Sicherheit; er ist von der Richtigkeit
seiner Urteile überzeugt, weil er ja in seinem Denken immer wieder zu
dem gleichen Ergebnis kommt. Für den Zuschauer, der die falsche
Weichenstellung selbst nicht sehen kann, nur das sprachliche Ergebnis
erfährt, ergibt sich so das Bild einer absurden, bizarren, verschrobenen
Gedankenreihe, der er unmöglich mehr folgen kann, wofür wiederum
dem Kranken jedes Gefühl mangelt. Höchstens im Traume begegnet
es auch uns, daß wir solche allen logischen Gesetzen hohnsprechenden
Gedankensprünge machen; auch hier kümmern wir uns nicht um die
Widersprüche zwischen Wirklichkeit und unserem Denkinhalt, gerade
so wie jene Kranken; auch wir ziehen hier, wie sie, weitauseinander
Liegendes zusammen, indem wir Zwischenglieder überspringen, verbinden auf Grund ganz äußerlicher Ähnlichkeiten, z. B. eines zufälligen
Gleichklanges im Wort, irgendeiner nebensächlichen Äußerlichkeit der
Form. Da bei diesen Störungen die Schienen der Geleise nicht unterbrochen sind, so treten auch die Ergebnisse dieses Denkens, die sprachlichen Äußerungen, häufig in scheinbar durchaus geordneter Form auf,
und dadurch wirkt der „Unsinn“ nur noch abenteuerlicher. Aber im
Laufe der Zeit, wenn ein derartig verschrobenes Denken immer wieder
und wieder in Funktion getreten ist, zerfallen natürlich für den Kranken
alle Begriffe, er kann sie nicht mehr klar auseinander halten, sie ver-
schwimmen, greifen ineinander über, bekommen ganz neue Inhalte, und
deshalb verstehen wir schließlich die Sprache solcher Kranken überhaupt
nicht mehr. Manchmal haben diese Kranken selbst das Gefühl des
Gedankendrängens, weil ihre Gedankenzüge unaufhaltsam weitersausen,
durch nichts aufgehalten werden können. Manchmal, wenn ein gesunder
Rest verblieben ist, haben die Kranken noch ein dunkles Gefühl dafür,
daß es in ihnen denkt, ohne ihr Zutun, vielleicht gegen ihren Willen,
und dadurch kommt es ihnen dann wohl auch so vor, als bestünden sie
aus zwei Personen, seien gespalten. Und manchmal greifen das normale
Denken des gesunden Teiles und das verschrobene Denken des kranken
so merkwürdig ineinander, daß bald das eine bald das andere die Ober-
hand hat und nach außen hervortritt; und während der eine Teil spricht,
zeigt sich deutlich, wie der andere daneben weiter denkt; der geistes-
abwesende Blick, der leere Gesichtsausdruck, die mechanischen Ausdrucksbewegungen und zuweilen eigentümliche Redewendungen beweisen
es. Natürlich müssen nicht all diese Erscheinungen gleichzeitig auftreten, aber sie können es; je nachdem wird die Denkstörung eine größere
oder geringere sein. Die Ergebnisse werden um so eigenartiger sein,
je reicher die Möglichkeiten falscher Weichenstellungen sind, d. h. je
zahlreicher zuvor die Bahnen, je umfangreicher der geistige Besitz-
stand, je intelligenter der Kranke in gesunden Tagen war.

Daß die Gedankengänge abnorm sind und zu abnormen Urteilen
führen, wenn eine krankhafte Idee das Denken beherrscht und damit

auch die gesamte Weichenstellung leitet, liegt ohne weiteres auf der Hand. Ebenso leuchtet ohne weiteres ein, daß der angeboren Schwachsinnige falsch denken muß, weil sich eben bei ihm infolge seiner Veranlagung viele Begriffe und ebenso viele Verbindungswege gar nicht entwickelt haben, seine ganze Seelentätigkeit arm, eng, klein geblieben ist. Aber bei ihm wie bei anderen intellektuell „Defekten" zeigt sich doch immer wieder auch im Denken die Macht der Gefühlskräfte: was ihn interessiert, das heißt vor allem was zur Erhöhung seines Wohlbehagens beitragen kann, ist lebensfähig, wirksam als gedankenschöpferische Macht, wenn sonst alles tot zu sein scheint.

Die eben erwähnten krankhaften Ideen, überwertige Ideen und Wahnideen, haben wir nun noch im einzelnen genauer zu betrachten. Überwertige Ideen spielen bei unseren Kranken eine verhältnismäßig geringe Rolle; ja sie sind zunächst überhaupt nichts Krankhaftes, kommen beim Gesunden vor. Wer einen Unfall erlitten hat, denkt immer und immer wieder, auch während er an etwas ganz anderes denken sollte und wollte, an den Unfall und seine Folgen und die ihm gebührende Rente. Wer einen ihm nahestehenden Menschen durch den Tod verloren hat, kehrt in seinen Gedankengängen wieder und immer wieder zu diesem Ereignis zurück, das ihn so stark bewegt hat. Wieder bei einem anderen beherrscht der Blick auf den eigenen Tod, obwohl er nach menschlichem Ermessen in weiter Ferne steht, alles Denken und Handeln. Das sind überwertige Ideen, die wohl einmal den Gedankenablauf stören und ungünstig beeinflussen können, die aber doch immer noch von der jedem einzelnen innewohnenden Kritik beherrscht werden. Sie stehen zweifellos den Zwangsgedanken nahe, unterscheiden sich von ihnen in der Hauptsache eben dadurch, daß ihr Träger, wenn sie auftauchen, durchaus nicht das Gefühl des Zwanges hat, sich manchmal geradezu wohl fühlt, wenn er sich mit ihnen befassen kann. Sie hätten also wohl auch schon bei den Störungen des Gedankenablaufs erwähnt werden können; nur beeinflussen sie das Denkergebnis mehr als jene und gehören darum mehr hierher, wo von den Störungen des Gedankeninhalts die Rede ist. Und noch eins! Sie führen häufig bei ein und derselben Person unmittelbar zu Wahnideen hinüber. Die Wahnideen aber haben die größte Bedeutung für die Gestaltung des Gedankeninhalts.

Die Wahnidee ist im Gegensatz zur überwertigen Idee inhaltlich immer falsch, ist immer ein Irrtum, und zwar ein für die Dauer der Krankheit unkorrigierbarer, höchstens durch andere abzulösender, und er ist immer entstanden auf krankhaftem Wege. Ein Irrtum ist ein falsches Urteil, eine mit der Logik oder mit den Erfahrungen in Widerspruch stehende Meinung, die aber richtig gestellt werden kann eben entweder durch der Vernunft entsprungene Gegengründe oder durch die aus der Außenwelt abgeleiteten Erfahrungen. Die Wahnideen sind weder auf dem einen noch auf dem anderen Wege richtig zu stellen, so wenig wie der Aberglaube, der sich doch wieder dadurch von ihnen unterscheidet, daß er aus der Anlage und der Herkunft der Persönlichkeit verständlich wird, während die Wahnidee nur dem einen, kranken Individuum angehört. Der Abergläubische übt an seinem Glauben überhaupt nicht

Kritik, nimmt ihn als etwas Feststehendes, Gegebenes hin; der Wahnkranke unterzieht seine Idee sehr wohl immer wieder der eigenen oder auch fremder Kritik, wird aber durch beides immer nur fester von der Tatsächlichkeit seiner Anschauung überzeugt. Dem Kranken sagt eben sein Gefühl, daß er Recht haben müsse, und der Verstand unterwirft sich dem Gefühl bedingungslos. Solange das Gefühl unverändert bleibt, bleibt die Wahnidee. Die Wahnidee entspringt und entspricht den Bedürfnissen der Affektivität, eben dem „Wahnbedürfnis". Im Mittelpunkte des Wahns steht denn auch immer das eigene (falsch gewertete) Ich des Kranken; erst im Anschluß daran, vielleicht zum Zwecke der Erklärung, ergeben sich dann weitere, scheinbar anders entstandene Wahnideen. Der Kranke sucht eben Stützen für seine Idee. Diese ist manchmal nicht gleich von vornherein fest gesichert, sondern muß erst nach und nach gefestigt werden. Zuweilen wird so ein ganzes „Wahnsystem" aufgebaut, mit immer neuen Wahnideen zur Bekräftigung der früheren. Gestützt werden die Wahnideen sehr häufig auch durch Sinnestäuschungen; ja es sieht zuweilen so aus, als wäre die Wahnidee aus der Sinnestäuschung hervorgegangen; in Wirklichkeit entspringen sie dem gleichen krankhaften Prozeß, werden erzeugt durch Wünsche und Befürchtungen des Kranken (natürlich im wesentlichen unbewußter Natur und arbeitend eben im krankhaften Gehirn). Daß Erinnerungen oft nachträglich im Sinne einer Wahnidee gefälscht werden, wurde schon erwähnt. Manche Kranke haben Wahnideen, die auch uns Gesunden denkbar erscheinen, andere solche, die wir unmöglich nacherleben können, die uns als vollkommen unsinnig erscheinen müssen. Teilweise sind die Wahnideen so dauerhaft wie das Leben des Patienten; teilweise verschwinden sie, werden korrigiert, weil die Krankheit abgelaufen oder weil eine andere Idee an ihre Stelle getreten ist. Manchmal erhalten sich als „Restwahn" trotz im übrigen vollkommener Gesundung des Kranken einzelne Wahnideen, auch solche leicht unsinnigen Inhalts, die nun einen krassen Gegensatz bilden zu dem übrigen geistigen Geschehen des ehemaligen Kranken.‘

Dem Inhalt nach unterscheidet man bekanntlich den Größenwahn, den Verarmungs-, Versündigungs- und den Krankheitswahn, ferner den Beziehungs-, Beachtungs- und Verfolgungswahn, den Eifersuchtswahn und den Querulantenwahn; was man darunter versteht, das ergibt jeweils der Name. Für den Pfleger besteht die besondere Aufgabe bei Wahnkranken darin, über alle ihm als wahnhaft erscheinenden Äußerungen dem Arzt möglichst genau zu berichten, da nicht selten die Kranken mit ihren Ideen nur ganz gelegentlich „herauskommen". Über den Inhalt der Wahnideen mit dem Kranken zu streiten, auch nur in der Absicht, ihn von ihrer Unrichtigkeit zu überzeugen, muß er stets vermeiden, da eine Diskussion nicht selten Wahnideen steigert und vertieft, statt sie zu verringern. Nicht wenige der Wahnkranken sind entsprechend dem Inhalte ihrer Ideen für ihre Umgebung und so auch für den Pfleger gefährlich, andere für sich selbst; daraus ergibt sich die Aufgabe steter großer Achtsamkeit.

Und nun muß endlich noch kurz auf eine Störung hingewiesen werden, die auch, wie gesagt, gelegentlich die Urteilsfähigkeit beeinträchtigt: die krankhaft veränderte Phantasie. Phantasie oder Einbildungskraft ist bekanntlich die Fähigkeit, früher gewonnenes geistiges Besitztum willkürlich zu verarbeiten, es zu zerlegen und nach eigenem Gutdünken wieder zusammenzufassen. Sie ist die Voraussetzung schöpferischer Geistesarbeit, ist bei den verschiedenen Menschen sehr verschieden ausgebildet, ist im allgemeinen beim Kinde sehr viel lebendiger, ungezügelter als beim Erwachsenen, kann sich auf ein einzelnes Gebiet beschränken oder gleichmäßig alle Gebiete umfassen, macht den einen zum Erfinder, den anderen zum Dichter, den dritten zum Weltweisen, ist bei anderen aber wiederum nur kümmerlich entwickelt. Bei der früher erwähnten Ausfüllung von Gedächtnislücken, den Konfabulationen, spielt die Phantasie eine entscheidende Rolle. Ist die Phantasie herabgesetzt, so wird das ganze Denken schwunglos, kümmerlich, platt; daß dies bei Schwachsinnigen und bei Dementen der Fall sein wird, liegt auf der Hand. Ist die Phantasie krankhaft gesteigert, so wird sie zu neuen, überkühnen Gedankenflügen führen. Wir können uns dabei etwa vorstellen, daß das betreffende Gehirn über eine besonders leicht zu handhabende Weichenstellung verfügt, eine ganz wertvolle Eigenschaft, solange wir die Weichenstellung tatsächlich beherrschen. Aber es gibt eben Fälle, in denen sie der Herrschaft des Individuums entgleitet, sich gewissermaßen selbständig macht, ohne daß es dabei gleich zu so wilden Entgleisungen kommen müßte, wie wir sie oben kennen gelernt haben. Immer leidet unter einer solchen ungezügelten Phantasie die Treue der Wiedergabe von Erlebnissen. Und so stellt die charakteristischste Form einer solchen Störung jenes krankhafte Lügen und Schwindeln dar, das wir nicht selten bei der Hysterie finden, das aber manchmal auch geradezu das Krankheitsbild ausmacht. Anfangs wissen diese „Phantasten" vielleicht noch, daß es sich bei ihren Erzählungen um Gebilde ihrer Einbildungskraft handelt; bald aber verlieren sie jede Kritik und glauben selbst, was sie da flunkern, und zwar um so lieber, je mehr es der Befriedigung ihrer Eitelkeit dient, je weniger ausgeprägt bei ihnen das sittliche Empfinden ist; schließlich können sie eben nicht mehr unterscheiden zwischen Erlebtem und Ersonnenem. Auf der Abteilung einer Irrenanstalt sind sie gewöhnlich amüsante Unterhalter; aber sie können durch ihre unwahren Berichte, ihre intriganten Hin- und Herträgereien unter Umständen zu heillosen Zwistigkeiten zwischen den Kranken und zu Konflikten zwischen Kranken und Personal führen. Man muß sich hüten, leichtgläubig auf ihre Angaben hereinzufallen, was nicht Gewitzigten um so leichter begegnen wird, als jene ihre Darstellungen dank ihrer Phantasie mit allen möglichen Einzelheiten verbrämen und so glaubhaft machen. Nicht leicht ist oft die Feststellung, wie weit in ihr krankhaftes Schwindeln bewußte Absicht hineinspielt.

. Jene seelische Kraft, die aus dem Gedanken die Tat entstehen läßt, ist der **Wille.** Wir wollen zunächst ihn und seine Störungen getrennt vom Handeln und seinen Abnormitäten betrachten, obwohl wir natürlich von dem Wollen eines anderen Menschen in der Regel nur dadurch etwas erfahren, daß wir seine Handlungen ansehen, und obwohl jedes Wollen zur Tat drängt. Zum Wollen führt übrigens, wie nicht stark genug betont werden kann, nicht nur der Gedanke, sondern, in Verbindung mit ihm oder auch mehr selbständig, vielfach das Gefühl; die affektiven Kräfte, die Lust gewinnen, Unlust abwehren wollen, kommen eben auch hier wieder zur Geltung.

Die einzelnen Willensakte (die durchaus noch nicht Handlungen sind) nennen wir Strebungen, eine Summe gleichgerichteter, auf ein Ziel hinsteuernder Strebungen Trieb; wir kennen alle z. B. den Spieltrieb des Kindes, den Betätigungstrieb des Erwachsenen, den Geschlechtstrieb, den Selbsterhaltungstrieb, die ethischen Triebe jedes Menschen. Einzelne Strebungen oder Triebe können miteinander in Widerspruch geraten; den Willensakt, der sich aus solchen Konflikten ergibt, nennen wir Entschluß. (Ganz unberührt und unentschieden kann hier die alte Streitfrage bleiben, ob der Mensch überhaupt einen freien Willen habe.)

Störungen des Wollens können nach dem Gesagten ebensowohl auf Störungen des Denkens wie auf solchen des Fühlens beruhen; aber daneben muß es noch eigentliche, ursprüngliche Erkrankungen des Willens geben. Die Störungen können sich geltend machen in der Richtung oder aber in der Stärke der Triebe.

Der ursprünglichste, beim Kinde zuerst auftretende und erst mit dem Tode schwindende Trieb ist der der Selbsterhaltung. Der Mensch will leben und wehrt alles von sich ab, was sein Leben bedrohen könnte. Aber selbst dieser so tief eingewurzelte Trieb kann in der Krankheit schwinden. Seine vollkommenste Verneinung stellt die Selbstmordneigung dar. Gewiß gibt es einen Selbstmord bei geistiger Gesundheit; der Spieler, der Hab und Gut verloren hat und arm nicht weiter leben will, stellt einfach die Rechnung mit ihrem Soll und Haben auf und zieht es, wenn er ihr unbefriedigendes Ergebnis vor sich hat, vor, lieber das Leben von sich zu werfen, als um eine neue Existenz zu ringen; und ähnlich hundert andere. Aber in wieder hundert anderen Fällen sind die Beweggründe für den Selbstmord krankhaft, und seine Verhütung ist eine der Hauptaufgaben der Irrenanstalt. Verstehen können wir noch, daß der traurig Verstimmte, der sich tief in Sünden verstrickt glaubt, der sich unheilbar krank meint, der den Verlust seines ganzen Vermögens vor Augen sieht, den schwerste Angst quält, sich das Leben nimmt. Auch das ist erklärlich, daß sich einer tötet, der sich ununterbrochen von Feinden verfolgt glaubt, oder jemand, dem eine Stimme den Befehl gibt, sich umzubringen; oder selbst das noch, daß ein intellektuell Geschwächter aus dem Fenster springt, weil ihm seine Zigarre hinausgefallen ist, ins Wasser geht, weil ihm der Wind seinen Hut dorthin geweht hat; in diesen letzten Fällen ist der Selbstmord nur die ungewollte Wirkung. Bei einer nicht geringen Zahl von Fällen aber kann von irgendwelchen verständlichen Beweggründen gar nicht mehr die Rede sein. Es muß sich dabei um eine Aufhebung des normalen Lebenstriebes und seine Umkehrung ins Gegenteil handeln. Blindwütend suchen solche Kranke immer wieder nach Mitteln, ihr Ziel, die Selbstvernichtung, zu erreichen. Die Möglichkeiten, deren sie sich dazu bedienen, sind zahllos; es gibt keinen Gegenstand, der nicht irgendwie einmal Mittel zum Selbstmord werden könnte. In ihrem Vorgehen sind die Kranken dabei brutal, rücksichtslos gegen sich selbst, unter Umständen auch gegen andere. Nie darf man den Versprechungen solcher Kranken, sich nichts antun zu wollen, Glauben schenken; ihr Selbstmordtrieb steigert sich unter

Umständen plötzlich so gewaltig, daß sie eben trotz bester Absichten schließlich nicht mehr imstande sind, ihr Versprechen zu halten. Wohl gibt es auch Kranke, Hysterische vor allem, die gelegentlich mit Selbstmord nur drohen, ihn sogar vorbereiten, ohne es ernst zu meinen und je Ernst zu machen; der Pfleger wird nie annehmen dürfen, daß der ihm anvertraute Kranke nur „Theater spiele", nicht entsprechend zu bewachen sei; jede Selbstmorddrohung ist dem Arzte zu melden, jeder derartige Kranke ist scharf zu bewachen.

Der Selbstmordneigung nahe verwandt ist die Neigung zur Selbstverstümmelung. Gewiß kommt auch sie gelegentlich bei Hysterischen vor, die sich dadurch nur interessant machen wollen. Sehr häufig sind sie aber durchaus ernst zu nehmen: das Ausreißen der Augen, das Verstümmeln der Geschlechtsteile und dergleichen mehr werden so lange versucht, bis es schließlich doch einmal gelingt.

Einen Teil des Selbsterhaltungstriebes stellt der Nahrungstrieb dar. Auch er ist oft genug bei unseren Kranken gestört. In selteneren Fällen, besonders bei intellektueller Einbuße, ist er gesteigert bis zur sinnlosen Gefräßigkeit. Häufig scheint jeder Appetit zu fehlen. Manche Kranke wollen mit ihrem „Hungerstreik" irgend etwas erreichen; für einzelne ist es der scheinbar einfachste Weg zur Selbsttötung; gewöhnlich aber fehlt in Wirklichkeit jede Begründung; es wird einfach nicht gegessen. In all diesen Fällen müssen wir durch künstliche Ernährung einem zu weit gehenden Kräfteverlust (den uns die Wage anzeigt) vorbeugen. Jede ausgesprochene Nahrungsverweigerung ist alsbald zu melden. Es gibt nun aber auch Kranke, die wohl essen, aber was sie in den Mund stecken und schlucken, das sind ungenießbare Dinge, nicht selten ihre eigenen Ausscheidungen, aber auch Steine, die sie während des Spazierganges aufheben, zur Nahrung ungeeignete Pflanzen oder Pflanzenteile, die sie im Garten abpflücken usw. In der Wirkung läuft auch das hinaus auf eine Aufhebung des Selbsterhaltungstriebes, wobei der eigentliche Selbstvernichtungstrieb ausgesprochen vorhanden sein aber auch völlig fehlen kann.

Letzten Endes verhält es sich nicht anders mit jenen krankhaften Strebungen, die man als „Suchten" zusammenfaßt, mit der Trunksucht, der Morphiumsucht, der Sucht nach anderen Giften. Man trifft sie gewöhnlich bei Kranken, die noch andere seelische Abnormitäten aufweisen, aber auch als selbständige Krankheiten. Je länger der Kranke seiner Sucht huldigt, desto geringer wird der in seiner Willenskraft liegende Widerstand gegenüber seinen Trieben. Auch diesen Kranken gegenüber muß vor Vertrauensseligkeit gewarnt werden; ihre Versprechungen geben sie gewöhnlich nur, um sich einen Vorteil zu verschaffen, möglichst bald wieder in den Besitz „ihres" Giftes zu gelangen.

Ist der Selbsterhaltungstrieb auf die Sicherung der eigenen Person gerichtet, so gilt der kaum minder wichtige Geschlechtstrieb letzten Endes der Erhaltung der Art. Aber eben nur: letzten Endes, und auf dem Wege zu diesem Ziele liegt der Lustgewinn, der den Trieb auch dann weckt und wacherhält, wenn an das Fortpflanzen des Menschengeschlechts nicht im entferntesten gedacht wird. Bei Kranken findet sich sowohl eine Steigerung als eine Herabsetzung des Geschlechtstriebes; aber innerhalb der Anstalt haben beide Störungen keine nennenswerte Bedeutung. Und auch die sonst so wichtigen Abirrungen vom Normalen hinsichtlich der Form, in welcher der Geschlechtstrieb zutage tritt, sind in der Anstalt von untergeordneter Bedeutung. Am ehesten wird einmal Beachtung verdienen die Häufung von Selbstbefriedigungsakten; gewiß ist die Selbstbefriedigung (Onanie, Masturbation), entgegen vielen Laienansichten, nie die Ursache von Geistesstörungen, aber in vielen Fällen ist sie ein Symptom, vor allem in der oft recht schamlosen Art und Weise, wie sie betrieben wird; aber es darf auch nicht jedes sinn- und zwecklose Herumspielen an den Geschlechtsteilen als Selbstbefriedigung gedeutet werden. Gelegentlich kommt in der Anstalt zur Beobachtung ein Fall von „Exhibitionismus", d. h. jene geschlechtliche Verirrung, die sich ihren Lustgewinn dadurch verschafft, daß man vor anderen seine Geschlechtsteile entblößt. Auch wird es gelegentlich unter unseren Kranken homosexuell Veranlagte geben, d. h. solche, die mit Personen des eigenen Geschlechts Verkehr suchen. Alles, was auf Regelwidrigkeiten des Trieblebens in einer dieser Richtungen hinweist, ist, wenn es zur Beobachtung kommt, zu melden, damit der betreffende Kranke wenigstens unschädlich gemacht werden kann. Viel seltener noch werden sich innerhalb der Anstalt Sadismus und Masochismus entfalten können, d. h. jene Triebe, die ihre Befriedigung finden im Zufügen oder im Erdulden von Schmerzen. Und sucht einmal ein Kranker seine Lust im Fetischismus, d. h. in der geschlechtlich betonten Verehrung irgendeines Gegenstandes an Stelle des geliebten Körpers, so ist das wohl interessant, aber für den Anstaltsbetrieb kaum jemals sehr bedeutungsvoll.

Endlich kommen in Betracht Störungen der ethischen Triebe. Das Wesen des ethischen Triebes ist, anderen etwas zu sein, für sie da zu sein, unter Verleugnung persönlicher Interessen. Die Gesundheitsbreite ist auf diesem Gebiete besonders groß; auch unter den Anstaltsinsassen wird es immer solche geben, die eine weitgehende Selbstlosigkeit zeigen, und andere, die immer nur an sich und ihren Vorteil denken. Eigentlich krankhafte Entgleisungen nach der einen oder nach der anderen Richtung sind selten, kommen aber vor. Insbesondere trifft man als nicht eben erfreuliche Elemente unter den Kranken jene Amoralischen oder moralische Idioten, die jeder Nächstenliebe bar zu sein scheinen, ungehemmt nur ihren verschiedensten Gelüsten zu fröhnen suchen, ohne Rücksicht auf die Rechte anderer.

Wie gesagt, gibt es nun aber auch Störungen hinsichtlich der Stärke des Willens. Es gibt ja unter den Gesunden schon willensstarke und willensschwache Menschen. Beide Anlagen können ins Krankhafte gesteigert und dabei eigentümlich verzerrt sein.

Im täglichen Leben wird häufiger die Willensschwäche eines Menschen auffallen als das Gegenteil, und sie ist auch bei unseren Kranken die häufigere Erscheinung. Wie oft sehen wir Kranke, die nicht imstande sind, einen Entschluß zu fassen, ja überhaupt irgend etwas zu wollen; nicht selten leiden sie gerade unter dieser Unfähigkeit, zu wollen, sehr stark und können sie doch nicht überwinden. Sie kann so weit gehen, daß der Kranke nicht ausweichen kann, wenn ihm Gefahr für Leib oder Leben droht. Manchmal sieht es so aus, als ob es ihm am „guten Willen" fehle; in Wirklichkeit kann er nicht wollen. Manchmal meint man, man müsse ihm helfen, ihn schieben, damit er über ein Hindernis wegkomme; aber ist es überwunden, so steht er vor dem nächsten. Manchmal, aber gewiß nicht immer, mag die mangelnde Energie darauf zurückzuführen sein, daß verschiedene Möglichkeiten, zwischen denen der Wille zu wählen hat, gleich stark lust- bzw. unlustbetont sind, so daß er zwischen Liebe und Haß, Begehren und Fliehen schwankt, so daß letzten Endes die Willensschwäche wiederum nur eine Sache des Gefüh s wäre. In vielen anderen Fällen, in denen es auf ein Entscheiden zwischen mehreren Möglichkeiten gar nicht ankommt, ist aber gewiß die Willensfunktion ursprünglich lahmgelegt.

Eine andere Form der Willensschwäche ist die abnorme Beeinflußbarkeit, von der ja auch schon in anderem Zusammenhang gesprochen wurde. Während der gesunde Mensch im allgemeinen meist rasch weiß, was er will, und sich im Streben nach seinem Ziel nicht ohne triftige Gründe irre machen läßt, gibt es Kranke, die sich durch jeden von außen kommenden Einfluß von ihrer Bahn abdrängen lassen, bald dies bald jenes wollen, einfach weil ein anderer es will oder zu wollen scheint. Teilweise ist die geringe Beharrlichkeit des Willens noch verständlich und durchschaubar; in anderen Fällen stehen wir ihm ohne jedes Verständnis gegenüber. So den Erscheinungen der „Echopraxie", d. h. jener Eigentümlichkeit, daß der Kranke einfach jede Bewegung nachahmt, die ihm vorgemacht wird, und der „Echolalie", wobei er jedes ihm vorgesprochene Wort nachspricht, gewiß ohne sich dabei irgend etwas zu denken. Eine verwandte gleichfalls häufige Erscheinung ist die Befehlsautomatie; hier führt ein Kranker, als ob er dazu gezwungen wäre, blindlings und raschestens, wie ein Automat, Befehle aus, die ihm erteilt worden sind, selbst wenn er sich dadurch Unannehmlichkeiten bereitet. Endlich gehört in diese Gruppe von Erscheinungen die sogenannte wächserne Biegsamkeit; sie führt dazu, daß der Kranke seine Körperteile in jeder ihnen von fremder Seite erteilten Stellung läßt, auch wenn sie ihm noch so unbequem wäre, den Arm ausgestreckt, das Bein nach vorn gehoben hält, ohne dafür irgendeinen anderen Grund zu haben, als daß irgend jemand, ohne jede Befehlserteilung, sie in diese Stellung gebracht hat. Immer ist der Wille des Kranken zu schwach, den scheinbar oder wirklich geäußerten Wunsch eines anderen zu überwinden, ihm entgegenzustreben. Alle diese Erscheinungen haben aber, während sie für die Diagnose des Arztes wichtig sein können, kaum eine Bedeutung für die Tätigkeit des Pflegers.

Den Gegensatz zur krankhaften Willenschwäche bildet die abnorme Steigerung des Willens. Im täglichen Leben nennt man einen Menschen, der so veranlagt ist, einen eigensinnigen Dickkopf. Daß unsere Kranken oft eine geradezu unglaubliche Starrköpfigkeit an den Tag legen, auch wenn keinerlei Gründe für das Festhalten an ihrem Ziel vorliegen, das wissen wir alle, die wir mit ihnen zu tun haben. Mit welcher Zähigkeit der traurig Verstimmte nach einer Selbstmordmöglichkeit trachtet, mit welch fabelhafter Energie der jugendlich Verblödende, keines Schmerzes achtend, sich selbst schädigt, den Bauch aufschlitzt, die Augen ausreißt, obwohl kein vernünftiger Grund als Triebfeder seines Handelns in Frage kommen kann, das alles beobachten wir so häufig, immer mit einem gewissen Neid um die ungeheure, leider nur falsch verwendete Willenskraft. Ins Fabelhafte gesteigert kann aber die Willenskraft geradezu erscheinen, wenn es der Kranke scheinbar darauf angelegt hat, gerade das Gegenteil von dem zu wollen, was andere von ihm verlangen und was nach Ansicht der Gesunden das Vernünftige wäre. Es handelt sich dabei also gewissermaßen um den Willen nicht zu wollen, zu widerstreben, jene häufige Erscheinung, die man als Negativismus bezeichnet. Manchmal beschränken sich die Kranken nicht darauf, das nicht zu tun, was man von ihnen erwartet, sondern tun gerade das Gegenteil, so daß es hin und wieder möglich ist, etwas bei ihnen zu erreichen, wenn man das Entgegengesetzte verlangt. Alle negativistischen Kranken machen dem Pfleger das Leben oft recht sauer; der eine ißt nicht, der andere weigert sich aufzustehen, der dritte will nicht aus der Badewanne steigen, der vierte sträubt sich gegen das Verrichten seiner Notdurft; der Negativistische versteckt sich unter der Decke, wenn man an sein Bett tritt; wenn man ihm die Hand entgegenstreckt, zieht er die seine zurück; wenn man ihn anspricht, dreht er sich zur Wand. Kein freundliches Zureden, kein schroffes Befehlen, kein logisches Überzeugenwollen hilft. Und dann kann plötzlich wie mit einem Schlage die Erscheinung verschwunden sein, ohne daß wir den Grund erkennen könnten. Man muß sich nur hüten, hinter dem Verhalten der Kranken einen „bösen Willen" zu suchen; sie können eben nicht so wollen, wie es der gesunde Menschenverstand erwarten ließe.

Ein Wollen zielt immer auf ein **Handeln**, erstrebend oder fliehend. Der Beobachter erkennt das Wollen vielfach nur aus der Tat bzw. ihrer Unterlassung. Darum werden gewöhnlich die Störungen des Handelns mit denen des Wollens gleichzeitig abgehandelt, und tatsächlich hätte manches aus dem vorigen Abschnitt erst in dem jetzt folgenden besprochen werden können, wie umgekehrt manches aus dem nachfolgenden im vorausgegangenen.

Aber es kann sehr wohl ein klar bewußter oder auch ein dunkler Wille vorhanden sein, also ein durchaus selbständiger seelischer Akt, der doch nicht zur Tat führt, nicht nur weil äußere Schwierigkeiten im Wege stehen, sondern weil ihn vielleicht logische Erwägungen oder affektive Kräfte hemmen. Nur wird der Außenstehende von ihm nichts erfahren, falls der Wollende nicht davon spricht. Die Selbstbeobachtung nur zeigt ihn.

Handlung ist also Willensakt, der zur Bewegung führt. Eine besondere Form der Ausdrucksbewegung ist das Sprechen. Und so werden im folgenden zugleich mit den Störungen des Handelns die Störungen des Redens zu erörtern sein, soweit sie nicht in anderem Zusammenhange oben schon erwähnt worden sind.

Zunächst einmal können Störungen des Handelns auftreten als Folge von Störungen anderer Seelenkräfte, des Empfindens, des Fühlens, des Denkens und des Wollens; diese Störungen sind dann die durchaus logische, verständliche Folge der zugrunde liegenden Störung, sind aber trotzdem zweifellos als krankhaft aufzufassen; ja unter Umständen erfahren wir erst aus der krankhaften Tat etwas von der ihr zugrunde liegenden ursprünglichen Störung. Wer Gift im Essen schmeckt, der wird daraus die durchaus verständliche Folgerung ziehen, das ihm gereichte Essen zurückzuweisen, vielleicht dem vermeintlichen Giftmischer an den Kopf zu werfen, gegen diesen in irgend einer Weise tätlich zu werden; wer plötzlich vom Nebenzimmer aus Beschimpfungen gegen seine Person vernimmt, wird aus dem Bett springen, nach der Türe drängen, einen aus dem Nebenzimmer Kommenden angreifen usw. Insbesondere treiben Sinnestäuschungen befehlender Form aufs stärkste zur Tat. Wer traurig verstimmt ist, wird den Versuch machen, sich das Leben zu nehmen, wer in schwerer Angst ist, wird vielleicht ununterbrochen im Zimmer auf und ab rennen; wer sich in gehobener Stimmung befindet, wird große Einkäufe, auch ganz sinnloser Art, machen, wird hochtönende Reden führen und dergleichen mehr. Wer schwachsinnig oder dement ist, wird dementsprechend handeln; wer verschroben denkt, wird Verschrobenes tun; wer an Zwangsdenken leidet, wird Zwangshandlungen begehen; ist der Wille gehemmt, werden die Handlungen gleichfalls gehemmt sein; ist er abnorm beeinflußbar, werden sich daraus die entsprechenden Handlungen ergeben; ist der Wille sehr stark und der Ablauf der Willensprozesse beschleunigt, von Denk- und Gefühlskräften nicht aufgehalten, so wird ein „impulsives" Handeln die Folge sein. All das versteht man ohne weiteres, sobald man den seelischen Hergang erkannt hat.

Nicht für die Praxis, aber für die theoretische Erörterung sind daher die übrigen Störungen des Handelns wichtiger, deren Entstehungsart nicht durchsichtig ist. Es handelt sich dabei teils um solche der Quantität, teils um solche der Qualität. Bei den quantitativen Störungen steht am einen Ende die Aufhebung allen Handelns. Es kann wohl vorkommen, daß ein Kranker alles in seiner Umgebung sich Abspielende richtig wahrnimmt, daß er davon in seinem Gefühlsleben durchaus normal bewegt wird, daß er auch den Wunsch, ja das dringende Bedürfnis hat, entsprechend zu handeln und zu reden; aber sein Arm, seine Hand bleiben unbewegt, seine Miene verzieht sich nicht, sein Mund schweigt. Er liegt, wie man sich ausdrückt, im Stupor; Stupor ist krankhafte Bewegungslosigkeit aus seelischen Ursachen; dabei können die übrigen seelischen Funktionen ganz wohl in Ordnung sein; häufiger aber verbindet sich damit mindestens eine gewisse Apathie, eine Gleichgültigkeit des Kranken gegenüber seiner Umgebung, gegen alle Sinneseindrücke. Eine Teilerscheinung des Stupors ist gewöhnlich die Stummheit; der stuporöse Kranke bringt kein Wort hervor. Aber diese Stummheit kann auch auftreten, ohne daß der betreffende Kranke im übrigen unbeweglich wäre; im Gegenteil, er verrichtet unter Umständen ganz normal alle möglichen Handlungen, nur redet er nicht; dabei liegt keine Störung der Sprechfähigkeit vor, und mit einem Male kann auch die ganze Erscheinung vollkommen verschwunden sein, der Patient wieder völlig normal reden, gleich wie der Stuporöse übrigens auch mit einem Schlage aus seinem Stupor „erwachen" kann, um gleich darauf sich im Vollbesitz seiner Beweglichkeit zu zeigen. Versuche, die Stummheit, den Stupor durch gütliches Zureden, durch energisches Befehlen zu überwinden, wird man immer wieder gern machen; in der Regel sind sie völlig ergebnislos, ja man hat manchmal den Eindruck, daß der Kranke sich daraufhin noch tiefer in sein Symptom „verbeißt". Zustände wie Stupor und Stummheit können auch auftreten im Anschluß an andere krankhafte psychische Erscheinungen, sind dann also im obenangeführten Sinne verständlich; so, wenn einem Kranken eine Stimme zugerufen hat, er werde sterben, wenn er sich bewege oder spreche, wenn ein Kranker infolge von Wahnideen glaubt, er begehe eine Sünde, wenn er sich vom Platze rühre, es werde ihm jedes gesprochene Wort falsch gedeutet. Das Bild der Störung kann in diesen Fällen das gleiche sein wie beim eigentlichen Stupor in dem engeren oben angeführten Sinne; erst wenn der Zustand vorüber ist und der Kranke Auskunft gibt, wissen wir, woran wir sind. — Am anderen Ende der Reihe quantitativer Regelwidrigkeiten steht jene Steigerung des Handelns, die wir als Tobsucht bezeichnen. Tobsucht bezeichnet heute keine Krankheit, wie man das Wort früher gebraucht hat, sondern ein Symptom, nämlich die Häufung von in der Regel ganz sinnlosen Bewegungen, die keinen Grund, kein vernünftiges Ziel haben, sich mitunter selbst in ihrer Wirkung aufheben, nicht selten zu blindem Zerstören alles dessen führend, was gerade zufällig in ihrer Bahn liegt. Wie die Stummheit eine Teilerscheinung des Stupors, so ist häufig sinnloses Schreien Teilerscheinung der Tobsucht; aber wie jene, so kann auch dieses selbständig auftreten; es gibt nicht selten Kranke, die einfach drauflos brüllen, aus Leibeskräften schreien, ohne Grund, ohne Zweck, einem dunklen, nicht beherrschbaren Triebe folgend, bis ihre Stimmorgane, heiser geworden, den Dienst versagen. Aber auch diese Erscheinungen, die tobsüchtige Erregung und das sinnlose Schreien, können gewissermaßen vorgetäuscht werden, können Folge „verständlicher" Ursachen sein; dem Toben kann eine bisher unausgesprochene Wahnidee, eine befehlende Halluzination, dem Schreien eine schwere Angst, die schwachsinnige Freude am Geschrei zugrunde liegen (abgesehen von grob organischen Beeinflussungen der betreffenden Gehirnteile, die, gereizt, eben den Bewegungsdrang und das Schreien erzeugen können). Immer werden Schreiende eine Qual, Tobende eine Gefahr für die Umgebung sein, beide eine schwere Aufgabe für die Pflege.

Störungen des Handelns stellen auch die sogenannten Triebhandlungen dar. (Sie müssen von Zwangshandlungen streng geschieden werden.) Auch bei ihnen ist, wie bei den eben angeführten Störungen der bewußte Wille gar nicht im Spiel; sie finden also auch nicht, wie die Zwangshandlungen, trotz entgegenstehender Gründe, unter deren Überwindung statt, verursachen demgemäß wenigstens zur Zeit ihrer Ausführung dem Kranken keine seelischen Beschwerden. Sie erfolgen nicht selten in periodischer Wiederkehr und gewöhnlich im Zustande mehr oder weniger völliger Bewußtlosigkeit. Die bekannteste dieser Triebhandlungen ist der sogenannte Wandertrieb, der sich dahin äußert, daß der Kranke plötzlich wegläuft, ohne sich um hinter oder vor ihm Liegendes zu kümmern, planlos, ziellos, oft ohne Weg und Steg, trotz Wind und Wetter, durch Nacht und Nebel, Arbeit, Familie, Hunger und Durst vergessend, bis er sich plötzlich „wiederfindet", „zu sich kommt" und nun nach Hause zurückkehrt; manches Fortlaufen von Geisteskranken aus der Irrenanstalt, zumal von der Feldarbeit weg, ist auf diesen Wandertrieb zurückzuführen. Nicht selten und manchmal mit dem Wandertrieb verbunden kommt der Trieb zu trinken vor, d. h. jene Form der Trunksucht, die nicht dauernd besteht, sondern ganz plötzlich den sonst soliden Menschen überfällt, so daß er sich ihr bis zur sinnlosen Trunkenheit hingeben muß, von Zeit zu Zeit einmal, in Abständen von Wochen oder Monaten, weshalb der Volksmund die hieran leidenden Kranken als Quartalsäufer bezeichnet. Gar wohl bekannt ist, wenn er auch praktisch eine viel geringere Rolle spielt, der Trieb zu stehlen, die vielgenannte Kleptomanie; sie ist bei weitem nicht so häufig, wie man nach Zeitungsnotizen und Erzählungen in Schauerromanen glauben müßte, kommt aber wohl hin und wieder vor. Und noch seltener ist der Trieb Feuer anzuzünden, wieder und wieder Brände zu stiften; ist ein Kranker dieser Art in einer Gemeinde, so kann er, bis er entdeckt ist, große Werte vernichtet, viele Menschen in Angst und Schrecken versetzt haben. Immer erfolgen die Handlungen all dieser Kranken ohne zweckbewußten Willen, wenn auch manchmal mit einer gewissen Überlegung hinsichtlich der zu wählenden Mittel und Wege. Auf rein sprachlichem Gebiet wäre in diesem Zusammenhang zu erwähnen der hin und wieder vorkommende Trieb, irgendwelche schmutzigen Worte auszustoßen ohne Rücksicht auf die Umgebung, aber auch ohne Zusammenhang mit dem eigenen Denken des Kranken.

Diese triebhaften Störungen stellen Regelwidrigkeiten sowohl in quantitativer als in qualitativer Hinsicht dar. Eine qualitative Störung ist die recht häufige Umständlichkeit des Handelns und Redens. Sie kann Folge einer Umständlichkeit des Denkens sein, die schon erwähnt worden ist, kann aber auch mehr oder weniger selbständig auftreten. Dabei verliert der handelnde bzw. redende Kranke sein Ziel durchaus nicht aus dem Auge, wie es manchmal scheinen könnte, er geht nur statt in gerader Linie im Zickzack darauf zu. Aufgefordert sein linkes Ohr zu zeigen, fährt er in großem Bogen mit der rechten Hand über den Kopf weg, um schließlich das linke Ohr zu berühren; um einem eintretenden Besuche entgegenzugehen, läuft er in trippelnden Schritten zunächst den Wänden seines Zimmers entlang, in immer enger werdenden Spiralen, bis er schließlich bei dem Besuche in der Mitte des Zimmers anlangt. Gefragt wie es ihm gehe, antwortet er vielleicht mit folgendem Satze: „Nach reiflicher Überlegung und in Erwägung aller Umstände, die ich in den letzten 24 Stunden und vor allem in der zwischen gestern und heute liegenden langen Nacht zu durchleben und zu durchleiden Gelegenheit und Veranlassung hatte, muß ich bei genauer Prüfung, wenn ich mich von jeder Übertreibung frei halte, was sich ja bei einem Manne von meiner Herkunft und meiner Vergangenheit von selbst verstehen müßte, auf ihre freundliche Erkundigung nach meinem seelischen und leiblichen Wohlbefinden ganz gehorsamst erwidern, daß ich zwar während eines nicht unbeträchtlichen Teils der Nacht ganz ordentlich, wenn auch nicht ohne zu träumen, geschlafen habe, daß ich aber heute morgen im Hinblick auf den kommenden Tag und mancherlei Schweres, was er vielleicht für mich in seinem dunklen Schoße tragen könnte, nicht anstehe zu erklären, daß ich mich wohl etwas besser fühlen könnte." Ganz ähnlich wie die mündlichen Äußerungen, ja in noch höherem Maße zeigen die schriftlichen Auslassungen solcher Kranken diese Erscheinung der Umständlichkeit im Bau der Sätze und in der Wahl der Ausdrucksformen; dazu zeigt dann gewöhnlich die Schrift zahlreiche Verschnörkelungen, Unterstreichungen, Hervorhebungen usw. Anzuhören, was sie sagen wollen, zu lesen, was sie aufgezeichnet haben, zu warten, bis sie mit ihren Handlungen ans Ziel kommen, das stellt bei Kranken mit dieser Eigenschaft oft recht hohe Anforderungen an die Geduld der Umgebung.

Eine damit nahe verwandte Erscheinung sind die sogenannten „Querimpulse". Der Kranke fängt an, irgend etwas zu tun; ehe er damit fertig ist, beginnt er etwas anderes, führt aber auch das nicht zu Ende, sondern geht zu einer dritten Handlung über, und das setzt sich lange, oft bis zur völligen Ermattung des Kranken fort, ohne daß irgendeines seiner Ziele erreicht wäre. Dabei geht nicht wie bei dem Ideenflüchtigen eine Handlung aus der anderen hervor, sodaß man wenigstens irgendeinen Zusammenhang erkennen könnte; die einzelnen Willensakte widersprechen einander sogar, heben sich vielleicht gegenseitig in der Wirkung auf. Der Kranke streckt vielleicht seine Hand aus, um sie in die ihm dargebotene Rechte eines Besuches zu legen, fährt aber im nächsten Augenblick mit der Hand weit aus und läßt sie mit großer Gewalt auf die Wange seines Gegenübers niedersausen. Auf diese Art werden solche Kranke unberechenbar und damit gefährlich, zumal gewöhnlich jeder einzelne Akt mit großer Kraft und mit blitzartiger Schnelligkeit vollzogen wird. Die Art zu reden kann dem entsprechen. Ein solcher Kranker würde etwa auf die Frage nach seinem Befinden antworten: „Ich habe heute Nacht bemerkt, daß die Fledermäuse um das Haus flogen; dabei schien es mir, daß ein Erdbeben im Anzug sei, und ich habe mein Bett verlassen; so kam mir die göttliche Erleuchtung, und ich habe darauf verzichtet, noch tiefer in das Weltgeheimnis einzudringen; nun aber stehe ich hier und kann nicht anders; Gott helfe mir, amen!" Irgend etwas über sein Befinden hat man von dem Kranken nicht erfahren; ja man weiß nicht einmal, ob er die Frage richtig aufgefaßt hat. Nicht gerade selten tritt bei Kranken eine sprachliche Entgleisung auf, die auch an etwas wie Querimpulse denken läßt, bei welcher man aber aus der Antwort erkennen kann, daß sie die Frage richtig verstanden haben: das sogenannte Vorbeireden. Zweimal zwei ist fünf, die Farbe des Schnees ist schwarz, die Bäume blühen im Dezember und dergleichen Dinge bekommt man da zu hören; man muß sich dann hüten vor der Annahme, die Kranken wüßten das nicht besser oder sie wollten den Fragenden zum besten haben; gewiß kann auch das vorkommen, in anderen Fällen ist dieses Vorbeireden aber sicher Ausdrucksform der Krankheit.

Wird eine vielleicht ursprünglich einmal zweckvolle oder aber auch eine von vornherein sinnlose Handlung stets aufs neue wiederholt, ohne irgendeinem Zweck zu dienen, so spricht man von Stereotypien der Bewegung, wird ein und dieselbe Haltung tage-, monatelang immer wieder eingenommen, von Stereotypien der Haltung. Ein Kranker dreht sich dauernd im Kreise, ein anderer reibt ständig mit einem Schuh am andern, ein dritter rennt immer auf und ab und berührt im Vorbeigehen jeden in seine Nähe Kommenden am oberen Rockknopf, ein vierter drückt sich sobald er morgens aufgestanden oder eine Mahlzeit vorüber ist, immer in die gleiche Ecke seines Zimmers: das und Ähnliches, ganz besonders auch in Form gleichbleibender Rhythmen, sehen wir ja unter den alten Anstaltsinsassen so häufig. Betrifft, was nicht selten vorkommt, die Stereotypie die Sprache, so redet man von Verbigeration; dabei werden sinnlose Worte oder Sätze, in ewig gleichbleibendem Tonfall von früh bis spät wiederholt oder wenigstens immer wieder, wenn der Kranke durch Fragen überhaupt zum Reden veranlaßt wird. Fast stets ist es ganz unmöglich, den Kranken von seinen Bewegungen, seiner Haltung, seinen sprachlichen Produktionen abzubringen; er setzt sie, wenn er auf Widerstand stößt, vielleicht erst recht energisch fort. Zeigen die stereotypen Bewegungen oder Redeformen etwas Geziertes, Theatralisches, Schrullenhaftes, Läppisches, so redet man von „Manieren“, bezeichnet das Wesen des Kranken als maniriert.

All diese Entgleisungen des Handelns und Redens, Umständlichkeit, Querimpulse, Stereotypie und Manieren erzeugen zusammen das Bild der „Verschrobenheit“. Sie sind aber natürlich ihrem Wesen nach ganz verschieden von Störungen, die bei groborganischen Leiden des Gehirns auftreten können und unter Umständen mit ihnen Ähnlichkeit haben. Weil bestimmte Verbindungswege im Gehirn durch Verletzungen, durch Geschwülste, durch eitrige Einschmelzungen zugrunde gegangen sind, kann ein Kranker keine zweckentsprechenden Bewegungen mehr ausführen, keine Worte mehr bilden, bis der Krankheitsprozeß ausgeheilt ist oder neue Wege hergestellt sind. Man bezeichnet solche Störungen des Handelns als Apraxie, die des Sprechens als Aphasie; je nach dem zu vermutenden Sitz der Störung im Gehirn und die dadurch bedingten Verschiedenheiten im Krankheitsbilde unterscheidet man wieder einzelne Formen. Nicht selten findet man da auch eine an Stereotypie und Verbigeration erinnernde Anomalie, die Perseveration, bei welcher der Kranke eine, gewöhnlich nach entsprechender Aufforderung ausgeführte Handlung, ein als Antwort auf eine Frage sinnvoll ausgesprochenes Wort, auch auf andere Aufforderungen, auf andere Fragen hin lange Zeit wiederholt, einfach weil er nicht mehr davon loskommt, daran kleben bleibt, obwohl er eigentlich etwas anderes tun, etwas anderes sagen wollte; der Impuls zu handeln, zu sprechen geht eben immer wieder, obwohl die Kranken gewöhnlich wissen, daß es verkehrt ist, in die zuvor eingeschlagene Bahn.

Erwähnt werden mag zum Schluß noch eine Störung, die weniger grob in Erscheinung tritt, aber immer auf einen Krankheitsprozeß hinweist, der Verlust an Grazie, an Eleganz. Je nach Veranlagung, Herkunft, Bildungsgang trägt jeder Mensch in seinem Handeln und seinem Reden ein gewisses Maß von Anmut zur Schau, und dieses Maß kann sich bei fortschreitenden Krankheiten allmählich immer mehr verringern, nicht nur weil das Gefühl dafür allmählich verloren geht, sondern zu-

nächst auch unabhängig davon, so daß der Kranke darunter direkt
leidet, seine Schwerfälligkeit nach außen zu verbergen sucht. Für die
Familie, für den Arzt kann damit ein Hinweis auf drohendes Übel gegeben sein. Aber auch nach dem Abklingen geistiger Störungen in der
Zeit der Rekonvaleszenz können wir die Erscheinung manchmal noch
beobachten, vielleicht als letzten Rest des Gewesenen. Der Kranke
benimmt sich täppisch und ungeschickt, beherrscht seine Gebärden
schlecht, macht ungeschickte Ausdrucksbewegungen mit seinen Händen,
verzerrt im Lachen und Weinen das Gesicht ins Fratzenhafte, spricht
ungewöhnlich laut oder leise, mit monotoner Stimme, ohne die sonst
vorhandene sprachliche Melodie, ohne die übliche rhythmische Gliede-
rung der Sätze, mit einförmiger Satzbildung, auffallend rasch oder noch
häufiger auffallend langsam.

Nicht verwunderlich ist es, daß wie das Reden so auch andere Formen
des Ausdrucks zugleich mit dem übrigen Handeln oder auch mehr oder
weniger selbständig gestört sein können. Ohne auf Einzelheiten näher
einzugehen, sei nur erinnert an das Schreiben (Formen, Druck, Ge-
schwindigkeit der Schrift), an Zeichnungen und Malerei und an die
musikalischen Leistungen Geisteskranker.

Daß es vor allem die Störungen im Bereich des Handelns sind, welche
einen Menschen als geisteskrank erscheinen lassen, welche ihn insbesondere anstaltsbedürftig machen, versteht sich von selbst.

b) Störungen des seelischen Gesamtzusammenhangs.

Bisher haben wir alle möglichen Einzelsymptome besprochen. Sie
können einzeln auftreten oder sich miteinander, je nach der vorliegenden
Krankheit, in verschiedenster Weise verbinden. Der seelische Zusammenhang kann, selbst wenn sie sich häufen, noch wohlerhalten sein;
die Persönlichkeit kann verbildet, verbogen erscheinen, ist jedoch nicht
verloren. Dem gegenüber stehen nun aber andere Krankeitserschei-
nungen, die stets eine Aufhebung der Persönlichkeit herbeiführen.

Was verstehen wir unter Persönlichkeit? Persönlichkeit nennen wir die
Summe der uns verliehenen Anlagen, die entwickelt und bereichert werden durch
unsere (irgendwelche Gedächtnisspuren hinterlassenden) Erfahrungen, und die
gewandelt und geleitet werden durch unser Fühlen und durch unsere Triebe, stets
aber unter sich zusammengehalten und als einheitliches Ganzes zur Wirkung gebracht werden durch das Selbstbewußtsein, welches das eigene Ich in jedem Augenblick von jedem fremden unterscheidet. Damit ist gesagt, daß die Persönlichkeit
das eigentlich Dauernde darstellt, das den Zusammenhang sichert zwischen dem zu
seelischem Leben erwachenden Kinde und dem erwachsenen Menschen in seinen
verschiedenen Entwicklungsstufen. Es ist aber zugleich damit gesagt, daß die
Persönlichkeit nichts Unveränderliches ist, sich vielmehr wandelt mit den neuge-
wonnenen Erfahrungen, mit neuen Erkenntnissen, mit neugesteckten, wenn auch
in der Entwicklungslinie liegenden Zielen. Meine Persönlichkeit von ehedem
gleicht nicht der von heute, und doch fühl und weiß ich, daß ich ich bin, die gleiche
Persönlichkeit, die ich vor Jahren war. Alles Erleben trägt bei zum Aufbau meiner
Persönlichkeit; alles seelische Geschehen erhält von meiner Persönlichkeit seine
Färbung.

So kann es nicht wundernehmen, daß die schwersten aller das Seelenleben treffenden krankhaften Abweichungen die Störungen der Per-

sönlichkeit sind, und es versteht sich beinahe von selbst, daß ein so zusammengesetztes „Gebilde" vielfachen Störungen ausgesetzt ist, leichteren und schwereren, vorübergehenden und dauernden. Das ihnen Gemeinsame ist die Aufhebung des seelischen Gesamtzusammenhanges.

Unter den bisher besprochenen krankhaften Erscheinungen ist es eigentlich nur eine, die so etwas wie eine Aufhebung der Persönlichkeit erzeugen kann: eine Wahnidee kann den Kranken so erfüllen, daß er nicht mehr er selbst ist, sondern eben der, für welchen er sich in wahnhafter Weise hält, z. B. der Kaiser, der Papst, Christus, Gott. Dann sind unter Umständen so gut wie alle Erinnerungen an das wirklich Erlebte ausgelöscht; er denkt und wünscht, und, soweit die Umstände es zulassen, handelt wie der Kaiser, der Papst, Christus oder Gott. Sein wirkliches Ich hat aufgehört.

Ein ähnlicher, zeitlich begrenzter Zerfall ergibt sich als Folge der Verwirrtheit. Bei diesem nicht seltenen Zustandsbild sind alle normalen Verbindungen zwischen einem Gedanken und dem anderen, zwischen Gedanken und Strebungen, zwischen Strebungen und Handlungen gelockert, so daß die Fäden wirr durcheinander zu laufen scheinen, von keiner höheren Instanz mehr in Ordnung gehalten. Manchmal bilden rasch und in buntem Wechsel aufeinanderfolgende Sinnestäuschungen den Ausgangspunkt. In anderen Fällen ergibt sich der Zustand der Verwirrtheit als Folge hochgradiger Ideenflucht. Die stärksten Affekte können es ebenfalls erzeugen. All diese Entstehungsarten können wir normal-psychologisch verstehen und erklären. Es gibt aber noch eine Form, und sie ist die charakteristischste von allen; bei ihr sind alle psychischen Geleise so vollkommen in Unordnung geraten, daß es dem Kranken einfach nicht mehr gelingt, an Sinneseindrücke die entsprechenden Vorstellungen und Gedankenreihen zu knüpfen, diese mit gehörigen Affekten zu verbinden, aus ihnen sinngemäße Strebungen und damit Handlungen abzuleiten.

Eine andere Form des Persönlichkeitszerfalls bezeichnet man als Bewußtseinstrübung, und zwar kann es sich dabei, je nach der Stärke der Störung, um eine einfache Benommenheit oder aber um eine ausgesprochene Bewußtlosigkeit handeln; beide sind, soweit nicht etwa aus irgendeiner Ursache zuvor der Tod eintritt, vorübergehende Zustände. Unter Bewußtsein versteht man die Fähigkeit unserer Seele, der einzelnen in ihr sich abspielenden Vorgänge inne zu werden, also gewissermaßen sich selbst als Zuschauer gegenüber zu treten, vor allem das Vermögen, zu erkennen, wie von der Außenwelt kommende Erregungen in uns seelische Wirkungen erzielen, Empfindungen wecken, Gefühle erzeugen, zu Gedanken führen und Willensakte auslösen. Nur wer diese Fähigkeit besitzt, kann wissen, daß er eine Seele hat. Diese sich ständig in uns abspielende Übersetzung aus dem körperlichen Geschehen ins Seelische ist zweifellos das wesentliche Merkmal alles „Beseelten". Wer bewußtlos ist, ist während der Dauer dieses Zustandes seelenlos. Damit hört natürlich die Persönlichkeit auf. Der Zusammenhang des Seelischen ist aufgehoben, weil alle Verbindungswege innerhalb der Seele abgeschnitten sind. Ist die Bewußtlosigkeit nicht vollkommen,

das Bewußtsein nur getrübt, so sind die Wege zwar noch gangbar, aber
nur mit Mühe, und darum geht alles langsam von statten. Das normale
Funktionieren des Bewußtseins hat zur Voraussetzung die Intaktheit
anderer, früher besprochener Einzelfähigkeiten, insbesondere der Orientierung, der Aufmerksamkeit, des Gedächtnisses und der Affektbe-
herrschung. Sind diese in Ordnung, so sagen wir, der Mensch sei besonnen;
funktionieren sie nur schwerfällig, so sagen wir, ein Kranker sei schwer
besinnlich, und dies stellt bereits eine der leichten Bewußtseinstrübung
ähnliche Störung dar. Von da aus führen dann alle Übergänge hinüber
bis zur Bewußtlosigkeit; man bezeichnet diese verschiedenen Grade
verminderter Bewußtseinshelligkeit als Benommenheit, Verschlafenheit
(Somnolenz) und Koma; genügen bei der erstgenannten wenigstens
außergewöhnlich starke Reize noch gerade um eine normale, wenn auch
verlangsamte, seelische Reaktion zu erzielen, ist bei dem zuletzt angeführten Zustande jede Möglichkeit, seelisches Leben zu wecken, aus-
geschlossen. Wir alle durchleben täglich Trübungen des Bewußtseins
im Schlafe. In Fällen seelischer Krankheit treten sie außerhalb der
regelmäßigen Schlafzeiten aus krankhaften Ursachen auf. Manchmal
ist dabei das Bewußtsein nicht seiner ganzen Ausdehnung nach, sondern
nur in einem mehr oder weniger begrenzten Abschnitt „eingeengt",
und dann kann es unter Umständen recht schwer sein, die Bewußtseinsstörung überhaupt zu sehen oder nachzuweisen; die „wachen" Teile
der Seele täuschen dann klare Besonnenheit vor. Jeder in seinem Bewußtsein beeinträchtigte Kranke bedarf ständiger Überwachung zum
Schutze seiner Person und dem der Umgebung [1]).

Besondere Formen der Bewußtseinsstörung sind Dämmerzustände
und Delirien. Beide kommen häufig genug vor. Von einem Dämmer-
zustande reden wir dann, wenn die Bewußtseinsstörung nicht in einer
Bewußtseinsaufhebung besteht, sondern nur in einer Einengung auf ein
größeres oder kleineres (oft wohl nach affektiven Gesichtspunkten aus-
gespartes) Gebiet, wenn innerhalb des eingeengten Gebietes vor allem
aber auch noch die Ausführung von Willensakten möglich ist, wenn Eintritt und Ende der Störung plötzlich und rasch erfolgen, wenn nach Ablauf des Zustandes für die während seiner Dauer gehabten Erlebnisse
Erinnerungsmangel besteht. Derartige Dämmerzustände können Minuten
und Stunden, in seltenen Fällen sogar Monate dauern. Sinnestäuschungen können dabei auftreten oder nicht. Die während des Dämmerzustandes ausgeführten Handlungen erscheinen vielfach durchaus zweckmäßig und überlegt, während sie in Wirklichkeit wie automatisch vorgenommen werden; gar nicht selten sind es Gewaltakte, häufig Reisen,
vielfach große Einkäufe. Am häufigsten sind Dämmerzustände bei der

---

[1]) Viel wird heutzutage vom Unterbewußtsein, vom unbewußten Seelenleben
geredet, und darum mag es hier erwähnt werden. Man versteht darunter die Fähigkeit unserer Seele, auch solche Erregungen in sich wirken zu lassen, die nicht zur
Helligkeit klaren Bewußtseins gekommen sind. Während manche Forscher gerade
diesem Teile des Seelenlebens eine besonders große Bedeutung zumessen möchten,
bestreiten andere sein Vorhandensein überhaupt. Hier ist nicht der Platz, in diesen
Streit einzugreifen.

Epilepsie und bei der Hysterie. Der Umgang mit Kranken während eines Dämmerzustandes ist wegen ihrer völligen Unberechenbarkeit äußerst schwierig. Keine Form geistiger Störung weckt häufiger den Verdacht der absichtlichen Vortäuschung als Dämmerzustände.

Ein Delirium ist ein gleichfalls meist kurz dauernder Zustand getrübten Bewußtseins mit stets verworrenem Gedankengang, zahlreichen Sinnestäuschungen, lebhaftem, gewöhnlich ziellosem Bewegungsdrang. Er stellt sich ein bei chronischen Vergiftungen und im Verlaufe fieberhafter Krankheiten. Nur ein kleiner Teil aller delirierenden Kranken wird anstaltsbedürftig. Große Sorgfalt erfordert bei ihnen immer die Körperpflege, namentlich die Ernährung und die Sorge für das stark beanspruchte Herz.

Eine letzte, gewöhnlich auch zeitlich begrenzte, Störung des seelischen Gesamtzusammenhanges nennt man die Depersonalisation. Schon diese Bezeichnung deutet hin auf die Aufhebung der Persönlichkeit. In der Tat haben die Kranken dabei entweder die Vorstellung ihres eigenen Ichs verloren, kommen sich selbst wie fremd oder unwirklich vor, so daß sie nur noch wie eine Maschine zu handeln vermeinen, sich im Spiegel und durch andere Hilfsmittel zu rekognoszieren suchen, oder sie vereinigen in sich ihr ursprüngliches und noch ein hinzugekommenes Ich, zeitlich einander ablösend, bald von dem einen, bald von dem anderen der beiden in Denken und Handeln beherrscht. Dabei erinnern sie sich im einen Zustande jeweils nicht an das, was im anderen erlebt wurde, wohl aber an das, was während der früheren gleichgerichteten Phase geschehen ist und in der dazwischen liegenden vergessen war. Es ist, als ob sich zwei verschiedene Persönlichkeiten ineinander geschoben hätten. Häufig ist übrigens diese Form der Depersonalisation das „doppelte Bewußtsein" nicht, während jene andere, die man in ausgesprochenen Fällen als „Spaltung der Persönlichkeit" bezeichnet, oft vorkommt.

Alle bisher besprochenen Formen der Aufhebung des seelischen Gesamtzusammenhanges sind, wie betont, in der Regel zeitlich begrenzt. Ist die Aufhebung eine dauernde, so hat man den als Verblödung bezeichneten Zustand vor sich. Während jene vorübergehenden Zustände als etwas Fertiges in die Erscheinung treten, ist die Verblödung etwas Werdendes, langsam Fortschreitendes, durchaus nicht von Anfang an sicher Festzustellendes. Hüten muß man sich davor, allzu rasch das Urteil „verblödet" zu fällen; gar nicht selten täuschen durchaus heilbare Symptome, ja sogar ein mehr oder weniger absichtliches Nichtwollen der Kranken eine Verblödung vor. Nur der sehr Erfahrene vermag da richtig zu entscheiden. Andererseits hat anfangs häufig der Kranke selbst das ganz richtige, natürlich schwer quälende Gefühl dafür, daß er verblödet, während er für alle Bewußtseinstrübungen natürlich keine Empfindung hat. Nur hüte man sich auch da wieder vor dem übereilten Schluß, es müsse eine Verblödung vorliegen, weil der Kranke es zu fühlen glaube; von unseren Nervösen hören wir jene Klage oft, ohne daß sie begründet wäre. Verblödung ist ein allmählicher Zerfall aller Seelenkräfte. Oben wurde erwähnt, daß man den Verlust der Verstandeskräfte als Demenz bezeichne. Zu der Demenz, die also ein Verlust der gedächtnismäßig erworbenen Kenntnisse und der Urteilskraft, der kombinatorischen Fähigkeiten und der Phantasie darstellt, gesellen sich bei der Verblödung die Verarmung der Gefühlsmächte, das Versagen von Interesse, Initiative, Ausdauer und Energie, die Unfähigkeit, Schickliches und Unschickliches, Schönes und Unschönes zu unterscheiden; Ehrgefühl, Takt, ursprüngliche Liebenswürdigkeit sind geschwunden; schließlich versagen Sprache und Ausdrucksbewegung, und der Kranke sinkt zum Tier herab, ist zuletzt vielleicht sogar hifloser als ein Tier, da er nicht einmal mehr imstande ist, die Nahrung zum Munde zu führen, weil selbst die Beherrschung der Muskeln verloren gegangen ist. Es ist dann schließlich so, als ob alles Seelische ausgelöscht wäre; kaum daß auf zugefügten Schmerz eine schwächliche Fluchtbewegung erfolgt. Manchmal treten in den Zuständen der Verblödung noch Reste der vorhergegangenen geistigen Störung auf, einzelne Sinnestäuschungen, kümmerliche Wahnideen, grundlose, leere Verstimmungen. Welcher Grad der Verblödung erreicht wird und welche Form der Verblödung eintritt, eine stumpfe oder eine erregte, eine läppische oder eine mehr negativistische, eine halluzinatorische oder eine mit Wahnideen, das hängt hauptsächlich von der Art der Geisteskrankheit ab, deren „Endzustand" die Verblödung bildet. Aber in recht vielen Fällen ist das Fortschreiten der Verblödung bis zu ihrem höchsten Grade zu verhindern durch eine sorgfältige Pflege, vor allem dadurch, daß man den verblödenden Kranken möglichst wenig sich selbst überläßt, Beziehungen zur Außenwelt wachhält, ihn rechtzeitig an eine zweckmäßige Beschäftigung gewöhnt. Gerade bei diesen Kranken hat die Umgebung eine außerordentlich schwierige, aber nicht minder lohnende Aufgabe, deren Erfüllung aber nur ermöglicht wird durch weitgehendes Verständnis für die vorliegenden Zustände mit klarer Erkenntnis der drohenden Gefahren und durch ein besonders hohes Maß von Aufopferungsfähigkeit.

c) Symptomverkuppelungen und Zustandsbilder.

Die von uns zuletzt besprochenen Krankheitserscheinungen waren schon recht kompliziert, gewissermaßen aus Einzelstörungen zusammengesetzt. Und darum werden manche von ihnen zuweilen bereits als Zustandsbilder aufgefaßt und hätten auch erst hier beschrieben werden können. Dahin gehören: die Verwirrtheit, die Dämmerzustände, die Wanderzustände, die Delirien, die Benommenheit, der Stupor. Einige weitere mögen nun kurz Erwähnung finden.

Man spricht von einem manischen Zustande, wenn die Stimmung des Kranken gehoben, sein Gedankenablauf beschleunigt, sein Tätigkeitsdrang erhöht ist. Den Gegensatz dazu bildet die Depression, bei welcher die Stimmung gedrückt, der Gedankenablauf verlangsamt, der Tätigkeitsdrang herabgesetzt ist. Von Wahnsinn wird in der heutigen Psychiatrie nicht mehr oft gesprochen; gebraucht man das Wort, so kann es nur bedeuten: ein Zustandsbild, das beherrscht wird durch zahlreiche Wahnideen, mit Sinnestäuschungen verbunden oder nicht, auf alle Fälle so ausgeprägt, daß es den Kranken völlig erfüllt. Sind nur Sinnestäuschungen für den Gesamtzustand ausschlaggebend, so redet man von einer **Halluzinose.** Gelegentlich hört man noch von einem religiösen Wahn; dabei bilden den Inhalt der Wahnideen zufällig Ideen religiöser Färbung; ähnlich verhält es sich mit dem Größenwahn usw. Ein Zustandsbild wird als **katatonisch** gekennzeichnet; was man darunter zu verstehen hat, ergibt sich später, wenn wir die Krankheit „Katatonie" besprechen; hier muß nur gesagt werden, daß katatonische Zustände eben nicht nur bei der Katatonie vorkommen. Und in dem gleichen Sinne muß auf die Worte **hysterisch** und **neurasthenisch** hier hingewiesen werden. Sie wurden entlehnt von den Krankheitsbildern, bei denen man sie am häufigsten trifft, der Hysterie bzw. der Neurasthenie. Aber die durch sie bezeichneten Zustände sind diesen Krankheiten nicht ausschließlich zu eigen. Endlich mag noch erwähnt werden der Begriff „**querulatorisch**", worunter man eine krankhafte Rechthaberei versteht, die sich um die Rechte anderer nicht kümmert, sich selbst aber stets rechtlich benachteiligt glaubt und dementsprechend handelt; sie kommt in erster Linie dem Querulantenwahn zu, findet sich aber in äußerlich gleicher Form bei verschiedenen anderen Krankheitsbildern.

II. Krankheitsbilder.

Die Zustandsbilder können sich innerhalb ein und derselben Krankheit mischen, können miteinander wechseln, sich in mehr oder weniger rascher Folge ablösen; erst die **Summe der zusammengehörigen Zustandsbilder macht die Krankheit aus.** Manchmal wird ein einzelnes Symptom bereits auf den ganzen vorliegenden Zustand schließen lassen; manchmal kann ein Krankheitszustand bereits die Krankheit verraten, um die es sich handelt; im ganzen wird man seine Schlüsse nicht gar zu voreilig ziehen dürfen. Häufig ist für die Diagnose die Kenntnis der ganzen Krankheitsentwicklung erforderlich, die ganze Vorgeschichte vor der Erkrankung und der ganze Verlauf des Leidens. Die Vorgeschichte spielt namentlich darum auch eine große Rolle, weil wir durch sie erfahren, wie der Mensch früher, in gesunden Tagen war, und es ist für die Gestaltung eines Krankheitsbildes durchaus nicht gleichgültig, wie die ursprüngliche Persönlichkeit beschaffen war, sie wird Krankheitszeichen und Krankheitszustände färben; ja zuweilen wird man das Krankhafte einer Erscheinung überhaupt nur darin erkennen, daß der betreffende Mensch jetzt anders ist, anders denkt, anders handelt als früher.

Dies weist uns schon hin auf den Hauptgesichtspunkt, der sich uns aufdrängt, wenn wir versuchen, die Fülle der zur Beobachtung kommenden Krankheitsbilder irgendwie zu ordnen; es gibt Krankheiten, die angeboren sind, und solche, die erst im Laufe des Lebens einsetzen; man spricht von angeborenen und erworbenen Krankheiten. Die angeborenen müssen aber durchaus nicht immer gleich von vorneherein voll ausgebildet sein, sondern können in mehr oder weniger deutlichen Anlagen vorhanden gewesen sein, die dann erst allmählich mit den wachsenden Ansprüchen des Lebens als krankhaft in die Erscheinung treten; daneben gibt es freilich auch wieder solche, die sich schon beim Kinde zeigen, sobald nur seine seelische Entwicklung so weit vorgeschritten ist, daß Abweichungen gegenüber dem Normalen überhaupt erkannt werden können. Die erworbenen Geisteskrankheiten können entweder durch äußere Einflüsse irgendwelcher Art verursacht sein oder aber ohne erkennbare Ursache in einer bis dahin gesunden Persönlichkeit sich entwickeln. (Von den Ursachen der Geisteskrankheiten und von ihrem Verlauf soll im nächsten Abschnitt zusammenhängend gesprochen werden; gelegentlich werden wir sie aber jetzt schon erwähnen müssen, wenn wir die Krankheitsbilder behandeln.)

Schon früher wurde gesagt, daß man Krankheiten mit deutlichen Veränderungen des Gehirns und Krankheiten ohne solche unterscheidet, organische und funktionelle, wie man sich ausdrückt. Stellen wir angeborene und erworbene Krankheiten einerseits, organische und funktionelle andererseits einander gegenüber, so schneiden sich die Kreise, welche die verschiedenen Gruppen umschließen. Es gibt organische Krankheiten, die angeboren, und solche, die erworben sind, wie es funktionelle Krankheiten gibt, die angeboren sind, und solche, die erst im Laufe des Lebens entstehen. Bei all diesen Unterscheidungen müssen wir aber auf das allernachdrücklichste hervorheben, daß sie eben so dem heutigen Stande unseres Wissens entsprechen, während es wohl denkbar ist, daß die fortschreitende Wissenschaft manches Dunkel aufhellen und dann ein Krankheitsbild aus der einen Gruppe in eine andere verweisen wird.

Nach allem schon Gesagten ist es selbstverständlich, daß nicht in jedem Augenblick jedes zu einer Krankheit gehörende Krankheitszeichen nachweisbar sein wird. Niemals darf aus dem Fehlen eines Symptoms geschlossen werden, daß eine Krankheit sicher nicht vorliege, weil es nicht vorhanden ist; beweiskräftiger ist gewöhnlich das tatsächliche Vorhandensein eines Krankheitszeichens. Wer nicht weitreichende Kenntnisse auf Grund theoretischer und praktischer Schulung besitzt, muß sich überhaupt hüten, Diagnosen zu stellen, und das kann dem Pfleger, der Pflegerin nicht eindringlich genug gesagt werden. Hinzu kommt, daß unsere Kranken nicht selten sehr geschickt Krankheitszeichen nach außenhin absichtlich verbergen, dissimulieren, wie umgekehrt hin und wieder wenigstens, Gesunde Krankheit vortäuschen, simulieren, um aus irgendwelchen Nützlichkeitsgründen den Eindruck des Kranken zu erwecken. Im allgemeinen ist es gewiß leichter, Geisteskrankheiten nachzuweisen als geistige Gesundheit. Der Pfleger hüte sich davor, einen seiner Obhut Anvertrauten deshalb für fälschlicherweise interniert anzusehen, weil er selbst nichts Krankhaftes an ihm bemerken kann; es ist möglich, daß selbst bei schwerer geistiger Störung vorübergehend nichts Abnormes nachweisbar ist; nur längere, genaue, sachverständige Beobachtung kann die Klärung bringen. Dabei mitzuwirken durch möglichst scharfe Aufmerksamkeit, durch möglichst genaue Berichterstattung, das ist allerdings Aufgabe des Pflegers.

Zunächst sollen die organischen Psychosen geschildert werden, soweit sie nicht angeboren sind. Man kennt als durchaus charakteristisch Geistesstörungen bei Hirnerkrankungen, etwa Geschwülsten des Gehirns, und nach Hirnverletzungen, etwa durch Gehirnerschütterung oder durch Schädelbrüche. Sie sind aber verhältnismäßig selten, und sie mögen daher hier nur genannt sein. Die häufigsten der in diese Gruppe gehörigen Krankheiten sind die sogenannte Gehirnerweichung (fortschreitende Gehirnlähmung), die auf Arterienverkalkung beruhenden Psychosen, der Altersblödsinn und die Geisteskrankheiten der Epileptiker. Organisch verursacht und darum im Anschluß hieran zu behandeln sind dann die auf Gifte zurückzuführenden Störungen; dabei können die Gifte entweder von außen her in den Körper gelangt sein, auch etwa in Form einer „Infektion" (und diesem infektiösen Irresein stehen wiederum die Erschöpfungen nahe), oder aber durch den Körper selbst gebildet werden. Wahrscheinlich auf einer solchen „inneren" Vergiftung beruhen die so überaus zahlreichen Geistesstörungen, die man unter dem Namen des Jugendirreseins zusammenfaßt; darum wird es sich zweckmäßig an jene anreihen, obwohl in einem Teil der Fälle auch organische Veränderungen des Gehirns sehr wohl bekannt sind, in vielen anderen sich solche vermuten lassen, so daß sich auch eine Einordnung in die organischen Störungen hätte rechtfertigen lassen, wie umgekehrt viele „epileptische Psychosen" die organische Grundlage nur vermuten lassen und ebenso gut unter den Krankheiten auf Grund von innerer Vergiftung hätten besprochen werden können. Dann sollen die nach unseren heutigen Kenntnissen sicher funktionellen Störungen skizziert werden, vor allem das manisch-melancholische Irresein und die Paranoia. Wir rechnen diese wie allgemein üblich zu den erworbenen Geisteskrankheiten; aber ihnen nahestehende Bilder erwachsen ganz allmählich aus der ursprünglichen Persönlichkeit heraus, so daß wir denn auch zwanglos von ihnen übergehen können zu den angeborenen Störungen, den Psychopathien im weitesten Sinne mit Einschluß der Hysterie, von denen auch wieder Fäden hinüberführen zu den Vergiftungen, da z. B. für Alkoholismus, Morphiumsucht usw. eine abnorme Persönlichkeitsveranlagung wahrscheinlich immer Voraussetzung ist, während allerdings die eigentliche Krankheit nur durch Zufuhr der betreffenden Gifte entsteht. Die Zeichen der Psychopathie mischen sich dann endlich wieder vielfach in die durch den angeborenen Schwachsinn erzeugten Bilder, mit denen wir zum Schluß wieder in das Gebiet des Organischen zurückkehren. Schon aus dieser Übersicht erkennen wir, wie schwer es ist, scharfe Grenzen zwischen einzelnen Gruppen zu ziehen, d. h. die Psychosen befriedigend einzuteilen. Für unsere praktischen Zwecke mag die hier gewählte Anordnung genügen, wenn man sich nur immer wieder darüber klar ist, daß bei jeder Einteilung Verwandtes zerrissen werden muß, weil eben die Verwandtschaftsbande sich so vielfach durchkreuzen.

1. Die progressive Paralyse.
(Die fortschreitende Gehirnlähmung.)

Dies Krankheitsbild ist in weiten Laienkreisen bekannt unter dem Namen Gehirnerweichung. Während aber dieser Volksausdruck das Wesen der Krankheit in keiner Weise kennzeichnet, tut dies der fremdsprachliche Name bzw. seine Übersetzung recht gut; stets ist das Leiden mit irgendwelchen vom Gehirn ausgehenden Lähmungen verbunden, stets wird die Geistestätigkeit selbst nach und nach gelähmt, und stets schreitet das Leiden, wenn vielleicht auch mit Schwankungen, so doch unaufhaltsam fort.

Die progressive Paralyse wird allgemein als das Urbild einer organischen Geisteskrankheit angesehen; das hat darin seinen Grund, daß man sie zuerst als solche erkannt hat, daß man die bei ihr im Gehirn eintretenden Veränderungen tatsächlich noch heute besser kennt als die irgendeines anderen Leidens, und daß bei ihr die Wechselwirkung zwischen dem Ausfall auf seelischem Gebiete und den körperlichen Zerstörungen am deutlichsten sichtbar wird. Und doch wäre es möglich, diese Krankheit auch an einer ganz anderen Stelle zu besprechen, nämlich unter den durch Infektion hervorgerufenen Psychosen.

Die progressive Paralyse ist in allen Fällen Folgeerscheinung einer früher durchgemachten syphilitischen Infektion [1]. In den meisten Fällen erfahren wir schon durch die Vorgeschichte, daß eine solche vorausgegangen ist; in allen Fällen, auch wo die Vorgeschichte im Stiche läßt, beweist die Untersuchung des Blutes und der Rückenmarksflüssigkeit, daß eine Syphilis durchgemacht wurde; denn es finden sich hier stets die eben für jene Krankheit charakteristischen Veränderungen. Endlich ist es, in einem Teil der Fälle wenigstens, während der letzten Jahre gelungen, im Paralytikergehirn selbst, durch entsprechende Färbung und bei vielfacher Vergrößerung natürlich, den Erreger der Syphilis, die Spirochäte, nachzuweisen. Aber es werden bei weitem nicht alle syphilitisch Infizierten später paralytisch, sondern nur vielleicht 4 oder 5%. Worauf das beruht, warum die einen an dieser schweren Nachkrankheit zugrunde gehen, andere verschont bleiben, das weiß man nicht; vielleicht ist ihr Gehirn von vorneherein empfänglicher gewesen, vielleicht waren bei ihnen die Spirochäten besonders geartet, vielleicht haben sie ihr Gehirn etwa durch Alkohol und Tabak oder durch übergroße geistige und gemütliche Beanspruchung oder auch durch grobe Verletzung bzw. Erschütterung geschädigt und dadurch spirochätenempfänglich gemacht. Immer liegen zwischen der Infektion und dem Ausbruch der Paralyse Jahre, im Durchschnitt 10—15, zuweilen weniger, nicht gerade selten auch mehr. Daß die Zahl der an Paralyse erkrankten Männer wesentlich größer ist als die der Frauen, ergibt sich aus der einfachen Tatsache, daß sich Männer häufiger als Frauen syphilitisch infizieren, wie auch die Stadtbevölkerung einen größeren Prozentsatz zu den Paralytikern stellt als die im allgemeinen weniger durchseuchte Landbevölkerung. Hin und wieder sieht man auch Kinder, gewöhnlich 10—15jährige, die an Paralyse leiden; sie tragen die Folgen einer Infektion des Vaters oder der Mutter. Nicht ganz sicher festgestellt ist, um wieviel größer die Beteiligung an der Paralyse bei nichtbehandelten Syphilitikern ist verglichen mit gutbehandelten; jedenfalls wird jeder, der das Unglück hatte sich zu infizieren, gut daran tun, sich jahrelang genau ärztlich beobachten zu lassen, um die nach dem heutigen Stand der Wissenschaft geeignetste Behandlung durchführen zu lassen. Und sicher ist, daß der nie Infizierte sich nicht vor der Paralyse zu fürchten hat, wie es wohl gelegentlich vorkommt.

---

[1] Es gibt übrigens noch andere auf Syphilis zurückzuführende Geistesstörungen; sie kommen aber an praktischer Bedeutung der Paralyse bei weitem nicht gleich.

Wenn der Paralytiker in die Anstalt aufgenommen wird, hat die Krankheit meist schon eine ganze Weile ihr Zerstörungswerk in seinem Gehirn getrieben. In der Mehrzahl der Fälle kommt das Leiden ganz schleichend, und selbst wenn aus scheinbar heiterem Himmel der Blitz eines schweren Symptoms herniederfährt, das in die Anstalt führt, ergibt eine genaue Nachforschung, daß schon in der vorausgegangenen Zeit bei dem Kranken allerlei Veränderungen aufgetreten sind, die nur weder ihm selbst noch seiner Umgebung als krankhaft erschienen sind, vielleicht nur den Eindruck einer leichten allgemeinen Nervosität, einer „Überarbeitung", einer kleinen entschuldbaren Nachlässigkeit gemacht haben. Zur Anstaltsaufnahme gibt dann irgendein „dummer Streich" den Anstoß, eine sinnlose Geldvergeudung, große Verluste durch Spekulation, eine standesunwürdige Verlobung, ein unsittlicher Lebenswandel, ein Sprung in den Fluß, manchmal auch ein Zustand plötzlicher Verwirrtheit oder ein „paralytischer Anfall". Damit sind auch schon einige der wesentlichsten Züge angedeutet, die wir am Paralytiker beobachten, und die während des Anstaltsaufenthaltes in buntem Gemisch hervortreten, sich unter Umständen ablösen. Vor allem zeigt der Paralytiker einen Intelligenzdefekt, eine Demenz, die anfangs natürlich weniger, später immer deutlicher ausgeprägt ist; sein Gedächtnis, insbesondere seine Merkfähigkeit ist schlechter geworden und wird noch immer schlechter, so daß oft Konfabulationen zur scheinbaren Verdeckung der Lücken herhalten müssen; seine Urteilskraft hat nachgelassen, so daß er keiner Kritik mehr fähig, jeder Beeinflussung zugänglich, vor allem auch seinen eigenen Wahnideen ausgeliefert ist. Diese Wahnideen bewegen sich sehr häufig in der Richtung der Größenideen, und zwar so unsinniger Größe, wie man es sonst bei keiner Krankheit trifft, ohne auch nur einigermaßen im Bereich des Möglichen zu bleiben; oder es sind Kleinheitsideen, gleichfalls oft unsinniger Art; in beiden Richtungen ist nie ein Wahnsystem ausgebaut, sondern es tauchen heute die einen, morgen die anderen Ideen auf, und wenn man will, kann man sie dem Kranken geradezu suggerieren, oder er erfindet sie selbst jeweils in dem Augenblick, da er nach irgend etwas gefragt wird. Sinnestäuschungen treten zeitweilig auf, fehlen aber auch oft lange oder dauernd. Die Stimmung wechselt natürlich entsprechend den raschveränderlichen Vorstellungsinhalten, ist überhaupt sehr wenig beständig und stets oberflächlich. Alles feinere Fühlen ist gewöhnlich schon im Anfange des Leidens zugrunde gegangen, der Sinn für Schönheit, das Taktgefühl, das Interesse an allem nicht die eigene Person Betreffende. Ohne Hemmungen sucht der Paralytiker seinen Gedanken die entsprechende Tat folgen zu lassen, und eben sie sind es, die dann gewöhnlich zuerst die Krankheit deutlich machen; mit dem Fortschreiten des Leidens wird er allerdings nach und nach immer energieloser, ermüdbarer, und schließlich sind Essen und Trinken noch seine einzige Tätigkeit. Zum Schlusse ist das ganze geistige Leben vollkommen erloschen, und der Paralytiker stellt im Endstadium seines Leidens eine so total zerfallene menschliche Ruine dar, wie wir sie sonst bei keiner Krankheit zu sehen bekommen; die Demenz ist zur Verblödung geworden.

Zur Erweckung dieses Eindrucks tragen auch körperliche Symptome bei: die recht häufige Blasen- und Mastdarmschwäche, die oft schon früh hervortretende Schlaffheit der Gesichtszüge und insbesondere die Sprachstörung, die (mit ihrer Verwaschenheit und ihrem „Stolpern") äußerst charakteristisch ist, so daß man den Paralytiker oft schon nach wenigen Worten, die er gesprochen hat, ohne weiteres sicher diagnostizieren kann. Weitere körperliche Krankheitszeichen betreffen die Bewegungen der Pupillen, die Knie- und Achillessehnenreflexe, die Hautempfindlichkeit; ferner die Bewegungsfähigkeit der Glieder, die zunehmend schlechter wird, so daß sich Störungen des Gehens und namentlich des Schreibens einstellen. In manchen Fällen tritt Erblindung ein infolge eines allmählichen Zugrundegehens des Sehnerven. Daß Blut und Rückenmarksflüssigkeit verändert sind, wurde schon hervorgehoben. Stark von der Krankheit beeinflußt wird das Körpergewicht; wir sehen manchmal jene „gemästeten" Individuen, die von Woche zu Woche zunehmen, häufiger noch die allmählich immer mehr verfallenden, immer elender werdenden Kranken, und weder die eine noch die andere Bewegung der Gewichtskurve läßt sich aufhalten. Manchmal tritt ganz plötzlich Fieber auf, ohne daß eine körperliche Krankheit nachweisbar wäre; es kann nur Bruchteile von Stunden, zuweilen aber auch Tage lang bestehen, nicht selten im Anschluß an „Anfälle".

Bei einem Teil der Fälle treten eben „paralytische Anfälle" auf, entweder einfache Zuckungen, in Gesicht, Armen und Beinen, auch Augen- und Halsmuskeln, oft sekunden-, oft tagelang anhaltend, oder Anfälle, die genau den epileptischen gleichen, oder Lähmungen gleich denen bei einem Gehirnschlag, nur dadurch von jenen unterschieden, daß sie meist in kurzer Zeit wieder völlig verschwunden sind. Gewöhnlich ist mit dem Anfall Bewußtlosigkeit verbunden; doch muß das nicht sein. Zuweilen tritt im Anfall der Tod ein.

Überhaupt endet das Leiden stets mit dem Tode, und zwar durchschnittlich nach einer Dauer von zwei bis drei Jahren; einzelne Fälle verlaufen galoppierend innerhalb weniger Tage; einzelne Kranke leben, zumal bei guter Pflege, zehn Jahre lang und mehr, wenn auch eben als Ruinen. Der Verlauf bis zum tödlichen Ende ist aber nicht immer ein ununterbrochener. Gar nicht so selten erleben wir zeitweilige Besserungen, sogenannte Remissionen, die soweit gehen können, daß die Angehörigen an eine Heilung glauben möchten, daß die Kranken aus der Anstalt nach Hause genommen werden können, dort vielleicht sogar wieder ihrem Beruf nachgehen, bis dann plötzlich aufs neue die Krankheit hervorbricht.

Wird nach dem Tode das Gehirn untersucht, so findet man ganz charakteristische Veränderungen. Schon die Hirnhäute sind oft geschädigt; das Gehirngewicht ist verringert; die Gehirnwindungen sind verschmälert, die zwischen ihnen liegenden Furchen entsprechend erweitert Das Mikroskop zeigt, daß zahlreiche Nervenzellen im Gehirn zugrunde gegangen oder doch entartet sind, daß sie in ihrer Schichtung gestört sind, daß die zwischen ihnen liegende Substanz gewuchert ist. Daß man zuweilen die Spirochäten nachweisen kann, wurde schon erwähnt.

Die besonderen **Aufgaben des Pflegers** gegenüber dem Paralytiker ergeben sich aus den besonderen Symptomen. Daß bei Depressiven Selbstmordgefahr besteht, wenn sie auch nicht so hochgradig ist wie beim Melancholiker, das darf nie vergessen werden. Die Aufregungszustände des Paralytikers sind in der Regel auch nicht so hochgradig wie z. B. bei den jugendlichen Verblödenden; fast immer ist der Paralytiker in seiner Erregung eher einem Zuspruch zugänglich oder sonst irgendwie abzulenken. Das oft recht lange Zeit dauernde Stadium der Hilflosigkeit erfordert große Aufopferungsfähigkeit vom Pflegepersonal; der Kranke muß ja nicht nur wie ein Kind gefüttert, sondern auch gewaschen und in jeder Richtung reingehalten werden. Entleerung von Blase und Mastdarm müssen genau überwacht und nötigenfalls durch den Arzt künstlich geregelt werden. Große Sorgfalt erfordert die Verhütung des Druckbrandes an jenen Stellen des Körpers, wo dieser das Bett berührt, also vor allem am Rücken und an den Fersen; der Paralytiker neigt mehr als jeder andere Kranke zu solchem Druckbrand, teils weil all seine Körpergewebe brüchig sind, teils weil er infolge der Störung des Hautsinnes wie infolge seiner Demenz nichts von der herannahenden Gefahr bemerkt. Ebenfalls eine Folge der Gewebsbrüchigkeit ist es, daß leicht am Ohr des Paralytikers Geschwülste entstehen; eine verhältnismäßig leichte Mißhandlung des Ohres kann dazu führen; man hüte sich also sorgfältig selbst vor einer solchen. Beim paralytischen Anfall muß der Kranke vor Beschädigung durch Anschlagen der Glieder und des Kopfes behütet, und durch Öffnen der Kleider muß die Atmung erleichtert werden.

2. Die arteriosklerotischen und Alterspsychosen.

Die als **Arteriosklerose** oder Schlagadernverkalkung bezeichnete Erscheinung ist außerordentlich verbreitet und stellt im höheren Lebensalter, innerhalb mäßiger Grenzen entwickelt, eigentlich einen normalen Zustand dar. Die Erscheinung kommt gewöhnlich nicht an allen Schlagadern des ganzen Körpers gleichmäßig zur Entwicklung, und insbesondere kann das Gehirn ganz anders davon befallen sein als die übrigen Organe. Werden die das Gehirn versorgenden Arterien stärker befallen, so entwickelt sich eine arteriosklerotische Psychose, die also stets eine Krankheit des vorgeschrittenen Lebensalters ist und darum wohl mit den Alterspsychosen zusammengestellt werden darf, um so mehr, als die Grenze zwischen beiden sehr häufig praktisch nicht scharf gezogen werden kann.

Warum im einen Fall die Gehirnarterien ergriffen werden, während in einem andern andere Körperteile notleiden, das wissen wir wiederum nicht. Einen schädigenden Einfluß hat man auch hier dem Alkohol- und dem Tabakmißbrauch zugeschrieben, ferner der Syphilis und gewissen Nierenerkrankungen, dann dauernden körperlichen und geistigen Überanstrengungen, häufigen gemütlichen Erregungen, überhaupt einem ungeordneten Lebenswandel. Sicher ist, daß auch die Anlage zur frühen Arteriosklerose vielfach schon mit dem Menschen geboren wird, eine Sache der Vererbung ist. Männer werden von der Arteriosklerose überhaupt und so auch von arteriosklerotischen Geistesstörungen viel häufiger betroffen als Frauen.

Infolge von verschiedenen Veränderungen in der Wand der Schlagadern verlieren diese bei dem Leiden allmählich ihre Elastizität, werden verdickt, das Rohr wird dadurch enger, und schließlich tritt ihre Verstopfung und damit Behinderung in der Blutversorgung einer gerade durch diese Arterie versorgten Gehirnpartie ein, die dadurch zugrunde geht; oder aber das Rohr wird gesprengt, das Blut tritt in das umgebende Gewebe, und dieses wird auf diese Weise zerstört. Da gewöhnlich zahlreiche kleine Arterien getroffen werden, so bilden sich mehrere solche „Herde", und je nach ihrer Zahl, je nach ihrem Sitz innerhalb des Gehirns werden die dadurch erzeugten Funktionsstörungen verschieden sein.

Bei weitem nicht alle Fälle von Gehirnarteriosklerose kommen in Anstalten oder überhaupt in ärztliche Behandlung; es hängt dies eben von der Ausbreitung und der Form der Krankheitsherde ab, und auch die in die Anstalt verbrachten Kranken sind durchaus nicht so sicher wie etwa die Paralytiker unabwendbarem Zerfall preisgegeben. Wenn die akuten Erscheinungen, die auf die Zerreißung oder die Verstopfung der Arterien erfolgt sind, sich zurückgebildet haben, was innerhalb gewisser Grenzen sehr wohl vorkommen kann, so steht auch einer Wiederentlassung aus der Anstalt nichts im Wege.

Die Frühsymptome, die unter Umständen aber eben auch die einzigen bleiben können, sind zunächst scheinbar harmlos: Kopfschmerz, Schlaflosigkeit, leichter Schwindel, dann vorübergehende Sehstörung, Kribbeln in Armen und Beinen, vorübergehende Erschwerung im Gebrauche der Hände und Beine, leichte Störungen in der Innervation des Gesichtes, zeitweilige Erschwerung des Sprechens; dazu auf seelischem Gebiete: größere Ermüdbarkeit, Einengung des Interessenkreises, Erschwerung der Auffassungsfähigkeit, geringere Bereitschaft des Gedächtnisses, Reizbarkeit, Weinerlichkeit und gelegentlich auch eigentliche traurige Verstimmung. All diese Erscheinungen können sich nun steigern, entweder ganz allmählich oder aber auch im Anschluß an die erwähnten Vorgänge im Gehirn recht plötzlich. Gewöhnlich hat der Kranke ein starkes Gefühl für die Krankhaftigkeit seines Zustandes, und zwar noch recht lange, selbst wenn durch die erwähnten Störungen bei der Umgebung schon der Gesamteindruck der Demenz hervorgerufen wird. Tatsächlich tritt sie auch nach und nach ein, insbesondere im Gefolge der Gedächtnisstörung, die jeden neuen Erwerb von Gedächtnismaterial unmöglich und damit für den Kranken das Leben mit der Umwelt äußerst schwierig macht. Neben der mehr oder weniger ausgesprochenen Demenz kann eine stärkere traurige Verstimmung, manchmal mit Angstaffekten, bestehen; es können aber auch Verwirrtheitszustände auftreten, die zuweilen den Charakter von Delirien annehmen. Schwere neue Blutungen („Schlaganfälle") beendigen schließlich in der Regel mit dem Leben das Leiden; bleiben sie aus, so geht der Kranke langsam, immer elender werdend, zugrunde.

Besondere Aufgaben des Pflegers gegenüber arteriosklerotischen Patienten sind: die möglichste Verhütung stärkerer Erregung, da sie zu Blutungen führen können, die Verhinderung sehr raschen und sehr reichlichen Essens, da damit die gleiche Gefahr verbunden ist, die Gewöhnung an Ruhe und den Kräften entsprechende Arbeit, da der Arteriosklerotiker durch nichts so leicht über das ihn quälende Krankheitsgefühl hinweggebracht wird als eben durch zerstreuende Beschäftigung. Tritt ein Schlaganfall auf, so ist selbstverständlich so rasch wie möglich der Arzt zu rufen.

Die Alterspsychosen können mit einem gewissen Recht bezeichnet werden als die Steigerung der schon unter normalen Umständen dem Greisenalter eigentümlichen seelischen Veränderungen. So wie der Körper so zeigt auch der Geist bei jedem Menschen, beim einen früher beim anderen später, Spuren des Alters, manchmal von der Jugend belächelt. Wer kennt nicht die Vergeßlichkeit, die Zerstreutheit, die Geschwätzigkeit, die zeitweilige Stumpfheit, das verlangsamte Denken, den Egoismus, den Eigensinn, das Mißtrauen vieler Greise? All das treffen wir in gesteigertem Maße bei dem am Altersblödsinn Erkrankten. Die Störung des Gedächtnisses wird immer stärker und zwar weitaus am stärksten für Jüngsterlebtes, so daß der Kranke keinem Gespräch mehr folgen kann, Gedächtnislücken mit tollen Konfabulationen ausfüllen muß, die Orientierung verliert, auch zu keiner geordneten Tätigkeit mehr imstande ist; gleichgültig für fremdes Ergehen denkt er nur noch an seine eigenen Bedürfnisse; ohne Grund ist er entweder tief deprimiert bis zur Selbstmordneigung oder aber ausgelassen heiter; bald Größen-, bald Kleinheits- und Versündigungswahn erfüllen ihn, dazu ein krankhaftes Mißtrauen, zumal der Gedanke bestohlen zu werden; Sinnestäuschungen, vor allem solche des Gehörs nähren die Wahnideen und die krankhaften Stimmungen. Auf körperlichem Gebiete zeigen sich Geh-, vor allem auch Schreib- und Sprachstörungen, starkes grobschlägiges Zittern der Hände, Störungen des Appetits und des Schlafs, Schwäche der Darm- und Blasenschließmuskeln. Nicht selten treten aus der gereizten Stimmung heraus Erregungszustände auf, bei welchen dann immer der Gegensatz zwischen dem lauten Toben und Schimpfen und Drohen und der körperlichen Hinfälligkeit besonders eigentümlich berührt; häufig sind die Unruhe und der Tätigkeitsdrang besonders groß in der Nacht, so daß die Patienten nicht im Bett bleiben, umhergehen, gar nicht selten auch, indem sie Licht anzünden wollen, Brände verursachen, in schwere Verwirrtheitszustände hineingeraten; die Habgier führt zu sinnlosen Diebstählen, der gesteigerte und doch schwächliche Geschlechtstrieb zu Angriffen auf Kinder, Mangel an Urteilskraft zu unsinniger Verschwendung, die Unfähigkeit sich in andere hineinzudenken oder deren Widerspruch zu ertragen, zu heftigen Wutausbrüchen.

Anlaß zur Aufnahme in die Anstalt bieten gerade die zuletzt genannten oft auftretenden Symptome, während beim Fehlen solcher die Kranken in ihrer Familie oder zum mindesten in irgendwelchen Siechenhäusern verbleiben können. Ist die Pflege genügend, so kann der Kranke mit seinem Leiden noch jahrelang leben. Ist der Tod eingetreten, so finden sich im Gehirn stets charakteristische Veränderungen.

Der **Pfleger** muß den deprimierten Greis besonders vor dem Selbstmord hüten, da erfahrungsgemäß die Neigung, sich das Leben zu nehmen, bei diesen Kranken besonders groß ist. Er muß bei jenen, die Blase und Mastdarm nicht mehr beherrschen, auf Reinhaltung die größte Sorgfalt verwenden, und, wenn sie zu Bette liegen, namentlich auch die damit verbundene Gefahr des Druckbrandes bekämpfen. Den nächtlicherweile Verwirrten und Unorientierten muß er ins Bett zurückbringen, da er selbst es häufig nicht mehr findet. Ganz besonders muß er ein wachsames Auge darauf haben, daß kein Zündholz dem Kranken in die Hand fällt, der sonst leicht in spielerischer Weise Feuer anlegt. Sieht er, wie der Kranke kleine Kinder an sich lockt, so muß er einschreiten im Hinblick auf die Gefahr geschlechtlicher Verirrung. Wird, wie es wohl vorkommt, der schwachsinnige Greis zum Gegenstand des Spottes bei jungen Mitpatienten, so wird er da für Abhilfe sorgen.

3. Epilepsie und epileptisches Irresein.

Die Epilepsie ist ein sehr verbreitetes Leiden. Lange nicht jeder Epileptiker kommt in die Anstalt, und von denen, die anstaltsbedürftig werden, die meisten nur in die Epileptikeranstalten, der kleinste Teil in Irrenanstalten. Diejenigen, die in Irrenanstalten Aufnahme finden müssen, weil ihre psychischen Erscheinungen die Unterbringung in einer solchen verlangen, stellen dort gewöhnlich ihrer Umgebung recht schwierige Aufgaben.

Sicher fassen wir heute unter dem Namen Epilepsie eine Reihe verschiedenartiger Krankheiten zusammen, die man später vielleicht voneinander trennen wird, und einige Formen hat man, wie wir sehen werden, auch heute schon abzutrennen gelernt. Zusammengehalten aber wird alles bisher zur Epilepsie Gerechnete durch eine Erscheinung, an die man gewöhnlich zuerst denkt, wenn man den Namen hört: den epileptischen Anfall.

Wie so viele Krankheitserscheinungen tritt auch der **epileptische Anfall** nicht immer voll ausgebildet, „klassisch" auf, aber es gibt doch einzelne Zeichen, die ihn von Anfällen ähnlicher Art gewöhnlich ohne weiteres unterscheiden lassen. Vollständig spielt er sich etwa folgendermaßen ab. Zunächst treten in vielen Fällen Vorboten auf, meist nur wenige Sekunden, in seltenen Fällen Stunden, ja Tage vorher, die sogenannte „Aura"; sie kann die verschiedensten Formen haben, etwa das Gefühl der Kälte oder der Hitze in den Händen oder ein Schwererwerden des Kopfes mit der Neigung, nach einer bestimmten Seite zu sehen, oder eigentümliche Geruchs- und Geschmacksempfindungen; andere Kranke sehen helles Feuer oder schattenhafte Gestalten oder hören das Rauschen eines Wassers und dergleichen mehr; wieder andere verspüren Denkstörungen oder sind grundlos verstimmt; manche rennen sinnlos im Zimmer auf und ab. Dann setzt blitzartig der eigentliche Anfall ein, bei welchem der Kranke mit elementarer Gewalt zu Boden stürzt, ohne Rücksicht auf die Möglichkeit sich zu verletzen, wenn er nicht etwa vorher durch die Vorboten auf die herannahende Gefahr aufmerksam gemacht und veranlaßt wurde, eine erfahrungsgemäß weniger gefährliche Stellung einzunehmen, sich auf den Boden zu legen oder sich dem Pfleger in die Arme zu werfen. Nach dem Niederstürzen wird gewöhnlich das Gesicht blaß, und alle Muskeln geraten für einige Augenblicke in Streckkrampf, so daß Arme und Beine steif werden, der Kopf hintenüber gebeugt wird, die Augen starr ins Leere blicken. Dann folgen die Krampfzuckungen, bei welchen Arme und Beine gebeugt und wieder ausgestoßen, der Kopf nach links und rechts gedreht, die Gesichtszüge verzerrt werden. An diesen Zuckungen nehmen auch die Zunge und die Kiefer teil; so kann es geschehen, daß die Zunge zwischen die Zahnreihen geschleudert wird und auf diese Weise Bißwunden davonträgt, die noch auf lange Zeit hinaus als Narben am Zungenrand nachzuweisen sind. Durch die ständigen Bewegungen wird der in besonders reicher Menge erzeugte Speichel im Munde zu weißem Schaum geschlagen der nachher ausgepustet wird, und, wenn der erwähnte Zungenbiß tatsächlich erfolgt ist, sich rot färbt. Während der Zuckungen wird das Gesicht meist blaurot gedunsen, im Auge entstehen Blutungen, die Augäpfel quellen hervor, Atmung und Puls sind beschleunigt. Nicht selten wird die Wäsche mit Stuhl und Urin beschmutzt, die unwillkürlich abgehen. Die Gliedmaßen tragen oft mehr oder weniger schwere Verwundungen davon, da sie ganz rücksichtslos umhergeschleudert werden. Gelingt es, die Pupillen zu untersuchen, so zeigt sich, daß die sonst auf Lichteinfall erfolgende Verengerung ausbleibt. Kann man die Fußsohlenreflexe prüfen, so findet man, daß die normalerweise auf Bestreichen der Haut erfolgende Beugung der großen Zehe ausbleibt, ja sogar Streckung erfolgt. Nach Verlauf einiger Minuten tritt Ruhe ein; die Bewußtlosigkeit, die seit dem Niederstürzen bestanden hat, fängt an sich aufzuhellen. Es folgt große Erschöpfung, und der Kranke sinkt in bleiernen Schlaf, der gewöhnlich mehrere Stunden anhält. Erwacht er daraus, so fühlt er sich unter Umständen wie zerschlagen und merkt daran, daß er „seinen" Anfall gehabt hat, für den im übrigen völlige Erinnerungslosigkeit besteht. Manche Kranke haben nur wenige Anfälle im Laufe ihres ganzen Lebens, bei anderen kehren sie mehr oder weniger häufig, mehr oder weniger regelmäßig wieder. Treten sie so gehäuft auf, daß zwischen einem Anfall und dem nächsten das Bewußtsein nie vollständig wiederkehrt, so spricht man von einem Status epilepticus, und das ist stets eine ernste Erscheinung.

Die Anfälle müssen sich nun aber durchaus nicht immer in dieser Form abspielen; ein einzelnes oder ein paar Symptome können als „Ersatz" auftreten, etwa nur eine ganz kurz dauernde Bewußtseinstrübung (Absenz), ein leichter Schwindelanfall, ja ein einfaches Erblassen, ein Vorsichhinstarren, ein plötzliches Hervorschleudern der Zunge und ähnliches. Nicht selten ist es, daß der Epileptiker irgend einen Gegenstand fallen läßt, den er gerade in der Hand hatte, seinen Löffel, seine Zigarre, seinen Spazierstock, daß er mitten im Satz seine Rede unterbricht und erst nach einigen Sekunden fortfährt, als wäre nichts gewesen, daß er mitten im Buchstaben mit der Feder in der Hand auf dem Papier Halt macht, vor sich hinstarrt, bis der Zustand vorüber ist und er weiterschreiben kann, daß er im Gehen plötzlich innehält oder aber umgekehrt sinnlos fortschießt, ohne sich um die Richtung zu kümmern, und sich so verirrt. Eigentümliches planloses Umherwandern mit mehr oder weniger eingeengtem Bewußtsein ist nicht selten Ersatz eines epileptischen Anfalls; ebenso kann sinnloser Alkoholgenuß bei sonst nüchternen Menschen dieser Quelle entspringen. Auch der Migräneanfall mit seinen ausgesprochenen Sehstörungen kann hierher gehören. Aber all die genannten Symptome können an sich ebenso wenig wie ein Verstimmungszustand die Epilepsie beweisen; sie kommen auch bei anderen Formen der Psychopathie vor und haben daher nur zusammen mit anderen Krankheitszeichen diagnostische Bedeutung, wohl aber stets praktische. Diese liegt vor allem darin, daß Kranke mit derartigen Störungen oft Verbrechen begehen, sich auffällig oder unsittlich benehmen, ohne daß sie nachher etwas davon wüßten und dafür verantwortlich gemacht werden könnten.

Fast jeder Epileptiker mit Anfällen oder solchen gleichwertigen Erscheinungen zeigt auch psychische Veränderungen leichterer oder schwererer Art. In der Mehrzahl der Fälle entwickelt sich der sogenannte epileptische Charakter: die Kranken werden reizbar, zornmütig und nachtragend, langsam, schwerfällig und umständlich in ihrem Gedankengang, in ihrem ganzen Wesen, selbstsüchtig und selbstbewußt, trotzdem unterwürfig schmeichlerisch, mit übertrieben höflichen Umgangsformen, ferner oft kleinlich, frömmelnd, fromme Sprüche und den lieben Gott selbst samt seinen Heiligen bei jeder Gelegenheit im Munde führend; oft ist das Gedächtnis der Kranken schlecht, ihre Urteilskraft abgestumpft, beschränkt, oberflächlich, ihr Gesichtskreis eingeengt, und man spricht dann von epileptischer Verblödung. Daneben treten vorübergehende psychische Erscheinungen fast in jedem Falle gelegentlich oder in häufiger Wiederkehr auf. Die Verstimmungszustände wurden schon erwähnt; sie setzen ganz plötzlich ein, meist ohne jeden Anlaß, und sie besonders machen den Epileptiker als Patienten so unangenehm, weil er in solchen Verstimmungen zuschlägt oder mindestens zornig schimpft, sich nicht mehr beeinflussen läßt, sich gegen alles und jeden ablehnend verhält. In diesen krankhaften Verstimmungen begehen Epileptiker auch häufig jene rohen Gewalttaten, die sie als die rücksichtslosesten aller Geisteskranken erscheinen lassen. Die Verstimmung kann wochen- oder tagelang dauern. Sehr häufig sind auch die epileptischen Dämmerzustände; sie können entweder dem Anfall unmittelbar vorausgehen, sich an ihn anschließen oder aber auch ganz unabhängig vom Anfall auftreten, ganz plötzlich beginnen und stunden- oder tagelang dauern; zuweilen halluzinieren die Kranken während des Dämmerzustandes, doch muß das nicht sein, sie können sogar durchaus besonnen sein und können dann geordnete Handlungen ausführen, wenn auch in traumhaftem Bewußtseinszustand. Auch in Dämmerzuständen werden oft Taten begangen, die vor den Strafrichter führen, der aber natürlich freisprechen muß. Ohne Grenzen geht der epileptische Dämmerzustand über in das seltenere epileptische Delirium, in welchem die Kranken sehr viel halluzinieren, meist mit unangenehmem Inhalt, sich ängstigen, erregt umherlaufen, die Dinge ihrer Umgebung nicht mehr richtig auffassen und darum gelegentlich zerstören, ihrer durch die Halluzinationen hervorgerufenen verzweifelten Stimmung manchmal durch plötzliche blinde Gewalttätigkeit Luft machen. In der Regel kehrt bei einem Kranken die psychische Störung stets in der gleichen Form, nicht selten mit photographischer Treue, wieder; doch erlebt man wohl auch Überraschungen; auf alle Fälle macht die epileptische Verblödung im Verlaufe des Leidens immer weitere Fortschritte, der Intelligenzverlust wird immer ausgeprägter.

Woher die Epilepsie kommt, das ist nicht in allen Fällen zu entscheiden. Sicher ist, daß ein großer Teil der Fälle als angeboren anzusehen ist, da man die Epilepsie oft in einer Familie gehäuft antrifft; oft spielt allem Anscheine nach auch der Alkoholismus der Eltern eine verderbliche Rolle, vielleicht auch die Syphilis. Aber das Leiden kann fernerhin Folgeerscheinung irgendeiner im Mutterleib oder in früher Jugend durchgemachten Gehirnkrankheit sein, die das Gehirn dauernd geschädigt hat, oder, wenn sie später ausbricht, Folge von chronischen Vergiftungen, etwa durch Alkohol oder durch Blei. Der einzelne Anfall kann wohl einmal durch einen Schreck, einen Ärger, einen Rausch verursacht sein; gewöhnlich ist sein Auftreten von solchen äußeren Ursachen völlig unabhängig, nur inneren, uns unbekannten Gesetzen folgend, möglicherweise herbeigeführt durch Anhäufung von Giftstoffen im Organismus, die dieser selbst erzeugt hat. Daß die Angehörigen oder die Kranken selber fast stets von irgendeinem Erlebnis zu erzählen wissen, das den ersten Anfall hervorgerufen haben soll, also gewissermaßen die Ursache des ganzen Leidens sei, darf nicht wundernehmen.

Die Heilungsaussichten sind im ganzen schlecht; nur ein sehr geringer Teil der Fälle bessert sich von selbst; eine geordnete ärztliche Behandlung bringt in einem größeren Teile wenigstens die Anfälle zum Verschwinden und die Verblödung zum Stillstand; häufig müssen wir uns damit begnügen, den Zustand einigermaßen erträglich zu gestalten. Oft ist die Epilepsie die Ursache des Todes, insoferne mit den Fortschritten der Gehirnveränderung auch ein allgemeiner körperlicher Verfall verbunden ist, oder indem ein einzelner Anfall einen todbringenden Unglücksfall herbeiführt. Untersucht man nach dem Tode das Gehirn des Epileptikers, so findet man nicht in allen, aber doch in einem gewissen Teil der Fälle bestimmte Veränderungen an Gehirnzellen und Fasern, wie man übrigens auch schon während des Lebens, wenn man dem Epileptiker Blut entnimmt oder seinen Harn untersucht, vielfach gegenüber der Norm Veränderungen findet.

Alles bisher Gesagte gilt im vollen Umfange nur von der sogenannten echten Epilepsie. Daß es epilepsieartige Krankheiten gibt, die mit ihr nur mehr oder weniger nah verwandt sind, das wurde schon erwähnt. Epileptische Anfälle treten z. B. bei anderen Gehirnstörungen auf, so, wie erwähnt, bei der Paralyse, dann bei den später zu besprechenden jugendlichen Verblödungsprozessen; ferner bei vielen Formen der Vergiftung, wie z. B. durch Alkohol, durch Blei, nach Vergiftung mit Mutterkorn, gelegentlich nach Opium und Kokain und bei Vergiftung durch im Körper selbst entstandene Gifte (z. B. gelegentlich einmal nach stärkster körperlicher Erschöpfung, bei Übertritt von Harngiften ins Blut, bei Schädigungen durch Schwangerschaftsgifte); aber die Bedeutung dieser Fälle tritt weit zurück gegenüber derjenigen der echten Epilepsie. Eine größere Rolle spielen dagegen wieder die bei groben Verletzungen des Gehirns auftretenden Anfälle, z. B. nach Schädelbrüchen oder bei Narben der Hirnhäute nach solchen, bei Geschwülsten, Abszessen, Wasseransammlungen und Entzündungen des Gehirns; in diesen zuletzt genannten Fällen unterscheidet sich der Anfall von dem der gewöhnlichen Epilepsie zuweilen dadurch, daß er die einzelnen Körperteile in bestimmter Reihenfolge ergreift, zuerst eben jenes Glied etwa, das dem hauptsächlich gereizten Hirnteil entspricht, um erst allmählich, auch wieder in bestimmter Reihenfolge, auf die anderen überzugreifen. In einem gewissen Gegensatz zu allen bisher genannten Formen steht jene, die Anfälle nach starken Gemütserschütterungen zeigt; man bezeichnet sie als Affektepilepsie; es ist auch sehr fraglich, ob man sie, wennschon ihr Auftreten so stark an Epilepsie erinnert, tatsächlich irgendwie mit der Epilepsie in Verbindung bringen darf; sicher haben diese Anfälle auch viel gemein mit den später zu erwähnenden Anfällen der Hysteriker und der Psychopathen überhaupt. In nicht wenig Fällen ist der epileptische Anfall eben ganz allgemein Ausdruck einer eigenartig geschwächten Gehirnanlage, ebenso wie die Psychopathie; so braucht es dann auch nicht zu überraschen, daß man die Epilepsie, und zwar echte Epilepsie, häufig bei Leuten trifft, die an angeborenem Schwachsinn leiden; der Schwachsinn ist eben auch Zeichen der minderwertigen Hirnanlage.

Für die dem Pfleger gestellten Aufgaben sind alle diese Erwägungen und Abgrenzungen natürlich ohne wesentliche Bedeutung. Die Hauptpflicht des Pflegers gegenüber dem Epileptiker ist die genaueste Durchführung der ärztlichen Anordnungen; der ganze Erfolg der Behandlung kann davon abhängen. Ferner ist erforderlich scharfe Beobachtung des Kranken beim Anfall; unter Umständen ist es nicht möglich bei der Kürze der Dauer, rechtzeitig einen Arzt zu rufen, und dieser ist dann für die Beurteilung des Falles und für die zu ergreifenden Maßnahmen angewiesen auf die ihm erstatteten Berichte; worauf es dabei ankommt, das ergibt sich aus dem über den Verlauf des Anfalls Gesagten; im einzelnen wird aber der Arzt noch Anweisung oder auf Fragen Auskunft geben, was besonders beachtet werden soll. Wichtiger ist natürlich, dafür zu sorgen, daß der Kranke sich im Anfalle nicht etwa schwer verletzt; dazu muß er entsprechend gelagert, scharfe Kanten, gegen die er etwa schlägt, müssen von ihm abgerückt werden; ist er auf das Gesicht gestürzt, so muß er wegen der Erstickungsgefahr auf den Rücken gekehrt werden; sinkt die Zunge nach hinten, wodurch gleichfalls Erstickungstod eintreten könnte, so muß sie nach vorne gezogen werden, unter Umständen nach gewaltsamer Öffnung des Mundes. Gefährliche Arbeit soll dem Epileptiker nicht zugewiesen werden, etwa

die an offenen Dunggruben, um einem Hineinfallen vorzubeugen. In
tiefem Wasser zu baden muß dem Epileptiker immer wieder verboten
werden. Im Verkehr mit dem langweiligen, redseligen epileptisch Verblödeten, der sich mit seinen Gedanken zehnmal im Kreise dreht und
seine Sätze kaum zu Ende bringt, ist natürlich viel verstehende Geduld
vonnöten.

4. Geistesstörungen infolge von Giftzufuhr.

Bei der Epilepsie wurde darauf hingewiesen, daß möglicherweise
Anhäufung von Giften im Organismus einen Anfall auslösen könne; bei
der Paralyse, bei der Arteriosklerose und bei der Epilepsie wurde schon
die ursächliche Bedeutung von Giften, Alkohol, Syphilisgift, Blie, erwähnt. Eine ganze Reihe von Geistesstörungen müssen wir noch unmittelbarer als durch Gifte erzeugt auffassen. Von ihnen sollen zunächst
jene besprochen werden, bei welchen das Gift dem Körper von außen
zugeführt wird, mehr oder weniger absichtlich, weil es zunächst seine
Reize hat, sich die Gifte einzuverleiben, oder weil man sich doch durch
das Gift über scheinbar Unangenehmeres hinweghelfen will.

In seltenen Fällen erzeugt einmal die sinnlos gesteigerte Zufuhr
von Brom oder Veronal oder Paraldehyd eine Psychose oder die Ein-
verleibung von Jodoform oder Atropin; weiterhin können Vergiftungen
mit Kohlenoxyd, mit Blei, mit Quecksilber, mit Mutterkorn vorübergehende Geistesstörungen hervorrufen. Die weitaus größte Zahl aller
hierhergehörigen Geisteskrankheiten fallen dem Alkohol zur Last, dann
dem Morphium und den sonstigen Opiumabkömmlingen und dem Kokain. Nur diese häufigeren Fälle können uns hier beschäftigen.

Warum von den vielen Menschen, die Alkohol genießen, nur ein kleiner
Bruchteil der Trunksucht und schließlich einer Trinkerpsychose verfällt,
warum von den vielen, denen der Arzt in einer Krankheit die Wohltat
einer Morphium-, einer Kokaineinspritzung hat zuteil werden lassen,
eine gewisse Anzahl der Morphium-, der Kokainsucht anheimfällt,
das können wir nicht mit Sicherheit sagen. Es scheint aber, daß eine gewisse
psychopathische Veranlagung die Voraussetzung für das Zustandekommen
der „Sucht" ist; wenigstens treffen wir, wenn wir uns die Trinker, die
Morphinisten und Kokainisten ansehen, fast immer Anzeichen dafür, daß
von vorneherein in ihrem seelischen Betriebe nicht alles in Ordnung war,
namentlich recht oft eine abnorme Willensschwäche bestand. Ja man ist so
weit gegangen, zu sagen, daß Trunksucht, Morphinismus usw. nicht die
Ursache, sondern eben eine Erscheinung, der Ausdruck der Krankheit
seien. Wie dem auch sein mag, sicher ist, daß die uns beschäftigenden
Vergiftungen bestimmte Formen seelischer Störungen zur Folge haben,
die nicht entstehen können ohne vorausgegangene Vergiftungen, und
gewiß ist es darum begründet, sie gesondert zu betrachten, wenn es auch
unberechtigt wäre, wollte man die Kranken, die ihre Krankheit als Folge
ihrer krankhaften „Sucht" davongetragen haben, als einfach moralisch
verkommen einschätzen und dementsprechend wie Verbrecher behandeln.

Morphinismus und Kokainismus.

Morphinismus und Kokainismus führen zu körperlichem und geistigem Siechtum. Seine Erscheinungen, die teilweise für den Patienten selbst sehr quälend sind, wie etwa die Gedächtnisschwäche und die zunehmende Energielosigkeit, können zunächst durch die Zufuhr von immer neuen Giftgaben wieder aufgehoben werden, aber stets nur für kurze Zeit, und daher kommt das Bedürfnis nach immer neuen, immer größeren Mengen, abgesehen von der Erhöhung des Wohlbehagens, das der einmal an das Gift gewöhnte Kranke durch die Zufuhr erfährt.

Ehe der Kranke aus eigenem Antriebe oder dem Drängen der Familie folgend in die Anstalt kommt, hat er meist lange Zeit hindurch seine Einspritzungen gemacht, und gewöhnlich kennt man ihn an seinem Äußeren wie in seinem ganzen Wesen ohne weiteres als einen dem Gift Verfallenen. Das Morphium erzeugt seltener als das Kokain ausgesprochen psychotische Krankheitsbilder, insbesondere viel seltener Sinnestäuschungen. Der Charakter leidet aber durch beide Gifte in hohem Maße; insbesondere werden die Kranken stets unwahrhaftig; es gibt keinen Morphium- oder Kokainsüchtigen, der nicht lügt; ferner sind sie reizbar, querulatorisch und intrigant, was alles sie natürlich auf den Krankenabteilungen zu nicht erfreulichen Elementen macht.

Gewöhnlich kommen sie in die Anstalt jedoch nicht dieser Erscheinungen wegen, sondern ausgesprochen zu dem Zweck, von ihrer Sucht befreit zu werden. Die dazu notwendige Entziehungskur stellt an Ärzte und Pfleger, ja an die ganze Anstaltsorganisation hohe Anforderungen, wenn sie wirklich Erfolg haben soll, und ein peinliches Handinhand-arbeiten ist hier unerläßlich. Gleich bei der Aufnahme ist die genaueste Untersuchung des Kranken wie seines Gepäckes und seiner Kleidungs-stücke erforderlich; selbst wenn er schwört, daß er nichts mitgebracht habe, findet man fast immer noch irgendwo versteckt etwas Morphium bzw. etwas Kokain, vielleicht auch die zugehörige Spritze. Der Gift-süchtige muß darum stets, ehe er in das ihm zugewiesene Bett kommt, gebadet werden, wobei alle Körperöffnungen, die Achselhöhlen, die Zwi-schenräume zwischen den Zehen genau zu beachten sind, ob sie nicht vielleicht als Versteck gewählt wurden; dann erhält er ein vorher gleich-falls genau durchsuchtes Hemd — und weiter nichts. So wird er ins Bett gesteckt. Ob ihm dann weiterhin Erleichterungen hinsichtlich des Auf-stehens und der Kleidung gewährt werden können, muß der Arzt auf Grund seiner allmählich gewonnenen Kenntnis der Persönlichkeit ent-scheiden. Unter den Kleidungsstücken sind stets die Schuhe noch be-sonders eingehend zu besichtigen, ehe man sie dem Kranken gibt. Bald wird der Kranke dann versuchen, den Wärter zu überreden oder durch Versprechungen zu bestechen, ihm dies oder jenes näher bezeichnete Kleidungsstück ohne ausdrückliche Erlaubnis des Arztes zu geben, oder gar direkt ihm etwas von dem Gift zu beschaffen; wie man sich dagegen zu verhalten hat, muß nicht erst gesagt werden. Dann wird der Patient bei Tag und Nacht quälen, den Arzt zu rufen; wie weit dem zu entsprechen ist, wird der behandelnde Arzt von Fall zu Fall festlegen; im ganzen ist es, wie immer so hier, sicher besser, einmal zu viel als einmal zu wenig zu rufen; aber: man lasse sich nicht mißbrauchen, nicht von dem Kranken täuschen, durch seine Versprechungen nicht erweichen! Umgekehrt dürfen natürlich dem Kranken seine Klagen nicht verübelt werden; denn der Zustand während der Entziehung ist wirklich scheußlich; die verschiedensten Mißempfindungen sind durchaus glaubhaft; nicht gar zu selten treten schwere Herzerscheinungen auf, die das Leben bedrohen können. Der Verkehr mit anderen Kranken, namentlich solchen, die größere Bewegungsfreiheit haben, ist genau zu überwachen. Noch lange nach vollständiger Entziehung ist scharfe Kontrolle des Kranken notwendig. Auf etwa erlaubten Spaziergängen ist er unbedingt vor jedem Alkoholgenuß zu bewahren, da der Alkohol gar manchmal den Gelegenheitsmacher für andere Reizgifte darstellt. Während und nach der Kur ist der Schrank, der das Gift enthält, gut verschlossen zu halten, da jeder „Süchtige" einmal daran denkt, sich durch Einbruchdiebstahl sein Gift zu verschaffen, und ihn ausführt, wenn er Gelegenheit dazu findet; er darf darum nicht einmal wissen, wo es verwahrt wird. Daß die zur Einspritzung verwendete Spritze und namentlich die Nadeln stets gut gereinigt werden müssen, ist selbstverständlich, da nur so eine Infektion verhütet werden kann. Alles weitere ist Sache des Arztes.

Aber auf Eines muß noch hingewiesen werden: auf die große Gefahr, welcher das Pflegepersonal ausgesetzt ist dadurch, daß ihm jene verderblichen Gifte leichter zugänglich sind als anderen Leuten. Es ist kein Zufall, daß unter Morphinisten und Kokainisten weitaus an erster Stelle Ärzte und Apotheker samt ihrem Hilfspersonal stehen. Wie mancher ist aus Neugierde, weil er auch einmal nur die Wirkung des Giftes an sich erproben wollte, an die Spritze und damit in unsägliches Elend gekommen! Mehr als irgendwo sonst heißt es da, den ersten Anfängen zu widerstehen! Niemand kann von vornherein sagen, daß er zu jenen gehören werde, über die der Teufel des Gifts keine Macht hat.

Alkoholismus.

Das verbreitetste und darum gefährlichste Nervengift ist zweifellos der Alkohol. Schon im bisherigen ist er wiederholt angeführt worden als Ursache verschiedener geistiger Störungen; im folgenden wird er noch oft zu erwähnen sein. Während er aber dort nur indirekt in Betracht kam, gibt es auch eine ganze Reihe geistiger Erkrankungen, die unmittelbare Alkoholwirkung sind.

Die häufigste vom Alkohol verursachte Störung ist der Rausch. Er ist nichts anderes als eine akute Geisteskrankheit. Aber er spielt in der Irrenanstalt nur eine ganz geringe Rolle, weil er gewöhnlich innerhalb weniger Stunden ohne ärztliches Zutun draußen glatt abläuft. Eine besondere Beachtung verdient

der pathologische Rausch.

Auch er kommt allerdings nur ausnahmsweise in die Anstalt; denn auch er ist meist nur von kurzer Dauer, manchmal hält er gar nur wenige

Minuten an. Er tritt gewöhnlich ganz plötzlich nach nicht sehr großem, oft lächerlich geringem Alkoholgenuß auf, und zwar entweder in Form eines schweren Erregungszustandes, deliriumähnlich, oder als Dämmerzustand; gewöhnlich ist der Patient ängstlich oder zornig, fast stets ist er verwirrt und gänzlich unorientiert, häufig treten Sinnestäuschungen auf; mit einem tiefen Schlaf endigt der Zustand, und nachher fehlt jede Erinnerung an ihn.

Eine viel größere Bedeutung als diesen akuten Störungen kommt nun aber den verschiedenen Formen des chronischen Alkoholismus zu.

Der chronische Alkoholismus

ist außerordentlich verbreitet, wie jedermann weiß; nur der kleinste Teil der Alkoholiker kommt in die Irrenanstalt, meist eben nur diejenigen, bei denen die lange fortgesetzte Trinkerei zu schwersten Störungen geführt hat, während leichtere Störungen von der Familie und der übrigen Umgebung ertragen werden oder, da sie die Ursache von Verbrechen abgeben, ins Gefängnis führen und so gewissermaßen, dank der dort erzwungenen Abstinenz, zu, wenigstens vorübergehender, automatischer Selbstheilung. Nur ein ganz geringer Bruchteil der Alkoholiker sucht, aus eigenem Antrieb oder unter dem Druck der Umstände, Heilung in einer Trinkerheilstätte. Daß die Zahl der chronischen Alkoholiker in unseren Anstalten und sonst im Leben nicht noch größer ist als in Wirklichkeit, dafür sorgt die Natur selbsttätig: Leber-, Magen-, Nierenleiden, vor allem Erkrankungen des Herzens und der Gefäße räumen unter dem Heer der Trinker frühzeitig auf. Daß der chronische Alkoholismus ebenso wie die verschiedenen genannten Körperteile auch das Gehirn organisch schädigt, das ist von vorneherein wahrscheinlich, und alle Untersuchungen haben dies bestätigt. Die bei jedem Gewohnheitstrinker mit der Zeit mehr oder weniger deutlich in dieser oder jener Form zutage tretende alkoholische Verblödung ist der Ausdruck dieser Gehirnschädigung. Gewisse Veränderungen körperlicher Art beweisen, daß auch das übrige Nervensystem in Mitleidenschaft gezogen ist; das starke Zittern der Hände, überhaupt die mangelnde Beherrschung der Gliedmaßen und der Zunge, die übermäßige Schweißsekretion, die Entzündung der Augenbindehaut, die Rötung des Gesichts, insbesondere der Nase — wer kennt das charakteristische Bild nicht? Nicht selten kommen schmerzhafte Entzündungen der Nervenstämme hinzu, vom Trinker als Rheumatismus bezeichnet und durch neue Alkoholzufuhr solange betäubt, bis schließlich die Aufnahme ins Spital unvermeidbar wird. Ebenso wie dieses äußere Bild des Alkoholikers kennt eigentlich jeder die alkoholische Verblödung aus eigener Anschauung: roh bis zur Brutalität, ohne Gefühl für Verantwortung, ohne Ernst und Ausdauer bei der Arbeit, aber stets für sein Verhalten mit tausend schönen Ausreden zur Hand, und, wenn man ihn auf einer Ungehörigkeit festgenagelt hat, stets zu den heiligsten Versprechungen bereit, die schon am nächsten Tag wieder gebrochen werden, schwankend zwischen gelegentlicher Weltverachtung und häufigerer Verklärung alles Irdischen durch den kümmerlichen vom Gift geborgten Glanz, zwischen weinerlicher Sentimentalität und eitler Selbstüberhebung, die abnehmende Treue des Gedächtnisses durch kleinere oder größere Lügen vertuschend, den Verlust der Urteilsschärfe bemäntelnd mit der so charakteristischen oberflächlichen, großsprecherischen, manchmal witzigen Schwatzhaftigkeit, suggestiv beeinflußbar, aber mißtrauisch und gegen die Ehefrau eifersüchtig — das ist der „verblödete" Alkoholiker.

Aber in die Irrenanstalt führt die Verblödung nur dann, wenn sie besonders hohe Grade angenommen hat. Gewöhnlich sind es andere, auf ihrem Boden erwachsene, scharf umschriebene Krankheitsbilder, die anstaltsbedürftig machen.

Das häufigste und bekannteste dieser Bilder ist

das Delirium der Trinker,

allgemein Delirium tremens genannt. Man wird es freilich fast nur in jenen Anstalten zu sehen bekommen, die zur Aufnahme frischer Krankheitsfälle bestimmt sind, da es gewöhnlich im Laufe weniger Tage abläuft, nur ganz selten mehr als eine Woche dauert. Die Häufigkeit seines Vorkommens schwankt auch je nach der Art des landesüblichen Alkohols; Schnapsgenuß führt am häufigsten, Wein und Bier seltener zum Delirium tremens. Nicht selten kommt es zum Ausbruch im Anschluß an irgendeine körperliche Erkrankung, namentlich bei der Lungenentzündung. Seinen Namen „Delirium tremens", d. h. Zitterdelir, hat es daher, daß es sich von den sonstigen deliranten Zuständen hauptsächlich durch sehr stark ausgesprochenes Zittern der Hände (und der Zunge) unterscheidet; das Zittern haben wir ja als eine unmittelbare Folge des Alkoholismus kennen gelernt. Das Zittern, die zitternde Sprechweise, der unsichere Gang, die fortwährende Unruhe, das Schwitzen, das gerötete Gesicht, das ängstliche Gebahren, welches vielfach wohl zurückzuführen ist auf die massenhaft auftretenden sehr lebhaften Sinnestäuschungen der Seh- und der Tastsphäre, auf die Verkennung von Personen und Sachen und außerdem auf das Fehlen der zeitlichen und örtlichen Orientierung: das alles gibt dem Deliranten sein charakteristisches Äußere, so daß ihn jeder, der überhaupt einmal das Bild gesehen hat, sofort wieder erkennt. Zeitweilig spielt in der Phantasie des Deliranten seine früher nur zu oft vernachlässigte Berufsarbeit eine gewisse Rolle, und man sieht den Schuster die Bewegung des Schuhsohlens, den Schneider die des Nähens, den Kutscher die des Wagenlenkens ausführen. Die Sinnestäuschungen zeigen dem Deliranten fast immer kleine Gegenstände, Käfer, kleine Fische, schwarze Männchen von Daumengröße usw.; er sucht sie zu vertreiben oder zu fangen, um sich ihrer zu erwehren, begleitet aber sein vergebliches Bemühen oft mit ironischen Witzen, die ihm der nieversagende Trinkerhumor eingibt. Eine verhältnismäßig große Zahl der Deliranten geht an Herzschwäche zugrunde. Bei den Genesenden findet das Delirium oft in einem langen Schlafe, der in die Gesundheit hinüberführt, sein Ende, während auf der Höhe der Krankheit der Schlaf so gut wie ganz gefehlt hat. Rückfälle ins Trinken und damit die Wiederkehr des Deliriums sind leider häufig; so mancher

Schnapsbruder hat eben alle Halbjahr oder jedes Jahr einmal „sein“ Delir, bis er schließlich dauernd anstaltsbedürftig geworden ist dank der fortschreitenden Verblödung.

Viel weniger häufig als das Delirium ist eine andere Alkoholpsychose,

die Halluzinose der Trinker,

auch als Alkoholwahnsinn bezeichnet. Der Name Alkoholhalluzinose weist auch wieder auf das hervorstechendste Krankheitszeichen hin. Bei den hierher gehörigen Fällen wird das ganze Krankheitsbild beherrscht von Sinnestäuschungen, und zwar von solchen des Gehörs. Gewöhnlich treten sie (ganz plötzlich) in der Form auf, daß der Kranke zunächst verdächtige Geräusche wie das Laden einer Flinte, das Krachen eines Schusses, dann Droh- oder Spott- oder Schimpfreden hört; meist sind es nicht nur einzelne Worte, sondern ganze Gespräche, die in seiner Gegenwart von mehreren anderen Leuten über ihn geführt werden. Er glaubt sich infolgedessen verfolgt, sucht die vermeintlichen Feinde, setzt sich ängstlich zur Wehr und begeht gelegentlich Selbstmord, um sich ihnen zu entziehen, oder läuft zur Polizei, um dort Schutz zu suchen. Kommen die Kranken in die Anstalt, wo die Alkoholzufuhr aufhört, so werden die Halluzinationen gewöhnlich bald seltener, treten nur noch nachts und schließlich auch da nicht mehr auf; aber der Kranke kann uns über seine krankhaften Erlebnisse mit allen sie begleitenden Affekten noch genau berichten.

Beherrscht die Eifersucht, die wir als eine beim Trinker überhaupt häufig vorkommende Erscheinung erwähnt haben, das ganze Krankheitsbild, und zwar in Form von Wahnideen, so spricht man von

alkoholischem Eifersuchtswahn;

er klingt bei Entziehung des Alkohols meist rasch ab; ehe aber die Aufnahme in die Anstalt diese ermöglicht, trägt der Eifersuchtswahn in ganz besonders hohem Maße dazu bei, der Ehefrau des Trinkers das Leben zur Hölle zu machen.

Andere Alkoholpsychosen zeigen deutlich den Charakter organischer Erkrankung. ·Steht im Vordergrunde eine hochgradige Störung der Merkfähigkeit, die dann verdeckt werden soll durch phantastische Erinnerungsfälschungen, ist die Orientierung gestört, verbinden sich mit den hierdurch bestimmten seelischen Eigentümlichkeiten schmerzhafte Entzündungen von Nervenstämmen, so hat man die sogenannte

Korsakoffsche Psychose [1]

vor sich; sie kann sich an ein Delirium oder an eine Alkoholhalluzinose anschließen und dauert monate- oder jahrelang, hinterläßt auch nach der Heilung nicht selten geistige Defekte. Ist die Nervenentzündung so lokalisiert, daß sie zu Störungen der Reflexe und der Sprache führt, so kann das Bild äußerlich Ähnlichkeit haben mit der Paralyse.

---

[1] Der Name weist auf den ersten Schilderer dieses Krankheitsbildes hin.

Für die Aussichten der Behandlung des chronischen Alkoholismus ist das Verhalten des Pflegepersonals bis zu einem gewissen Grade ausschlaggebend. Der Kranke darf selbstverständlich keinen Alkohol erhalten (außer in ganz seltenen vom Arzte zu bestimmenden Fällen). Aber auch der Pfleger selbst muß mindestens in Gegenwart der Kranken völlig abstinent leben, darf nicht etwa für sich das Recht auf Biergenuß beanspruchen, der dem Kranken versagt ist; andernfalls wird in dem Kranken die Erinnerung an das Genußmittel wachgehalten, die Lust darnach wird immer neu geweckt, und er benützt natürlich die erste Gelegenheit, um seine Lust zu befriedigen — womit der Erfolg des Anstaltsaufenthaltes dahin ist. Nach Abklingen der akuten Symptome muß der Pfleger den Kranken im gleichen Sinne wie der Arzt beeinflussen, durch das Beispiel nicht nur, sondern auch durch sein Wort, ohne doch zum Moralprediger zu werden, ohne Vorwürfe zu machen über das früher geführte Leben, aber aus ehrlicher innerer Überzeugung, und diese Überzeugung von der Verderblichkeit des Alkohols muß jeder gewinnen, der in Trinkerheilstätten oder Irrenanstalten die traurigen Folgen des Alkoholismus gesehen hat.

Selbstverständlich ist es, daß die akut Kranken, so lange sie halluzinieren, genau bewacht werden müssen, namentlich auch, wenn die Sinnestäuschungen beängstigenden Inhalt haben. Bei Kranken mit Eifersuchtswahn ist bei eventuellen Besuchen die Frau unter Umständen zu schützen. Sorgfältig zu überwachen ist die Nahrungsaufnahme; häufig sind die Kranken vor ihrer Aufnahme stark abgemagert, da ihnen das ewige Trinken den Appetit zum Essen genommen, der Magenkatarrh häufiges Erbrechen verursacht hat. Bei Deliranten ist die Herztätigkeit zu beobachten.

5. Infektions- und Erschöpfungsirresein.

Weitaus die meisten der in Zusammenhang mit Infektionskrankheiten auftretenden psychischen Störungen (Verstimmungen, leichte Verwirrtheiten, einzelne Sinnestäuschungen) kommen nicht in Anstaltsbehandlung. Sie gehen gewöhnlich rasch vorbei, und sie äußern sich in Formen, die eine Behandlung innerhalb der Familie zulassen. Am häufigsten sind sie bei Kindern; manchmal treten sie in der Nacht stark hervor, während sie am Tage jeweils wieder zurücktreten. Das Krankheitsbild ist unabhängig von der zugrunde liegenden Infektionskrankheit, so daß man nicht unterscheiden kann, ob es sich um die psychischen Begleitsymptome einer Influenza oder einer Lungenentzündung oder irgendeiner anderen Infektionskrankheit handelt. Der Verlauf hängt vom Ausgang des Grundleidens ab.

Daneben gibt es aber schwerere und länger dauernde Formen; sie zeigen die eben angeführten Störungen in ausgeprägterer Weise und machen Anstaltsversorgung notwendig. Steht die (ängstliche oder traurige) Verstimmung im Vordergrunde, die gewöhnlich verbunden ist mit einer großen körperlichen Ermüdbarkeit und einer Erschwerung des Denkens, so spricht man von infektiösen Schwächezuständen. Beherrschen Sinnestäuschungen das Krankheitsbild, die dann gewöhnlich verbunden sind mit stärkerem Bewegungsdrang und lebhaften Gefühlsausbrüchen, gelegentlich auch mit Beziehungs- und Verfolgungsideen, die sich aus den Sinnestäuschungen ergeben, so hat man ein Fieber- bzw. Infektionsdelir vor sich. Steigert sich die Verwirrtheit, so daß völlige Ratlosigkeit besteht, der Zusammenhang des Denkens aufgehoben ist, die Auffassung erschwert, die Ablenkbarkeit erhöht, die Orientierung gestört ist, so daß die Umgebung verkannt wird, teilweise unter dem Einfluß von Sinnestäuschungen, so bezeichnet man den Zustand als Amentia; sie führt gewöhnlich auch zu starkem Bewegungsdrang, zu Schlaflosigkeit, oft zur Nahrungsverweigerung. Auch bei diesen ausgebildeteren Formen hängt der Ausgang natürlich vor allem vom Verlauf des Grundleidens ab; Heilung der Psychose ist immer möglich; aber die Dauer kann sich auf Wochen und Monate erstrecken, auch nach Abklingen der Infektion bzw. des Fiebers. Überwachung bei Tag und Nacht ist erforderlich, schon mit Rücksicht auf die Grundkrankheit.

Das zuletzt erwähnte Krankheitsbild, die Amentia, kommt auch bei anderen Schädigungen des Körpers vor, bei schwerer Erschöpfung, wie sie z. B. das Wochenbett mit sich bringen kann, bei dauernder Unterernährung, nach schweren Blutverlusten. Im ganzen ist sie doch kein häufiges Krankheitsbild.

Weiter kennt man nun aber noch psychische Störungen bei eigentlicher „nervöser Erschöpfung“. Allgemein nennt man die nervöse Erschöpfung Neurasthenie. Sicher gehört aber nur ein kleiner Teil der Fälle, die man landläufig so bezeichnet, zur eigentlichen Erschöpfung mit ihren nachweisbaren körperlichen Begleitsymptomen. Nur gleichen sich auf den ersten Blick oft die „Neurastheniker“ der einen und der anderen Art. Darum möge hier von beiden gemeinsam gesagt werden, daß es sich immer um heilbare Zustände handelt, und daß diese Zustände so gut wie nie in die Irrenanstalt führen, wenn nicht etwa die den Neurasthenikern gewöhnlich eigene Vorstellung, unheilbar krank zu sein, vorübergehend Depression mit Selbstmordneigung zur Folge hat. Hievon abgesehen ist der Neurastheniker eben ein reizbarer, mißmutiger, stark ermüdbarer Mensch, gewöhnlich von allerlei kleinen Beschwerden geplagt, die er in ihrer Bedeutung für seine Gesundheit überschätzt. Wer einen Neurastheniker zu pflegen hat, der muß sich ebenso davor hüten, ihn weichlich zu bemitleiden wie vor allzu großer Schroffheit in der Widerlegung seiner grundlosen Befürchtungen oder gar davor, sich über seine Klagen lustig zu machen, und er muß sich mit einem ganz besonders großen Vorrat an Geduld versehen, da er darauf gefaßt sein muß, wochen- und monatelang täglich die gleichen Klagelieder vorgesungen zu bekommen. Daß bei dem echten Erschöpfungsneurastheniker die körperliche Pflege eine große Rolle spielt, versteht sich von selbst.

6. Durch Körpergifte verursachte Geistesstörungen.

So wie Alkohol, Morphium und Kokain, so wie die Gifte der Bakterien, können auch gewisse im Körper selbst erzeugte Stoffe das Gehirn schädigen und damit zu Psychosen führen. Es sind entweder Stoffe, die normalerweise überhaupt nicht in unserem Organismus vorkommen, oder solche, die in geringer Menge zwar harmlos oder gar notwendig sind, bei stärkerer Anhäufung aber verderblich wirken. Allzu häufig sind in der Anstalt hierher gehörige Psychosen zwar nicht; sie spielen aber immerhin eine gewisse Rolle; ja eine spätere Erkenntnis wird vielleicht eine ganze Anzahl von Geisteskrankheiten hier einreihen müssen, die wir heute noch nicht hierher rechnen; möglicherweise gehören viele Fälle von Epilepsie in diese Gruppe der Selbstvergiftungen, möglicherweise viele oder alle Fälle von Jugendirresein, sicher ein Teil der Schwachsinnsformen.

Meist handelt es sich um eine Störung in der Funktion einer jener sogenannten „Drüsen mit innerer Sekretion“. Dies sind Drüsen, die den von ihnen bereiteten Stoff nicht nach außen abgeben, wie etwa Speicheldrüsen oder Milchdrüsen oder die Talgdrüsen der Haut, sondern ihn dem Körperhaushalt zuführen, den sie damit vielfach regeln, in Ordnung halten; es gehören hierher z. B. die Schilddrüse, die Nebenniere und (wenigstens mit einem Teil ihrer Funktion) die Geschlechtsdrüsen.

Wenn wir von Epilepsie, Schwachsinn und Jugendirresein in diesem Zusammenhang vorläufig absehen, so müssen wir die größte Bedeutung jenen Störungen beimessen, welche bei Funktionsveränderungen der Schilddrüse eintreten. Bekannt ist ein auf Schilddrüsenerkrankung beruhendes Leiden, die Basedowsche Krankheit[1]), die außer durch allerlei körperliche Erscheinungen gekennzeichnet ist durch

---

[1]) In Deutschland beschrieb sie Basedow zuerst.

verschiedenartige nervöse Symptome, und diese können unter Umständen ausgesprochen psychischer Natur sein, also Geisteskrankheiten erzeugen, jedoch in so verschiedenen Formen, daß sie hier nicht aufgezählt werden sollen. Ist die Schilddrüse ganz entfernt oder durch Krankheit vollkommen zerstört worden, so entsteht das Krankheitsbild, das man als „Myxödem" bezeichnet; wer einen solchen Kranken einmal gesehen hat, der erkennt ihn sofort wieder an seiner aufgedunsenen Haut, der breiten Nase, der krächzenden Stimme, dem schlechten Gebiß, den schwerfälligen Bewegungen; das psychische Bild dieser Kranken ist charakterisiert durch eine außerordentliche Langsamkeit aller seelischen Vorgänge, wozu sich gelegentlich traurige Verstimmungen, nur selten Wahnideen gesellen. Fehlt die Schilddrüse schon von Jugend auf, was in manchen Gegenden gehäuft vorkommt, so entwickelt sich der Kretinismus; die Kretinen bleiben klein, die Haut trägt die Anzeichen des Myxödems, die Nasenwurzel liegt tief, die Stirn ist gefaltet, die Geschlechtsteile bleiben unentwickelt; die geistigen Störungen sind diejenigen des Schwachsinns, bald mehr bald weniger ausgesprochen. Weitgehende Besserungen können bei Kretinismus wie bei Myxödem erzielt werden, indem man den Kranken Präparate tierischer Schilddrüsen zu essen gibt, natürlich nur unter genauer ärztlicher Kontrolle.

Psychosen kommen auch bei der Zuckerkrankheit vor, die gleichfalls auf einer Funktionsuntüchtigkeit des Systems der Drüsen mit innerer Sekretion beruht; sie sind aber selten. Störungen innerhalb jenes Systems und damit Psychosen bringen sodann beim weiblichen Geschlecht namentlich auch die Fortpflanzungsvorgänge, Schwangerschaft und Wochenbett; aber lange nicht jede in dieser Zeit ausbrechende Geisteskrankheit ist Folge einer Selbstvergiftung; vielmehr ist das zeitliche Zusammentreffen oft nur ein zufälliges; von den „Schwangerschaftspsychosen" gehört weitaus der größte Teil dem Jugendirresein an.

Eine bestimmte Form einer inneren Vergiftung ist die Urämie, die dadurch entsteht, daß die Niere Stoffe, die sie normalerweise aus dem Körper herausschaffen sollte, nicht beseitigt, so daß sie ins Blut übergehen. Die Urämie erzeugt neben Kopfschmerz, Erbrechen und Mattigkeit große Teilnahmslosigkeit bis zur Benommenheit oder Erregungen bis zum Delirium.

Alle diese Fälle sind nicht häufig. Kommen sie einmal zur Aufnahme, so wird man ein Hauptaugenmerk auf das zugrunde liegende körperliche Leiden und seine Behebung richten müssen. Das ist natürlich Sache des Arztes. Die Tätigkeit des Pflegers paßt sich den augenblicklichen Symptomen an.

7. Die jugendlichen Verblödungsprozesse.

In diese Gruppe gehören weitaus die meisten aller Anstaltsinsassen. Grund genug, etwas länger bei ihr zu verweilen!

Schon die als Überschrift gewählte Form des Namens deutet darauf hin, daß hier wahrscheinlich Krankheitsformen zusammengefaßt werden, die noch weiter getrennt werden können, und einige Trennungen, die wir heute zu machen gewohnt sind, sollen nachher im einzelnen besprochen werden.

Statt des Ausdrucks jugendliche Verblödungsprozesse oder auch Jugendirresein, der eine Übersetzung des von Kraepelin eingeführten Namens Dementia praecox ist, hat neuerdings Bleuler einen anderen geprägt, der glücklicher ist und jenen wahrscheinlich verdrängen wird; er faßt die hierher gehörigen Fälle zusammen zur Gruppe der Schizophrenien, des „Spaltungsirreseins". Während Kraepelin mit seiner Bezeichnung zum Ausdruck bringen wollte, daß diese Krankheit immer oder in der Mehrzahl der Fälle in jugendlichem Alter ausbricht und zu allmählicher Verblödung führt, will Bleuler mit seinem Namen tiefer in das Wesen jener Zustände eindringen; ihm scheint eine Spaltung der Persönlichkeit das Wesentliche zu sein, etwa der Art, daß die Denkprozesse zerfallen und falsche Denkergebnisse widerspruchslos hingenommen werden, oder daß Vorstellungen im Gefühl ihren normalen Zusammenhang verlieren, woraus sich Gemütsstumpfheit und Interesselosigkeit ergeben, oder daß Fühlen und Wollen voneinander gelöst werden, so daß das Handeln ziellos, der Impuls sinnlos erscheint. Noch aber werden die beiden Namen Schizophrenie und Dementia praecox nebeneinander und füreinander gebraucht; beide umfassen die gleichen Fälle. Und wenn auch der von Bleuler gewählte Ausdruck nichts aussagt über das Lebensalter, in welchem das Leiden gewöhnlich auftritt, bleibt doch die Tatsache bestehen, die in dem von Kraepelin gewählten Namen hervorgehoben wird: daß der Anfang des Leidens meist in die Zeit der Geschlechtsreife und das darauf folgende Lebensjahrzehnt fällt, selten früher, selten später; ebenso wie es richtig bleibt, daß ein recht beträchtlicher Teil der Fälle der Verblödung anheimfällt.

Aus der mit „Spaltung des Seelenlebens“ bezeichneten Eigentümlichkeit ergibt sicht etwas Charakteristisches für die Stellung des Gesunden zu jenen Kranken. Es fehlt dem Gesunden die Fähigkeit, sich in diese Kranken einzufühlen, innerlich nachzuerleben, was in ihnen vorgeht. Wir verstehen die Heiterkeit des Manischen und die Traurigkeit des Melancholischen, das Mißtrauen des Paranoikers und die Ratlosigkeit des Deliranten, das mitleidheischende Krankseinwollen des Hysterikers und die übertrieben ängstliche Selbstbeobachtung des Neurasthenikers; in alle jene Seelenzustände können wir uns hineinversetzen, entweder weil wir sie wenigstens in abgeschwächtem Maße in gesunden Zeiten auch erleben, oder weil wir uns zum mindesten vorstellen können, daß wir bei gleichen Voraussetzungen ebenso empfinden, fühlen, denken, handeln würden. Ganz anders bei den Schizophrenen! Es führen (vom Traumleben abgesehen) keine Brücken hinüber zu ihrem seelischen Geschehen; ihr Gedankenablauf fügt sich nicht den uns geläufigen Gesetzen, ihre Gefühle scheinen von anderer Art zu sein als die unsrigen, ihre Willensakte zeigen keine uns verständliche innere Notwendigkeit. Darum sind sie in allem unberechenbar. Darum ist ihre Pflege oft so schwierig. Darum sind sie am allerwenigsten in eine Schablone zu zwängen. Darum auch muß der Gesunde mit seinem beweglicheren Seeleninhalte innerhalb der Grenzen des Möglichen versuchen, sich ihnen anzupassen, um so aus ihnen herauszuholen, was noch Kraftvolles in ihnen steckt. Und manchmal ist das recht viel.

Nicht ganz einfach ist es, den Schizophrenien ihre Stellung anzuweisen innerhalb des Systems der Psychosen. Schon oben, als von den „inneren Vergiftungen“ gehandelt wurde, ist erwähnt worden, daß möglicherweise auch das Jugendirresein die Folge einer solchen sei. Dafür spricht (unter anderem) vor allem der Umstand, daß der Ausbruch des Leidens gewöhnlich zusammenfällt mit der Geschlechtsreife, die auf Veränderungen in den Drüsen mit innerer Sekretion beruht. Aber wir wissen bis heute nicht, welche Störungen innerhalb jenes Drüsensystems zur Schizophrenie führen, wissen noch weniger, wie und warum solche Stö-

rungen auftreten. Wir wissen, daß in vielen Fällen das Gehirn feine
Veränderungen aufweist, die man für das mit dem Mikroskop bewaffnete
Auge sichtbar machen kann; aber diese Veränderungen sind nicht so
scharf umschrieben und finden sich nicht so regelmäßig wie etwa diejenigen der ausgesprochen organischen Psychosen, der Paralyse und des
Altersblödsinns. Immerhin können wir, wenn wir alles zusammenfassen,
mit Sicherheit sagen, daß von einem rein funktionellen Leiden hier nicht
die Rede sein kann, wenn sich auch manchmal „funktionelle" Züge
einmischen und vielleicht rein psychische Vorgänge einmal die Krankheit
auslösen können. Zahlreiche statistische Zusammenstellungen haben
ergeben, daß die Erblichkeit bei unserer Gruppe eine recht große Rolle
spielt, und dies wiederum weist darauf hin, daß zum mindesten in einem
Teil der Fälle die Anlage zur Schizophrenie schon mit dem Menschen
geboren wird, vielleicht also: die Anlage zu gewissen Störungen im Betriebe der Drüsen mit innerer Sekretion, aus denen sich Störungen des
Gehirns und seiner Funktionen ergeben, welche dann nur eines psychischen oder körperlichen Anstoßes bedürfen, um als Schizophrenie in
Erscheinung zu treten.

Eine so vielfach verankerte Krankheit ist natürlich stets als eine
schwere zu betrachten. Trotzdem gibt es sehr viele Schizophrene, die
nie anstaltsbedürftig werden, bei denen die Symptome vielmehr
alle nur angedeutet vorhanden sind; die betreffenden Menschen machen
dann vielleicht den Eindruck eigentümlicher, verschrobener Charaktere;
aber auf den Gedanken, daß es eigentlich Geisteskranke sind, kommt
höchstens der Fachmann, der auch feinere Anzeichen richtig zu deuten
weiß. Ob bei solchen stillen Schizophrenen die Krankheit einmal deutlich wird, das hängt vielleicht von der zufälligen äußeren Lebensge-
staltung ab. Daneben gibt es aber zahlreiche schwere Formen, die in
jeder Umgebung außerhalb der Anstalt unmöglich wären. Jedoch,
auch so schwere Fälle verlaufen nicht geradlinig; auch bei ihnen gibt es
Stillstände, weitgehende Besserungen, bis zur scheinbaren Heilung,
während es auf der anderen Seite allerdings auch zahlreiche Fälle gibt,
die ohne Unterbrechung der charakteristischen Verblödung entgegen-
treiben. Wenn ein Fall in „Schüben" verläuft, so geht meist mit jedem
Schub ein Stück der Persönlichkeit verloren, so daß nach jeder „Heilung"
das wieder ins Leben hinaustretende Reststück des Menschen etwas
mehr eingebüßt hat von seinen ursprünglichen Anlagen. Umgekehrt
hat fast jeder an Schizophrenie Erkrankende, wie sich bei genauerer
Durchforschung der Vorgeschichte zeigt, schon ehe er als krank erkannt
wurde, merkwürdige Züge gehabt, war anders als der Durchschnitt der
Menschen, still und grüblerisch, einsilbig und zurückgezogen, eigensinnig
und unbeeinflußbar. Dann setzt die eigentliche Krankheit ein, bald
plötzlich mit irgendwelchen unverständlichen Handlungen, bald schleichend, wie eine Hysterie, eine Neurasthenie, eine Zwangsneurose oder
mit einem ganz allmählichen Versagen der geistigen Fähigkeiten. Häufig
haben die Kranken im Beginn der Krankheit ein starkes, sehr quälendes
Krankheitsgefühl, das dann aber später verloren geht. Von vornherein
etwas über den Verlauf und den Ausgang des Leidens sagen zu wollen,

ist beinahe unmöglich; selbst der erfahrenste Arzt ist da nicht sicher vor Überraschungen.

Und nun die Frage: wie kommen die schizophrenen Bilder zustande? Welche seelischen Funktionen müssen oder können gestört sein, damit die „Spaltung der Persönlichkeit" eintritt? Man hat, um sich die Gesamtheit der Erscheinungen zu erklären, bald die Störung der Denkprozesse, bald die des Geʻühlslebens, bald die der Willenstätigkeit in den Mittelpunkt geȓückt. Schon daraus ergibt sich, daß die Störungen vielseitig sind, eigentlich jede einzelne Seite des Seelenlebens erfassen können; aber es ergibt sich daraus weiter, daß die tiefste Störung doch wohl in einer all jenen Kräften übergeordneten Instanz zu suchen ist. Vielleicht können wir es uns am ehesten so vorstellen, daß wir annehmen, eine normalerweise vorhandene Regulierung sei verloren gegangen, die sowohl Fühlen als Denken als Wollen zu regeln hat, ganz besonders aber auch das Ineinanderspielen der verschiedenen Funktionen ordnet, die von einer Seite ausgehenden Erregungen von der anderen in entsprechender Weise beantworten läßt, die gewissermaßen dafür sorgt, daß, bildlich gesprochen, die von den einzelnen Seelensaiten ausgehenden Töne statt wirr durcheinander zu klingen zu harmonischen Akkorden verschmelzen. Es leuchtet ohne weiteres ein, daß eine „Spaltung der Persönlichkeit" dadurch am ehesten zustande kommen muß, wenn jene oberste Instanz, die die Persönlichkeit in Balance hält, ausgeschaltet oder doch in ihrer Funktion behindert ist. Es ist dann auch am ehesten erklärlich, daß ein Schizophrener ganz überraschende Denkleistungen zuwege bringen kann, in gewisser Richtung stärkster Gefühle fähig ist, willensmäßig unter Umständen weit Überdurchschnittliches leistet — und doch ist seine Seele krank, weil die innere Harmonie fehlt. Und weil sie bei allen anderen Krankheiten (außer den zu schwerer Verblödung führenden organischen) vorhanden ist, darum können wir uns bei ihnen „einfühlen", bei den Schizophrenen aber nicht mehr. Die schizophrene Geistesstörung wurde so mit einem gewissen Recht allen anderen Geistesstörungen gegenübergestellt. Es ergibt sich denn daraus auch, weshalb bei der Schizophrenie mehr als bei irgendeinem anderen Krankheitsbilde viele Einzelsymptome vorhanden sein können oder nicht, ohne daß darum die Grundauffassung eine andere würde, und ferner die außerordentliche Verschiedenartigkeit des Verlaufs, endlich auch die Möglichkeit der Abgrenzung von Unterabteilungen. Und die einzelnen Symptome erklären sich daraus.

Am unmittelbarsten ergeben sich aus der so skizzierten Grundstörung drei Symptome, welche für die Schizophrenie charakteristisch sind, nur bei ihr vorkommen, wenn sie auch nicht in jedem Falle voll ausgebildet vorhanden sein müssen: Autismus, Polyvalenz und Persönlichkeitsverlust.

Der Autismus, die Weltferne, das Insichabgekapseltsein dieser Kranken läßt sich fast immer mehr oder weniger deutlich nachweisen. Es ist das Gegenstück zu dem „Nichteinfühlenkönnen" der Gesunden. So wie es dem Gesunden nicht möglich ist, dem Schizophrenen in seine Gedanken- und Gefühlswelt zu folgen, so kann dieser Kranke sich nicht oder doch nur zum Teil in die Welt der Gesunden hineinfinden, sich in sie einfühlen. Er hat neben der wirklichen Welt noch seine eigene oder vielleicht sogar eine ganze Reihe von eigenen Welten. Manchmal gelingt es ihm, sich herauszureißen, und dann erscheint er normal; aber er sinkt wieder zurück, seine „Geistesabwesenheit“, sein verschwommener Blick, sein ruckweises Aufhorchen nach langem Vorsichhinstieren beweisen es. Vielleicht bewahrt er streng sein Geheimnis, vielleicht verrät er uns durch seine Erzählungen oder durch einzelne Andeutungen davon; vielleicht ist er in jener Sonderwelt, die er sich gezimmert hat, glücklich und zufrieden, vielleicht leidet er unter den Erlebnissen, die ihm dort begegnen; vielleicht fühlt er sich über uns andere, die wir ihm nicht dorthin folgen können, erhaben, vielleicht sieht er in uns, die wir ihn für krank halten und dementsprechend behandeln, Quälgeister, Gefängniswärter, unverständige Toren. Auch der Dichter kann sich seine Sonderwelt bauen; aber ihn unterscheidet vom Schizophrenen der Umstand, daß er sie beliebig gestalten, daß er in sie eintreten und sie wieder verlassen kann, wie und wann es ihm paßt, während der Schizophrene diese Fähigkeit der Selbstbestimmung verloren hat; ihn reißt die Krankheit in das Labyrinth. So könnte man es letzten Endes vielleicht als eine krankhafte Störung der Einbildungskraft bezeichnen, was eines der Hauptsymptome unserer Krankheitsgruppe ausmacht, den Autismus.

Als nächstes dieser Hauptsymptome wurde die Polyvalenz angeführt. Man versteht darunter die Mehrwertigkeit, die Richtungsunsicherheit aller normalerweise einheitlichen und eindeutigen Seelenvorgänge. Der Schizophrene denkt etwas und denkt im gleichen Augenblick über den gleichen Gegenstand auch etwas ganz anderes, schließlich geradezu das Gegenteil, so daß ihm z. B. Gott und Teufel, Diesseits und Jenseits, eigenes und fremdes Ich in eins zusammenfließen können. Er fühlt etwas und fühlt zugleich etwas ganz anderes, so daß er gleichzeitig einen Menschen herzlich lieben und ebenso tief hassen kann. Er will etwas und will auch etwas ganz anderes, so daß er z. B. Brot zu essen verlangt und doch das Essen weit von sich weist, daß er sich nach Briefen und Besuchen seiner Angehörigen sehnt und doch die eingelaufenen Briefe ungelesen in die Tasche steckt, die Besuche unbeachtet sitzen läßt, um sich mit Kleinigkeiten zu beschäftigen. Er tut etwas und tut auch etwas ganz anderes, unter Umständen völlig Gegensätzliches; er lacht und weint über den gleichen Vorgang, mißhandelt und liebkost den gleichen Menschen, den gleichen Gegenstand.

Die dritte grundlegende Störung ist der Verlust der Persönlichkeit. Bis zu einem gewissen Grade folgt schon aus den beiden ersten, daß die Persönlichkeit verloren gehen kann oder muß. Wer bald in der Wirklichkeit, bald in einer ganz anderen Welt lebt, wer ein und denselben seelischen Vorgang bald so und bald ganz anders deutet und zur Wirkung kommen läßt, der muß, wenn er überhaupt noch imstande ist, die Gesamtheit der seelischen Vorgänge als sein Ich von allem Geschehen außer ihm abzuheben, dieses Ich als ein geteiltes, zerfallenes empfinden. Dieses Gefühl für den Verlust der Persönlichkeit führt auch am ehesten zu dem erwähnten ausgesprochenen Krankheitsgefühl der

Schizophrenen; die Kranken sagen einem dann, sie seien sich selbst fremd geworden. Der Persönlichkeitsverlust kann soweit gehen, daß ein Kranker sich vorübergehend für einen ganz anderen, vielleicht für einen längst Verstorbenen, ja sogar für irgendeinen Gegenstand, einen Baum, ein Standbild hält. Die verschiedenen in einem Kranken lebenden Personen können sich ablösen, sich mischen, sich miteinander unterhalten, sich bekämpfen und beschimpfen. Patienten, die mehrere Sprachen beherrschen, unterhalten sich zuweilen derart, daß jede der verschiedenen in ihnen verkörperten Personen eine andere Sprache redet; oder eine spricht schriftdeutsch, die andere Dialekt, die eine laut, die andere leise. Kein Wunder, daß solche Kranke gelegentlich nach einem wütenden Gewaltakt gegen die Umgebung erklären, sie seien daran nicht beteiligt gewesen; schlagen oder zerkratzen sie sich ja doch auch gelegentlich selbst, weil sie den zufällig im gleichen Leibe steckenden anderen schlagen oder kratzen wollen.

Überblicken wir die drei Grundstörungen, so ergibt sich, wie treffend die Bezeichnung: Spaltungsirresein für unsere Krankheitsgruppe ist. Tatsächlich laufen Autismus, Polyvalenz und Persönlichkeitsverlust auf eine Spaltung hinaus. Und es zeigt sich ferner, daß es jeweils die höchsten, das Seelenleben regulierenden Instanzen sind, die notgelitten haben müssen.

Die anderen seelischen Anzeichen der Schizophrenie ergeben sich mehr oder weniger mit Notwendigkeit aus dem Besprochenen.

Daß die Affektivität bei der polyvalenten Veranlagung keine normale sein kann, das versteht sich von selbst. Ein Mensch, bei dem Lust und Unlust ineinander übergehen, verschmelzen, der kann nicht tief empfinden, muß „affektiv verblöden". Dem Kranken wird eben schließlich alles gleichgültig sein, er wird sich um nichts mehr kümmern, vielleicht nicht einmal mehr um ihm widerfahrene Mißhandlungen. Und wenn es auch nur bei den wenigsten Kranken zu so tiefer Störung kommt, so befinden sich doch fast alle auf dem Wege dahin. Auch wenn eine ausgesprochen traurige Grundstimmung herrscht, hat man den Eindruck, daß sie nicht tief geht, nur die Oberfläche zeichnet. Der Kranke bringt ja auch gewöhnlich, anders als der melancholisch Traurige, selbst die Gegengründe vor, oder er bleibt bei seiner Begründung der Trauer am Äußerlichen hängen. Selbst in den scheinbaren Affekt hinein wirkt die Gleichgültigkeit weiter, und das gibt dem Affekt jene Eigentümlichkeit, die man als Steifigkeit bezeichnet hat, jenen Mangel an Beweglichkeit, oder besser: an plastischer Kraft, die der Affekt des Gesunden innerhalb des Seelenlebens entfaltet. Manchmal erscheint der Schizophrene ganz launenhaft, eben weil der Affekt nicht seiner äußeren Lage oder dem Inhalt seiner Äußerungen entspricht, und weil seine Oberflächlichkeit den raschen Wechsel fördert. Aus dem gleichen Grunde kann der Schizophrene höchst reizbar erscheinen, kann rasch in den höchsten Zorn geraten, wenn daran nicht etwa der Umstand schuld ist, daß er sich eben in seiner anderen Welt glaubt, wo andere Gesetze gelten, vielleicht auch andere, uns unhörbare Stimmen reden. Aus jener fremden Welt kommend, kann der Schizophrene sich nicht mit uns freuen, nicht mit uns leiden, wie umgekehrt auch wir seinen Freuden und Leiden nicht immer und nur halbwegs folgen können.

Wie die Affektivität die Denkprozesse beeinflußt, davon wurde früher gesprochen, und es ist selbstverständlich, daß auch die schizophrenen Affektstörungen nicht ohne Wirkung auf das Denken der Schizophrenen bleiben. Aber es gibt auch noch Denkstörungen, die mit den krankhaften Grundcharakteren unmittelbarer zusammenhängen. Zunächst einmal zeigen schon die Empfindungen, die das Material für das Denken von außen herbeischaffen, auffallende Eigentümlichkeiten. Ganz außerordentlich häufig sind Sinnestäuschungen, Halluzinationen und Illusionen. Daß der Schizophrene andere Dinge als der normale sieht und hört und tastet, das ist kein Wunder; er lebt ja auch in einer anderen Welt, und diese macht sich ihm eben in Formen bemerkbar, die dem Außenstehenden als Sinnestäuschungen erscheinen. Für den Schizophrenen tragen sie Wirklichkeitscharakter. Manchmal wechseln sie ihren Inhalt vollkommen, je nachdem ob der Kranke sich gerade in dieser oder jener seiner Welten befindet. Manchmal kann er über ihren Inhalt mit bestem Willen keine Auskunft mehr geben, sobald er wieder in die Welt der Wirklichkeit zurückgekehrt ist. Daß er sich häufig beeinflußt fühlt, daß er nicht selten „Körperhalluzinationen" wahrnimmt, das ist auch ohne weiteres verständlich, wenn man bedenkt, daß oft wirklich Empfundenes einfach im Sinne der gerade erlebten Welt gedeutet wird. Ebenso erklärt sich das charakteristische „Gedankenlautwerden". Leicht zu begreifen ist es auch, daß manche Patienten Erklärungen für das Zustandekommen ihrer Sinnestäuschungen suchen, sobald sie in die Wirklichkeit zurückgekehrt sind, und daß diese Erklärungsversuche dem Bildungsgrad und der allgemeinen Denkrichtung des Einzelnen und seiner Zeit angepaßt sind. — Natürlich fälschen Sinnestäuschungen auch die Wahrnehmungen und ebenso die Orientierung; aber meist bleibt neben der krankhaft gefälschten auch die richtige Orientierung mehr oder weniger sicher erhalten, so daß der Kranke sich zwar im Himmel glaubt, aber doch im gleichen Augenblick Entlassung aus der Irrenanstalt verlangt, die besuchende Frau für den Heiland hält, sie aber doch nach dem Befinden der Kinder fragt. Auch die Orientierung ist eben polyvalent.

Die Begriffe der Schizophrenen sind unklar, als natürliche Folge der verschiedenartigen Quellen, aus denen sie fließen. All die verschiedenen „Welten" liefern Material, und da es oft widersprechend ist, so kann es kaum unter einen Hut, den normalen „Begriff" gebracht werden. Dieser muß abnorm weit, also verschwommen werden. Namentlich trägt dazu auch bei, daß die Unterscheidung von Ich und nicht-Ich, das Persönlichkeitsbewußtsein, verloren gegangen ist. Unscharfe Begriffsbildungen müssen zu unscharfem Denken führen. Aber auch die Gedankenverknüpfungen sind krankhaft gestört. Gerade bei der Schizophrenie tritt das ein, was wir früher als „falsche Weichenstellung" kennengelernt haben. Nicht selten vollzieht sich die falsche Weichenstellung im Sinne eines „Kurzschlusses", d. h. unter willkürlicher Überspringung aller möglichen Bindeglieder, in anderen Fällen auf Geleisen, die für den Gesunden über-

haupt nicht existieren. Die Weichenstellung liegt dabei oft in den Händen
des Affekts statt der Logik; ein — krankhafter — Affekt gibt dem Gedankengang Ausgangspunkt, Ablaufsrichtung und Ziel. So wird er
zerfahren, unverständlich. Dazu kommt jene der Schizophrenie eigene
Störung, die wir als Sperrung kennen gelernt haben; es ist, als ob das
Geleise plötzlich blockiert wäre; der Gedankengang kommt über einen
gewissen Punkt nicht hinaus. Oder es wird ein und derselbe Gedanke
immer und immer wiederholt, was wir als Perseveration bezeichnet
haben; es ist, als hätte sich der Zug der Gedanken festgerannt, versuchte,
aufs neue loszukommen, fährt sich aber stets aufs neue fest. So müssen
die Gedankenverbindungen natürlich aufs schwerste gestört erscheinen.

Ins Groteske verzerrt werden die Gedankengänge der Schizophrenen
natürlich dann, wenn, wie es nicht selten ist, Wahnideen bestehen.
Ein Teil der Wahnideen bildet sich im Anschluß an Sinnestäuschungen,
ein anderer entspringt aus dem Innern des Kranken unmittelbar, ohne
daß äußere Eindrücke Nahrung lieferten, und diese führen dann eher
umgekehrt wieder dazu, die Außenwelt in einer ihnen entsprechenden
Form zu zeigen, eben illusionär verfälscht. Es kommen Größenideen,
mehr noch Verfolgungsideen, ganz besonders aber Beziehungsideen vor;
das kann nicht wundernehmen, da der Kranke ja in so verschiedenen
Welten, auf alle Fälle aber in „seiner“, von der unsrigen so völlig abweichenden Welt lebt. Diese Wahnideen sind fast immer phantastisch,
in hohem Maße unlogisch, oft wild verworren. In ihrem Ablauf wechseln
sie oft bunt nacheinander und durcheinander, je nach der „Welt“, in
welcher sich der Kranke gerade befindet.

Das rein gedächtnismäßige Material des Denkens kann sehr gut
erhalten sein. Aber recht oft wird es doch nachträglich im Sinne der
Wahnideen gefälscht, so daß es zu Erinnerungstäuschungen kommt.
Und nicht selten macht es den Eindruck, als bestünden Erinnerungslücken, während in Wirklichkeit der Kranke nur eben irgendwo im
Lande seiner Träume verweilt. Echte Erinnerungslücken bestehen
natürlich für Zeiten schwerer Erregung, tiefer Benommenheit und dergleichen, wie solche bei der Schizophrenie sich einstellen können.

Daß schließlich die Schizophrenie recht oft zur Verblödung führt,
das wurde schon gesagt. Die Verblödung ist allerdings oft schwer nachzuweisen. Ist sie dagegen hochgradig, so ist das geistige Leben auf ein
Mindestmaß zurückgeschraubt. In anderen Fällen tritt sie nur ganz
gelegentlich hervor, und zwar zeigt sie sich am deutlichsten darin, daß
der Kranke Widersprüche nicht fühlt, solche der Logik sowohl wie solche
zwischen der Wirklichkeit und seinem Denken; das läßt sich auch immer
wieder dadurch nachweisen, daß der Kranke Scheingründe, die wir ihm
in irgend einer Diskussion anführen, als vollwertig hinnimmt, sich durch
sie ablenken und beruhigen läßt. Die Demenz ist eben vor allem das
Ergebnis der Unklarheit sämtlicher Begriffe und der Abwegigkeit alles
Denkens. Die Eigentümlichkeiten der Affektivität gesellen sich dazu.
Verschrobenheit, Schrullenhaftigkeit sind das Ergebnis.

Wie alle anderen seelischen Kräfte, so sind auch Wollen und Handeln
beim Schizophrenen gestört; ja vielfach kommt die Störung hier am

stärksten zum Ausdruck. Kann ein Mensch wollen, der im gleichen Augenblick etwas erstrebt und doch nicht erstrebt, der ein Ziel und zugleich ein ganz anderes will? Kann ein Mensch planmäßig handeln, dessen Beziehungen zur Außenwelt unterbrochen sind, der sich bald in dieser bald in jener Welt glaubt, der die ganze Umgebung bald so, bald umgekehrt auffaßt? Werden nicht Wahnideen und Sinnestäuschungen, Verkennung der Umgebung und der eigenen Person zu allen möglichen krankhaften Handlungen führen müssen, zu Gewalttätigkeit und zu Selbstmordneigung, zu Zerstörungssucht und Selbstverstümmelungstrieb, Unreinlichkeit und Nahrungsverweigerung? Dazu kommen dann noch jene eigenartigen Störungen des Handelns, die wir als „katatonisch" bezeichnen, und die wir früher besprochen haben: wächserne Biegsamkeit, Stupor, Stereotypien der Haltung, der Bewegung und der Rede, Manieren, Querimpulse, Echosymptome und Impulsivität; wir sehen sie täglich, aber ihr Zustandekommen ist vielfach nicht zu erklären, ist einfach zurückzuführen auf uns unbekannte Vorgänge im Gehirn, wahrscheinlich organische Veränderungen. Charakteristisch ist wie für das Denken so für das Handeln der Schizophrenen auch jene Erscheinung, die wir als Sperrung kennen gelernt haben.

Nicht erstaunlich ist es, daß eine Krankheit, die organische Grundlagen hat, auch körperliche Symptome hervorbringt. So finden wir sehr häufig Kopfschmerzen und Schlafstörung, dann unerklärliche Schwankungen des Körpergewichts, ungewöhnlich reichlichen Speichelfluß und starke Schweißabsonderung, bei Frauen sehr häufig Unregelmäßigkeiten der Menstruation; ferner treten gelegentlich Anfälle ähnlich den epileptischen auf; endlich lassen sich sehr häufig gewisse Regelwidrigkeiten an den Pupillen, manchmal auch solche der Sehnenreflexe, nachweisen.

Alle Symptome treten in buntem Gemisch, häufig wechselnd, auf. Zudem werden die Bilder dadurch noch abwechslungsreicher, daß sich in den einförmigen Verlauf der Krankheit, wie wir schon erfahren haben, einzelne mehr oder weniger abgegrenzte Phasen besonderer Färbung einschieben, entweder als Folge äußerer Umstände und Erlebnisse oder ohne erkennbare Ursache. So können abgegrenzte Zeiten heiterer oder trauriger Verstimmung kommen oder Dämmerzustände, Delirien und insbesondere Stuporzustände; dann können kürzere oder längere Zeit hindurch Sinnestäuschungen das Ganze beherrschen, ein andermal Wahnideen. An die weitgehenden, an Heilung grenzenden Besserungen muß gleichfalls noch einmal erinnert werden.

Begreiflicherweise wurde die Verschiedenartigkeit der Bilder verwendet zur Abgrenzung der einzelnen Untergruppen. Je nach dem Vorherrschen der einen oder anderen Symptomreihe hat man unterschieden die Hebephrenie, die Katatonie und eine paranoide Form. Dabei muß aber betont werden, daß die Formen ineinander übergehen können, daß ein und derselbe Kranke nacheinander die verschiedenen Formen zeigen kann.

Die Hebephrenie ist diejenige Form, die fast ausnahmslos in der Zeit der Geschlechtsreife auftritt und in der weitaus größten Zahl der Fälle zur Verblödung führt, ohne daß in ihrem Verlauf Sinnestäuschungen und Wahnideen, katatonische Erscheinungen oder Erregungszustände eine größere Rolle gespielt hätten. Sie sind es hauptsächlich, die anfangs sehr oft wie eine einfache Neurasthenie aussehen, und recht häufig stehen lange Zeit Klagen über körperliches Mißbehagen, denen ein objektiver Befund nicht entspricht, im Vordergrunde der Erscheinung — wie bei der Neurasthenie. Vielfach werden die Fälle dadurch charakterisiert, daß bei ihnen Züge, die man normalerweise bei jugendlichen Personen in den Jahren der Geschlechtsreife trifft, das ganze Leben hindurch beibehalten werden: läppisches, albernes, auch freches, schnippisches Benehmen, ferner die Freude an hochtönenden Worten, die Neigung zu allerlei eigentümlichen Manieren, das Bemühen um tiefste philosophische Rätsel. Meist schreitet ganz langsam der geistige Verfall fort, insbesondere auch die affektive Verarmung, die schließlich zur völligen Gleichgültigkeit und Stumpfheit führen kann. Da die ganze Krankheit sehr still verlaufen kann, bedürfen gerade die hierher gehörigen Kranken oft nie der Anstalt.

Das Gegenteil trifft zu bei den zur zweiten Gruppe, der Katatonie, dem „Spannungsirresein" gehörigen. Für sie sind die „katatonischen" Symptome charakteristisch (von denen aber freilich nicht eines an sich schon immer die Katatonie beweist). Recht häufig setzt gerade diese Form plötzlich ein mit schwerer Erregung oder irgendeiner ganz sinnlosen Handlung; auch im weiteren Verlaufe sind diese Erscheinungen häufig. Nicht selten beobachtet man gerade hier einzelne „Schübe" mit weitgehenden Besserungen in den Zwischenzeiten. Der Gesamtverlauf führt aber auch hier meistens zur Verblödung. In der Verblödung ist dann oft nicht mehr zu unterscheiden, ob ursprünglich eine Katatonie oder aber eine Hebephrenie vorlag. Sinnestäuschungen und Wahnideen treten bei der katatonischen Form häufig auf. Gefährlich sind die Katatoniker wegen der Unberechenbarkeit ihrer impulsiven Handlungen und „Einfälle".

Die dritte Form das paranoide, d. h. das der Verrücktheit ähnliche Irresein, ist gekennzeichnet durch ausgiebige Wahnbildungen, sehr häufig in Verbindung mit Sinnestäuschungen. Die Wahnideen, meist Beziehungsideen, haben oft einen recht abenteuerlichen Inhalt, der an sich schon die zugleich einsetzende geistige Schwäche beweist; gewöhnlich sind sie auch mehr oder weniger zusammenhangslos, nicht „systematisiert", wie man sagt. Zur Darstellung seiner Ideen braucht der Kranke oft ganz neue Worte, die er sich zu diesem Zwecke selbst bildet; gelegentlich verwendet er auch allgemein gebräuchliche Worte in einem neuen, nur ihm verständlichen Sinn, ähnlich auch allerlei Ausdrucksbewegungen seiner Mienen und seiner Gesten. Die Verblödung schreitet gewöhnlich rasch vorwärts; aber auch dann läßt sich fast immer erkennen, daß sie aus der paranoiden Form der Schizophrenie herkommt, und zwar an letzten Resten der Wahnideen und an der eigenartigen Ausdrucksweise. In der Anstalt gehören diese Kranken oft zu den ewigen Nörglern.

Man hat noch andere, kleinere Gruppen abgegrenzt; aber bis heute ist eine Klärung und Einigung nicht erzielt. — Unscharf können die Bilder namentlich auch dadurch werden, daß sich die Schizophrenie mit anderen psychischen Störungen verbindet, etwa mit einem angeborenen Schwachsinn, was häufig der Fall ist, oder auch mit Alkoholismus, wobei die Frage allerdings offen bleibt, wie weit dieser bereits eine Folge der Schizophrenie ist. Selbstverständlich können gelegentlich organische Störungen bei einem Schizophrenen auftreten, etwa eine Paralyse oder ein Altersblödsinn.

Die Aufgabe des Pflegers ist nach allem Gesagten bei den Schizophrenen oft nicht leicht, da ja in die Anstalt nur solche Schizophrene kommen, die draußen im Leben irgendwelche Schwierigkeiten gemacht haben; die anderen können ruhig in der Familie bleiben, wohin auch die in der Anstalt gebesserten so rasch wie möglich wieder zurückgeschickt werden. In der Anstalt muß dann vor allem Eines erreicht worden sein: die Kranken müssen zu einer geordneten Lebensführung erzogen worden sein, wozu vor allem regelmäßige Arbeit gehört. Und hier liegen die großen Aufgaben des Pflegers. Oft ist es wirklich nur mit größter Geduld, die sich durch keinen Mißerfolg zurückschrecken läßt, zu erreichen, daß der Kranke arbeitet. Die Arbeit muß so ausgewählt sein, daß sie den Fähigkeiten und namentlich den Neigungen des Kranken entspricht. Oft wird der Pfleger eher als der Arzt Gelegenheit haben, solche Neigungen kennen zu lernen und auszunützen. An die Einhaltung seiner Tageseinteilung, die Durchführung guter Ordnung, peinlicher Sauberkeit usw. kann den Kranken auch nur die gemeinsame erzieherische Arbeit von Arzt und Pfleger gewöhnen. Auch da wirkt eigenes Beispiel am besten. Zugleich aber erzieht vor allem das Zusammenleben mit den anderen Kranken und die Nachahmung ihres Tuns; gerade solche Kranke haben den größten Gewinn davon, wenn sie sich als Teile eines großen, pünktlich funktionierenden Ganzen fühlen. Hin und wieder wird der Schizophrene aus irgendwelchen Gründen dem Pfleger von seinen inneren Erlebnissen mitteilen, was er dem Arzt verschwiegen hat; genaue Meldung ist dann notwendig, dem Kranken gegenüber aber geduldiges Zuhören, da er oft Erleichterung findet, wenn er sich aussprechen kann.

Allen akuten Erscheinungen gegenüber muß das Verhalten beim Schizophrenen ebenso sein, wie wenn diese sonst auftreten, also bei Erregungszuständen, bei Nahrungsverweigerung, bei Selbstmordneigung, bei epilepsieähnlichen Anfällen. Scharfe Beobachtung erfordert natürlich wie immer der halluzinierende Patient. Wegen der plötzlichen Einfälle, der impulsiven Handlungen muß man bei den katatonischen Schizophrenen stets besonders auf der Hut sein. Nie vergessen darf man, daß auch der stuporöse Kranke vielleicht sehr viel von dem, was um ihn her vorgeht, genau auffaßt und nicht vergißt, daß überhaupt bei jedem Schizophrenen eine weitgehende Besserung eintreten kann, in welcher er sich an die Erlebnisse während der Krankheit erinnert und über sie Mitteilung machen kann, wobei allerdings nochmals an jenen Restwahn erinnert sein mag, den der Kranke unter Umständen in die gesunde Phase „hinüberrettet", so daß er dann wahnhaft über alle möglichen Erlebnisse berichtet, die in Wirklichkeit doch nur seinem Kopfe entsprungen sind.

8. Psychosen des Rückbildungsalters.

Unter Rückbildungsalter fassen wir jene Jahre zusammen, die zwischen der Zeit der menschlichen Vollkraft, insbesondere auch in geschlechtlicher Beziehung, und dem Greisenalter liegen; es ist jene Zeit, die den Jahren der Geschlechtsreife entgegengesetzt ist, insoferne jetzt allmählich die Fortpflanzungsfähigkeit erlischt. Dieses Erlöschen wird verursacht durch Rückbildungsvorgänge in den Geschlechtsdrüsen und damit zugleich im ganzen System der Drüsen mit innerer Sekretion. Die auf diese Veränderungen zurückzuführenden Psychosen stehen somit im Gegensatz zu den Schizophrenien, von denen wir sagten, daß sie ausgelöst werden durch die mit der Geschlechtsreife einsetzenden Veränderungen im System der inneren Drüsen.

Die Psychosen des Rückbildungsalters sind bis jetzt wenig scharf abzugrenzen. Zum Teil ist das zurückzuführen darauf, daß diese Rückbildungsvorgänge unter Umständen bis dahin nur still verlaufene Schizophrenien wecken können, zum Teil darauf, daß sich nicht selten unmittelbar an die Psychosen unserer Gruppe die arteriosklerotische Störung und der Altersblödsinn anschließen, ja sich vielleicht schon mit ihnen mischen. Auch sonst gesellen sich in diesem Alter oft oder vielleicht immer mehrere krankmachende Ursachen zueinander, teils von außen, teils von innen kommende Einflüsse.

Zunächst einmal gibt es Fälle, in denen durch die Rückbildung Symptomgruppen erzeugt werden, wie sie sonst während der Geschlechtsreife auftreten, Schizophrenien, die man dann als Spätkatatonien bezeichnet. Ferner kommen Störungen vor, die man dem weiter unten zu behandelnden manisch-melancholischen Irresein zurechnen muß, wobei wiederum anzunehmen ist, daß eben Störungen der Drüsenfunktion den Anstoß zum Ausbruch der Krankheitsphase geben (die in diesen Fällen häufiger als sonst mit Sinnestäuschungen und mit ängstlichen Erregungszuständen einhergehen).

Daneben gibt es aber sicher noch Rückbildungspsychosen im engeren Sinne; bald steht dabei die traurige Verstimmung, bald krankhaftes Mißtrauen im Vordergrund, oft ist auch eines mit dem anderen verbunden. Und gewöhnlich ist das Bild noch kompliziert durch das Hervortreten von Zügen, die wir sonst bei der Hysterie anzutreffen pflegen, insbesondere starker Neigung zu theatralischer Zurschaustellung der Krankheit. Oft zeigt sich bei allen Formen eine ins Krankhafte verzerrte Steigerung der ursprünglichen Charaktereigentümlichkeiten. Gewöhnlich ziehen sich die Störungen über lange Zeit, oft über Jahre hin, und dann können sie doch noch zur Heilung oder doch weitgehender Besserung kommen, wenn nicht eine der erwähnten Komplikationen wie Altersblödsinn oder Arteriosklerose eintritt.

Die Aufgaben für den Pfleger ergeben sich von selbst, je nach der Form der Psychose. Notwendig ist oft ein ganz besonders großer Vorrat an Geduld, wenn die traurig verstimmten Kranken ihre Klagen jahrelang in vollständig gleichbleibender und oft recht aufdringlicher Form vorbringen.

9. Das manisch-melancholische Irresein.

Die Betrachtung des manisch-melancholischen Irreseins führt hinein in das Gebiet der funktionellen Störungen. Die hierhergehörigen Fälle stehen damit im Gegensatz zu allen bisher behandelten, bei denen die organische Grundlage sicher oder doch sehr wahrscheinlich anzunehmen war. Hierauf beruht es auch, daß der gesunde Beobachter sich in die jetzt zu schildernden Kranken sehr wohl hineindenken kann, weshalb uns auch ihr Verhalten nie so unberechenbar erscheint wie vor allem das der Schizophrenen, aber auch das der anderen Organiker.

Eine scharfe Trennung von den organischen und den ihnen nahestehenden Geisteskrankheiten ist namentlich auch mit Rücksicht auf den Verlauf bzw. den Ausgang des Leidens angezeigt. Die zum manisch-melancholischen Irresein gehörigen Störungen führen nicht zur Verblödung, sind nie mit geistigen Defekten verbunden, heilen vielmehr stets vollkommen aus. Charakteristisch ist für sie allerdings, daß es recht häufig zu Rückfällen kommt, daß nach längerer oder kürzerer Zeit, vielleicht nach vielen Jahren die Krankheit wieder auftreten kann, die ganz verschwunden war. Man hat deshalb auch den Namen „periodisches" Irresein vorgeschlagen; er ist aber deshalb nicht gut gewählt, weil auch andere Störungen „periodisch" verlaufen, wie vor allem die Epilepsie.

Der Name manisch-melancholisches Irresein drückt aus, daß zwei Formen der seelischen Regelwidrigkeit hier zusammenstoßen, die Manie und die Melancholie. Scheinbar sind das Gegensätze, insoferne als bei der Manie die Heiterkeit, bei der Melancholie die traurige Verstimmung das Bild beherrscht. Aber beide Formen sind Kinder einer Mutter, der Affektivität, weshalb man sie auch gelegentlich als Affektpsychosen zusammenfaßt. Dazu kommt, daß ihre Erscheinungen sich mischen, daß sie unmittelbar von einem Tag zum anderen, ja von einer Stunde zur anderen sich ablösen können, daß im Leben der hierher gehörigen Kranken einmal eine Manie, das andere Mal eine Melancholie auftritt, daß auch die Erblichkeit in einzelnen Familien im gleichen Sinne spricht, so daß einige Glieder mit Vorliebe manisch, andere mit Vorliebe melancholisch erkranken.

Die Verlaufsformen sind überhaupt recht wechselnd. Ein Kranker hat vielleicht einmal im Leben eine Manie und mehrmals eine Melancholie, ein anderer gerade umgekehrt; bei einem werden nur periodisch auftretende Manien, bei dem anderen nur Melancholien beobachtet; bei einem beginnt die Störung mit einer Melancholie, an die sich dann unmittelbar eine Manie anschließt, bei dem anderen wieder umgekehrt; noch alle möglichen anderen Verlaufsarten kommen vor. Wir haben aber Grund, auch jene Fälle hierher zu rechnen, bei welchen sich im Laufe des Lebens nur einmal eine echte Manie oder eine echte Melancholie zeigt. Der erste Anfall fällt meist in die Zeit zwischen 15. und 30. Lebensjahr; doch kennt man früheres und namentlich auch späteres Auftreten. Die Neigung zum Erkranken bleibt dann für das ganze Leben bestehen, nimmt aber manchmal mit fortschreitendem Alter ab; auch mischen sich im Alter mit den Zügen der reinen Manie bzw. der reinen Melancholie Eigentümlichkeiten der vorgeschrittenen Jahre und beeinflussen die Prognose, die im ganzen sonst, wie gesagt, stets günstig ist.

Die Dauer des einzelnen Anfalles ist verschieden, erstreckt sich gewöhnlich über Monate, beträgt ausnahmsweise nur wenige Wochen, manchmal einige Jahre. Gewöhnlich steigern sich die Symptome allmählich bis zur Höhe der Krankheit und verschwinden auch wieder allmählich; nur selten sehen wir plötzlichen Beginn und rasches Aufhören der Krankheitszeichen; aber es kann sich, wie erwähnt, eine Phase an die andere anschließen, in allmählichem, hin und wieder auch in unvermitteltem Übergang.

Manchmal suchen die Kranken, manische wie melancholische, bei Beginn der neuen Krankheitsphase selbst rechtzeitig die Anstalt auf, die ihnen früher Sicherheit gewährt hat. Auf der Höhe des Anfalls jedoch fehlt die Krankheitseinsicht stets. Nur zuweilen wissen die Kranken in der Manie, daß die Melancholie etwas Krankhaftes war, und umgekehrt, während der gerade bestehende Zustand immer für etwas damit nicht zu Vergleichendes, für normal gehalten wird.

Wie schon gestreift wurde, ist die Intelligenz nicht geschädigt, weder in der Manie noch in der Melancholie; aber bei beiden kommen Störungen vor, die eine solche Schädigung vorübergehend vortäuschen können; diese Störungen sind zu finden im Gebiete der Auffassung und der Merkfähigkeit, in geringerem Maße auch dem der Orientierung.

Sinnestäuschungen können in beiden Phasen vorkommen, sind aber nicht gerade häufig, sind jedenfalls nicht wesentlich und beeinflussen das Krankheitsbild höchstens ganz oberflächlich und vorübergehend.

Ganz unwichtig sind, soweit wir bis jetzt wissen, die körperlichen Krankheitszeichen — mit einziger Ausnahme des Körpergewichts. Es steigt in der Manie gewöhnlich, wenn der Kräfteverbrauch kein gar zu großer ist, und sinkt in der Melancholie meist unaufhaltsam; mit dem Herannahen der Besserung tritt dann der Umschlag ein, zuweilen erkennbar, noch ehe die psychischen Erscheinungen eine deutliche Änderung aufweisen. Auf der Höhe der Krankheit ist in beiden Phasen der Schlaf fast stets ungenügend.

Und nun die Hauptsymptome! Im Mittelpunkte steht, wie betont wurde, die Affektstörung, die heitere Verstimmung auf der einen, die traurige auf der anderen Seite. Daraus ergeben sich die Störungen, die man außerdem noch in allen ausgebildeten Fällen nachweisen kann, von selbst. Wir wissen, daß unsere Gedanken, wenn wir vergnügt sind (und wäre es nur unter der Wirkung einer kleinen Alkoholdosis), rasch aufeinander folgen, sich vielleicht geradezu jagen, und wir wissen ebenso, daß unser Gedankengang nur langsam vonstatten geht, wenn wir trübe gestimmt sind; die Steigerung ins Krankhafte ergibt bei der Manie die Ideenflucht, bei der Melancholie die Denkhemmung. Die Stimmungslage beeinflußt dann aber auch unser Handeln, den Entschluß, etwas zu tun, und die Ausführung des Entschlusses, und dementsprechend ist der Ablauf der Bewegungen beim Manischen erleichtert, beim Melancholischen erschwert. Wir haben also: heitere Verstimmung, Ideenflucht, Beschäftigungsdrang einerseits, traurige Verstimmung, Denkhemmung und Bewegungshemmung andererseits. In vielen Fällen, seltener bei der Manie, häufig bei der Melancholie, treten dazu Wahnideen, die in ihrem Inhalt natürlich auch von der Affektlage bestimmt werden. Fühlen wir uns nicht „zur Herrlichkeit geboren", wenn wir gehobener Stimmung sind? Wie klein ist da der Schritt zur Größenidee! „Die ganze Welt ist mir vergällt", wenn ich traurig bin. Wie nahe liegt es da, depressive Ideen zu spinnen, die für den Jammer dieser Welt eine

Erklärung bringen sollen! Und da der Kranke doch stets sich selbst zum Ausgangspunkt nimmt, so werden Ideen der Versündigung und der Selbstverkleinerung das Ergebnis sein.

So sehen wir den manischen Kranken vor uns: frisch, jugendlich in Haltung und Gesichtsausdruck, lebhaft in seinem Mienenspiel, kräftig seine Stimme, elastisch seine Bewegungen, die sich jagen, aber immer graziös bleiben; ewig irgend etwas unternehmend, gewöhnlich ohne es zu Ende zu führen, immer ohne Ermüdung zu zeigen, gerne sich schmükkend; immer redselig, dabei vom Hundertsten zum Tausendsten schweifend, durch alle äußeren Eindrücke abgelenkt, stets zu Witz und Schabernack aufgelegt, kleine Schwächen seiner Umgebung rasch erkennend und kritisierend, ungeniert sich gehen lassend; gehoben in seinem Selbstbewußtsein, voller Pläne zur Verbesserung der Welt und für alle möglichen Erfindungen; ohne Rücksicht auf seine Umgebung und doch immer liebenswürdig, nie eigentlich brutal, meist noch in gewissem Sinne lenkbar; gelegentlich in Zorn geratend (in den schwersten Fällen bis zur Tobsucht), manchmal unangenehm querulierend, oft stark erotisch gereizt und dann zu allen schamlosen Handlungen bereit.

Und nun das Gegenstück, der Melancholiker! Ernst blickt er vor sich hin; die Stirn ist gefaltet, der Mundwinkel gesenkt, die Gesichtsfarbe ist blaß, die Körperhaltung schlaff; er spricht gar nichts oder nur auf wiederholtes Fragen und dann mit leiser, monotoner Stimme; seine Bewegungen sind spärlich, oft äußerst mühsam; um seine Umgebung kümmert er sich nicht; seine Gedanken kreisen nur um den einen Punkt, den Unwert allen Lebens, die eigene Leistungsunfähigkeit, die eigene Schlechtigkeit, das drohende schlimme Ende, das ohne Rettungsmöglichkeit über ihn und seine Familie kommen wird, Krankheit, Gefängnis, Verarmung, Schande. Ziemlich oft tritt der Angstaffekt hinzu, und der Kranke kann alsdann in ängstliche Erregung geraten, durch welche die ursprüngliche Bewegungshemmung überwunden wird, während diese an sich bis zum schweren „melancholischen“ Stupor führen kann. Fast in allen Fällen besteht stark ausgeprägter Selbstmordtrieb.

Interessant ist es nun, daß auch, was man von vorneherein eigentlich für unmöglich halten möchte, Mischzustände von Manie und Melancholie vorkommen, wobei sich Symptome der einen Störung mit solchen der anderen verbinden. Die Erkennung solcher Mischzustände bereitet begreiflicherweise oft Schwierigkeiten. Und ihr Vorkommen beweist, daß mit der eingangs gegebenen Erklärung, als wäre im einen Fall der ganze Symptomkomplex von der krankhaften Heiterkeit abhängig, im anderen Falle von der krankhaften Trauer, das letzte Wort über diese Dinge doch noch nicht gesprochen ist; auch hier harren Rätsel der Lösung.

Klar umschrieben sind aber in jedem Falle unsere Aufgaben. Ausgesprochene Manien gehören ebenso wie ausgesprochene Melancholien in die Anstalt, diese vor allem der Selbstmordgefahr wegen, jene weil sie zu leicht durch ihre Erotik für die öffentliche Schicklichkeit anstößig werden, durch ihre Neigung zu großspurigem Auftreten den Besitz der Familie schwer gefährden, durch den gesteigerten Betätigungsdrang die

Rechtsgüter ihrer Nebenmenschen schädigen können. In der Anstalt ordnet der Arzt an, was von Medikamenten, Bädern, Bettruhe und so weiter anzuwenden ist. Der Pfleger muß dem Manischen gegenüber seine Hauptaufgabe darin sehen, ihn nicht zu reizen; ruhiges Gewährenlassen, wenn möglich mit Gelegenheit sich irgendwie zu betätigen, bringt ihn am ehesten rasch wieder zur Ruhe; selbstverständlich darf dabei nicht das Wohlbefinden der anderen Kranken gestört, ihr Eigentum oder das der Anstalt nicht zu grob beschädigt werden. Beim Melancholiker ist die große, oft sehr schwierige Hauptaufgabe die Vermeidung des Selbstmords durch schärfste Bewachung; dazu kommen genaue Kontrolle der Nahrungsaufnahme, des Gewichts, des Schlafs und aller Körperfunktionen, sowie der Toilettemaßnahmen. Zureden nützt in beiden Zuständen gewöhnlich nicht allzu viel; immerhin kann ein harmloses Scherzwort beim Manischen oft mehr ausrichten als irgendeine Gewaltanwendung, und dem Melancholischen kann ein wohlgemeinter Trost wenigstens vorübergehend vielleicht eine kleine Erleichterung bringen.

10. Die Paranoia.

Früher hat man alle möglichen mit Wahnbildung einhergehenden Krankheiten unter dem Namen „Paranoia" zusammengefaßt. Heute ist davon nur eine kleine Gruppe übrig geblieben, und so begegnen wir heute in unseren Anstalten nur selten einem „Paranoiker". Eine viel größere Zahl wird allerdings eben nicht anstaltsbedürftig. Wie beim manisch-melancholischen Irresein führen hier alle möglichen Übergänge von den ganz leichten Fällen, die gut außerhalb der Anstalt leben können, hinüber zu den schweren, deren soziales Verhalten dazu zwingt, sie in der Irrenanstalt unterzubringen. Wie beim manisch-melancholischen Irresein kann sich der Gesunde ohne Schwierigkeit in die leichteren Fälle hineinversetzen, und damit ist uns dann auch der Weg zum Verständnis der schwereren Formen gebahnt.

Der Paranoiker verarbeitet infolge einer ursprünglichen Veranlagung irgendwelche Lebenserfahrungen im Sinne eines bestimmten Affekts, und obwohl im übrigen sein Denken klar und geordnet, sein Fühlen sachlich, sein Wollen und Handeln zielbewußt ist, bilden sich zunächst überwertige Ideen, dann Wahnideen aus, die schließlich ausgebaut werden zu einem großen, in sich geschlossenen Wahnsystem, in das alle neuen Lebenserfahrungen entsprechend eingereiht werden; häufig werden die Erinnerungen an frühere Lebenserfahrungen nachträglich unbewußt gefälscht, so daß oft solche Erinnerungsfälschungen die Stützen für das Wahngebäude abgeben müssen; nur ausnahmsweise werden auch neue Erlebnisse dem System entsprechend falsch, d. h. im Sinne einer Illusion oder Halluzination, aufgefaßt. Das Wahnsystem kann so umfassend werden, daß der Kranke alles nur noch unter dem Gesichtswinkel dieses Gedankenkreises beurteilen kann und sich weder durch logische Gegenbeweise noch durch den Augenschein von der Grundlosigkeit seiner Auffassung überzeugen läßt; damit erscheint seine ganze Weltanschauung verändert, sein Weltbild verrückt, und man hat daher seiner Störung die deutsche Bezeichnung „Verrücktheit" gegeben.

Im einzelnen können es verschiedene Anlagen sein, die zur Krankheit führen, und je nach der Anlage müssen es wiederum verschiedene äußere Anlässe sein, die aus ihr die Geisteskrankheit erwachsen lassen. Diese entsteht eben nur dann, wenn sich Anlage und ungünstige Lebenserfahrung in „richtiger" Weise finden; hat der paranoisch Veranlagte Glück, so begegnet ihm vielleicht nichts, was als Zündstoff im Pulverfaß seiner Veranlagung wirken kann, und er bleibt praktisch gesund. Je ausgesprochener die Anlage ist, desto geringfügiger kann das Fünkchen sein, das den Brand zu entfachen imstande ist.

Alle hierher gehörigen Kranken können als gesund erscheinen, wenn kein Anlaß zur Berührung ihrer Wahnideen besteht, und je enger umgrenzt das System ist, desto zahlreicher sind die gesund erscheinenden Gebiete. Aber selbst auf dem eigentlich krankhaften Gebiete versteht es der Paranoiker oft, dem nicht Sachverständigen den Eindruck des Gesunden zu erwecken, da er klar spricht, seine Schlüsse logisch aufbaut, seine Persönlichkeit als Ganzes wohlerhalten ist. Wer tiefer blickt, merkt aber bald, daß irgendwo ein Häkchen sitzt, daß die Voraussetzungen für die Schlüsse in irgendeiner Beziehung nicht ganz stimmen, und daß dadurch der ganze Bau morsch ist. Natürlich hat der Kranke nicht etwa absichtlich jene falsche Voraussetzung konstruiert, um seine Umgebung an der Nase herumzuführen; sondern er wird ja selbst von seiner Krankheit an der Nase herumgeführt.

Je nach dem Inhalt des Wahnsystems, der, wie gesagt, bedingt ist durch ursprüngliche Veranlagung samt hinzugekommenem äußeren Erlebnis, kann man verschiedene Formen der Paranoia unterscheiden. Weitaus die größte Zahl entfällt auf den Beeinträchtigungswahn; beeinträchtigt können sein persönliche Sicherheit und guter Ruf, Rechtssicherheit, Gesundheit, Sicherheit der Liebesbeziehungen; je nachdem haben wir dann den Verfolgungswahn, den Querulantenwahn, den hypochondrischen Wahn, den Eifersuchtswahn. Dieser ganzen Gruppe steht gegenüber diejenige des Größenwahnes. Aber nicht selten verbinden sich auch Ideen der einen Reihe mit solchen der anderen; der Verfolgte zeigt zugleich gehobenes Selbstgefühl, sieht die Verfolgung nur als die Folgeerscheinung einer ihm zukommenden besonderen Bedeutung an; der Querulant glaubt schließlich, nicht mehr allein seine eigenen Rechtsgüter verteidigen, sondern der ganzen gefährdeten Justiz aufhelfen zu müssen; der Hypochondrische wird gelegentlich, da ihm sonst niemand helfen kann, allmählich selbst zum Erfinder unfehlbarer Heilmethoden; der Eifersüchtige glaubt sich schließlich selbst von einer hochstehenden Person des anderen Geschlechts geliebt.

Der Verfolgte ist gewöhnlich von Haus aus empfindlich, mißtrauisch, ehrgeizig, schüchtern, findet seine Leistungen nicht genügend anerkannt, sieht überall Steine, die man ihm in den Weg legt. Allmählich steigert sich das alles. Er wittert überall Feinde; schon ehe er irgendwo angekommen ist, hat man dorthin Nachricht gegeben, daß er schlecht behandelt werden solle; die Kinder auf der Straße lachen dann über ihn, die Erwachsenen tuscheln sich allerlei über ihn zu, kommt er in ein Wirtshaus, so blickt alles nach ihm. Jetzt erinnert er sich auch, daß er im Kreise seiner Geschwister schon immer zurückgesetzt wurde. Aber das kann nur einen Grund haben: er war nicht das rechte Kind seiner Eltern, war nur ihr Pflegekind; in Wirklichkeit war er das Kind einer Prinzessin, die ihn nicht selbst erziehen konnte; eines Tages, da wird sie schon erscheinen, um ihn am Hofe einzuführen. Vorläufig läßt sie ihn nur von Geheimagenten beobachten, damit sie genau über ihn auf dem laufenden bleibt; darum stehen Spione an jeder Straßenecke, die er jeweils an ihrem eigentümlichen Blick erkennt. Aber auch seine Feinde wissen, daß er an den Hof kommen wird, und das wollen sie verhindern; deshalb erkennen sie seine Leistungen als Handwerker, als Kaufmann nicht an. Er wird sich aber die Anerkennung schon zu erzwingen wissen. .... So können sich Züge paranoischer Art, die den verschiedensten Wahngruppen angehören können, verbinden und zu einem System verflechten.

Das geschlossenste Bild bietet der Querulant dar. Ihm ist vielleicht wirklich einmal in einem Prozeß sein Recht nicht voll zuteil geworden, oder ein Rechtsstreit ist durch irgendwelche Zufälligkeiten in die Länge gezogen, der Termin immer wieder verschoben worden, und daraus schließt er nun, daß alle, Richter und Staatsanwalt, Gerichtsarzt und Rechtsanwalt, miteinander gegen ihn verbündet sind; aber er muß sein Recht finden, und wenn er schon immer wieder verurteilt wird, er wendet sich an die nächste Instanz, sucht nach Formfehlern zur Wiederaufnahme des Verfahrens, strengt einen neuen Prozeß an, um den Sachverhalt des vorigen in irgendeiner Weise hereinziehen zu können und neu prüfen zu lassen; Akten häufen sich auf Akten, Verhandlungen folgen auf Verhandlungen, Gutachten auf Gutachten, bis schließlich der Kranke als solcher erkannt und durch Entmündigung (die natürlich auch ununterbrochen angefochten wird) oder durch

Internierung (gegen die er gleichfalls stets aufs neue ankämpft) unschädlich gemacht wird.

Beim Hypochonder steht die Sorge um die Gesundheit im Mittelpunkt des Wahnsystems, beim Eifersüchtigen die Idee der Untreue des Partners, der „Erfinder" und der „Entdecker" beschäftigen sich mit welterschütternden Neuerungen, ohne daß sie die einfachsten Voraussetzungen der nötigen Vorbildung für ihre Erfindung oder Entdeckung besäßen, und sind von ihrem Erfolge von vorneherein sicher überzeugt. Der „Prophet" und der „Politiker" werben für ihre wahnhaft ausgeheckten Welterlösungs- und -beglückungspläne Anhänger und werden so oftmals Führer von Sekten und Parteien.

Die Stärke der Krankheitserscheinungen kann schwanken, je nach dem gerade vorliegenden neuen Material und nach dem augenblicklichen Affekt. Mit zunehmendem Alter kann die Energie nachlassen, mit der ein Kranker für seine Ideen eintritt. Heilung ist nicht zu erwarten.

In der Anstalt sind die Paranoiker im allgemeinen harmlos, wenn sie auch unzufrieden sind darüber, daß man sie durch die Internierung an der praktischen Verfolgung ihrer Ideen hindert; theoretisch tun sie es um so nachdrücklicher und mit um so größerer Befriedigung. Der Verfolgte wird gelegentlich auch in einem Mitpatienten, einem Pfleger oder einem Arzt den Verfolger sehen, und dann kann er für den Betreffenden wohl gefährlich werden; aber es geschieht dies kaum ohne Vorboten, ohne Zuredestellen und sich Verbitten, so daß man wohl weiß, es gilt: sich in acht zu nehmen. Am unangenehmsten sind die Querulanten; sie richten natürlich auch aus der Anstalt Eingaben über Eingaben an Behörden und Gerichte; und jedes nicht abgesandte Schriftstück ist ihnen ein neuer Beweis für die systematische Untergrabung ihres Rechts, ein neuer Anlaß zu Zornausbrüchen und wüstem Poltern; jedenfalls kann es nie Sache der Pfleger sein, solche Schriftstücke zu vernichten, noch weniger aber, sie zu befördern, trotz aller Drohungen und Versprechungen des Kranken. Möglichste Heranziehung zu sachgemäßer Beschäftigung ist das Beste, was wir dem Paranoiker angedeihen lassen können, der sich ja selbst für gesund und darum stets für zu Unrecht eingesperrt hält.

Daß es paranoiaähnliche Krankheiten gibt, die aber trotz dieser Ähnlichkeit viel mehr die Wesenseigentümlichkeiten der Schizophrenie zeigen, das wurde erwähnt; wir haben die paranoide Form der Schizophrenie kennen gelernt. Wahrscheinlich werden wir die Abgrenzung weiterer Formen noch lernen; Versuche dazu sind bereits gemacht.

Hier mögen aber noch zwei der echten Paranoia näherstehende Formen wenigstens kurz gestreift werden. Schon der Name erklärt, worum es sich handelt, wenn man vom Verfolgungswahn der Schwerhörigen spricht; auch er zeigt gewöhnlich ein der Paranoia ähnliches Bild und die gleiche Verlaufsform, tritt aber gewöhnlich erst im höheren Alter auf. Unter „induziertem Irresein" versteht man eine Paranoia, die bei zwei Personen (manchmal auch noch weiteren), welche in enger Gemeinschaft leben (Mutter und Tochter, Geschwister, Ehegatten, Nachbarn usw.), unter gleichen Formen auftritt; dabei ist aber immer der eine Teil zuerst erkrankt, und er induziert dann erst den gewöhnlich auch sonst familiär und geistig von ihm abhängenden anderen Teil, steckt ihn mit der Krankheit an, „infiziert" ihn; werden die beiden getrennt, so heilt die Störung bei dem „induzierten" aus, während der induzierende Paranoiker bleibt. Der Inhalt des induzierten Wahnsystems kann so verschiedenartig sein wie der Inhalt der Paranoia überhaupt.

11. Die Psychopathien.

Unter dem Namen Psychopathien seien hier eine große Reihe von seelischen Störungen zusammengefaßt, die das gemeinsam haben, daß sie nur mehr oder weniger ausgeprägte Abweichungen, Spielarten der Norm darstellen, aber in jedem Menschen angedeutet vorhanden sind oder sein können, ohne daß er als krank erschiene; es gibt alle erdenklichen Übergänge zwischen dem Gesunden und dem Psychopathen. Und sie haben ferner gemein, daß sie keine Psychosen sind, erst bei besonderer Häufung oder Verstärkung der Symptome zu Psychosen werden.

Hieraus ergibt sich, daß die hierher zu rechnenden Kranken nur verhältnismäßig selten in die Irrenanstalt kommen; außerhalb der Anstalt begegnen wir den leichteren Formen um so häufiger. Wesentlich ist endlich noch, daß die psychopathischen Störungen nicht einen Krankheitsprozeß darstellen, der zu irgendeiner Zeit beginnt, daß sie vielmehr in der ursprünglichen Anlage des Individuums, vor allem in den unsicheren Gleichgewichtsverhältnissen innerhalb des Seelenlebens, vorbereitet sind und nun eines Tages hervorbrechen; mit dem einen Unterschied, daß für dieses Wachwerden der Psychopathie im einen Fall ein äußerer Anstoß erforderlich ist, während in anderen Fällen die Entwicklung ihren Gang unabhängig von allen äußeren Ereignissen geht. Hieraus ergibt sich die natürliche Einteilung der Psychopathien in solche, die als „Reaktion", und solche, die mit schicksalsmäßiger Notwendigkeit auftreten.

Die zuletzt besprochenen beiden Krankheiten, das manisch-melancholische Irresein und die Paranoia könnten in gewissem Sinne zu den Psychopathien gerechnet werden. Was dagegen spricht, das ist nicht nur die geschichtliche Entwicklung der wissenschaftlichen Betrachtungsweise, sondern vor allem der praktische Umstand, daß jene beiden Krankheiten sehr viel häufiger als die anderen Psychopathien zu anstaltsbedürftigen Psychosen werden. Aber von beiden kennt man leichter verlaufende Formen, die man tatsächlich allgemein zu den Psychopathien zählt. Es bestehen also nur Gradunterschiede. Nach dem früher Gesagten müßte man, wenn man die beiden Psychosen doch hier einreihen wollte, das manisch-melancholische Irresein zu den schicksalsmäßig verlaufenden, die Paranoia zu den reaktiven Formen rechnen.

Mit diesen beiden Psychosengruppen haben die Psychopathien noch das gemeinsam, daß man Veränderungen des Gehirns natürlich nicht kennt. Ob man eines Tages Veränderungen an den Drüsen mit innerer Sekretion wird feststellen können, das ist heute nicht vorauszusagen; für einen Teil der Störungen ist es jedenfalls unwahrscheinlich.

Auf eine ausführlichere Besprechung der Psychopathien soll hier verzichtet werden, schon weil sie ja innerhalb der Anstalt nur verhältnismäßig seltene Gäste sind. Die wichtigeren mögen aber erwähnt sein, und zwar zuerst die reaktiven Formen.

Reaktiv, d. h. als Antwort auf äußere Ursachen einsetzende Geistesstörungen wären ja eigentlich alle jene zahlreichen Störungen, für welche wir irgendeine Ursache kennen gelernt haben, wie Alkoholvergiftung, Syphilis, geistige Erschöpfung. Aber man hat sich gewöhnt, den Namen für ganz bestimmte Formen auslösender Ursachen zu reservieren, nämlich für die rein seelischen, wie das Leben sie in seinem Ablauf mit sich bringt. Voraussetzung auch für das Zustandekommen einer reaktiven Störung ist im allgemeinen eine gewisse psychopathische Anlage; wer sie nicht hat, „reagiert" eben nicht psychopathisch; schon diese Feststellung rechtfertigt die Zusammenfassung der reaktiven und der schicksalsmäßigen Psychopathien zu einer Gruppe.

Zuerst seien erwähnt die reaktiven Depressionen; es sind traurige Verstimmungen, die in ihrem Bilde viel mit der von uns besprochenen Melancholie gemeinsam haben, sich von ihr aber dadurch unterscheiden, daß sie eben nicht „aus heiterem Himmel" kommen, sondern im Anschluß an ein Erlebnis, das normalerweise trübe Gefühlstöne weckt, Tod eines Angehörigen, Vermögensverluste u. dgl.; nur sind diese bei den Kranken stärker und anhaltender als bei dem Normalen. In die Anstalt gehört der ausgesprochen reaktiv Depressive genau so wie der Melancholische, und alles, was für die Pflege des Melancholischen gilt, gilt für ihn. Der Manie entspricht sodann die sogenannte reaktive Exaltation, auch sie in allem mit der eigentlichen Manie übereinstimmend und wie diese in ausgesprochenen Fällen anstaltsbedürftig; im ganzen ist diese reaktive Exaltation äußerst selten, gelegentlich beobachtet z. B. nach Verlobung oder Hochzeit.

In Anstalten, die in der Nähe von Gefängnissen und Zuchthäusern liegen oder solchen angegliedert sind, kommen immer von Zeit zu Zeit Psychosen zur Aufnahme, die infolge der Haft ausgebrochen sind; man bezeichnet sie als die reaktiven Geistesstörungen der Gefangenen. Natürlich können in der Gefangenschaft auch andere Psychosen zum Ausbruch kommen, eine Schizophrenie, eine Melancholie, eine Paralyse und andere; die Haft hat zu ihrem Ausbruch entweder gar nichts beigetragen oder doch nur so viel, wie auch andere widrige Umstände beitragen können, und es ist dann nur zu erwägen, ob nicht vielleicht die Straftat bereits Folge der beginnenden, damals nicht deutlich zutage getretenen Störung war. Daneben gibt es aber z. B. die als „Zuchthausknall" bekannte Störung, wobei der Kranke blind schimpft und alles zerstört; dann der Paranoia ähnliche Zustände, die sich von ihr oder der paranoiden Schizophrenie jedoch vor allem durch die günstigen Heilungsaussichten unterscheiden. Vielfach erzeugt die Haft Störungen, die in das Gebiet der Hysterie fallen. Für alle diese Gefängnispsychosen gilt, daß sie in der Irrenanstalt bzw. nach Niederschlagung des Verfahrens rasch abklingen; in der Anstalt werden sie so behandelt, wie die auf anderem Boden erwachsenen Störungen, denen sie gleichen.

Gelegentlich kommen, und zwar zum Teil auch aus dem Untersuchungsgefängnis, Kranke in die Anstalt, deren Störung wir als impulsives Irresein bezeichnen. Gewiß kommen ganz ähnliche Störungen auch bei allen möglichen Psychosen sonst vor; aber einen gewissen Teil haben wir einfach als Reaktion auf einen äußeren Anlaß (natürlich bei psychopathischer Veranlagung) aufzufassen, einen Anlaß, der in dem Individuum einen krankhaften Trieb, den Impuls zur krankhaften Handlung weckt, welchen weder Verstandesmächte noch angeborene oder anerzogene Moral genügend starken Widerstand leisten. Hierher gehören Kranke, die, ohne andere Störungen zu zeigen, auf einen Ärger hin tage-, wochen-, monatelang planlos umherwandern, ferner jene, die, um etwa ihr Heimweh zu bekämpfen, Straftaten begehen, z. B. Feuer anlegen, gewöhnlich ohne Wahl des Ortes; endlich jene, die beim Anblick eines sie lockenden oder aber auch eines ganz gleichgültigen Gegenstandes dem Trieb, ihn sich unrechtmäßigerweise anzueignen, nicht widerstehen können, wie etwa die Warenhausdiebinnen (wobei natürlich zu betonen ist, daß es selbstverständlich auch nichtkranke Warenhausdiebinnen gibt). Dies sind nur ein paar Beispiele; es gibt noch andere ähnliche Fälle. Stets liegt ein Mißverhältnis vor zwischen dem geringfügigen Reiz und der starken Reaktion. Oft bleibt es bei einem einmaligen Impuls und einer Handlung. Wiederholt sie sich, so ist Verwahrung in der Anstalt die einzige Lösung. Mit einiger Vorsicht in der Bewachung gelingt es dort natürlich, die Ausführung solcher impulsiven Handlungen zu verhüten.

Eine ausgesprochen reaktive Erscheinung ist die Schreckneurose. Sie entsteht nach besonders schweren Katastrophen, einem Erdbeben, einem Grubenunglück, einer Verschüttung im Krieg. Die Schreckneurose zeigt sich entweder in der Form eines Stupors, so daß der Kranke den Ereignissen teilnahmslos gegenübersteht, oder in der Form von Aufregungszuständen, die mit Bewußtseinstrübungen oder Delirien verbunden sein können; in beiden Fällen besteht nach Abklingen der Störung Erinnerungslosigkeit. Die Heilung erfolgt oft schon innerhalb weniger Stunden, so daß eine Anstalt gar nicht aufgesucht werden könnte, meist nach Tagen oder wenigen Wochen, so daß doch auch solche Fälle manchmal Gegenstand der Anstaltsfürsorge werden. Diese hat dem Kranken vor allem Ruhe zu verschaffen, hat im übrigen, um neue Schädigungen zu verhüten, die einzelnen Symptome zu berücksichtigen.

Noch seltener kommen die eigentlichen Unfallsneurotiker in die Anstalt, deren Störungen sich an irgendeinen, oft harmlosen Unfall anschließen, für den sie eine Entschädigung zu erlangen hoffen. Die Kranken sind gewöhnlich depressiv, mürrisch und wehleidig, willensschwach und hypochondrisch; dazu gesellt sich aber dann gewöhnlich der ans Querulatorische gemahnende Kampf um die Rente. Meist ist das Leiden unheilbar, solange noch irgendeine Aussicht auf die Erringung einer Rente besteht, hört aber ziemlich rasch auf, wenn die Kranken abgefunden worden oder endgültig abgewiesen sind. Ein großer Teil der hierher gehörigen Kranken zeigt übrigens Störungen, denen wir sonst bei den Hysterikern begegnen.

Die Hysterie nimmt, wenigstens in dem Umfange wie die Bezeichnung heute noch fast allgemein gebraucht wird, eine Mittelstellung ein zwischen den reaktiven und den schicksalsmäßigen Psychopathien und soll daher hier von der einen Gruppe zu der anderen überleiten. Sie ist ihrem Namen nach die bekannteste, auch jedem Nichtfachmann geläufige Psychopathie; das heißt aber nicht, daß auch ihr Wesen klar verständlich wäre, wenn wir auch in dem einen oder anderen vorliegenden

Fall den „hysterischen Mechanismus" aufdecken können. Lange Zeit hat man Beziehungen zwischen der Hysterie und dem Geschlechtsleben vermutet, und neuerdings gibt es Forscher, die in anderem Sinne wieder solche Beziehungen annehmen zu müssen glauben; aus jener alten, in jeder Richtung falschen Annahme folgte dann die natürlich ebenso unbegründete Verdammung der Hysterischen als moralisch minderwertige Menschen, so daß heute noch das Wort hysterisch für viele ein Schimpfwort, eine Beleidigung darstellt — selbstverständlich ganz zu Unrecht. Die hysterische Anlage ist eine sehr weit verbreitete Abnormität, die auf der einen Seite den „hysterischen Charakter" zeitigt, auf der anderen akute hysterische Symptome, teils seelische, teils körperliche, hervorbringt. Während der hysterische Charakter ein Dauerzustand ist, der bald mehr bald weniger, bald in der einen bald in der anderen Form in Erscheinung tritt und somit zu den schicksalsmäßigen Psychopathien zu rechnen wäre, sind die akuten Erscheinungen, offensichtlich oder auch weniger deutlich erkennbar, durch äußere Anlässe bedingt, gehören also zu der reaktiven Gruppe der Psychopathien; beide Erscheinungsreihen durchdringen sich aber, und darum ist es unmöglich, die Hysterie hier- oder dorthin zu stellen; es tritt bei ihr das Obengesagte am klarsten hervor, daß auch die reaktiven Psychopathien wohl stets auf dem Boden einer entsprechenden Veranlagung erwachsen. Wie weit verbreitet die Hysteriefähigkeit ist, das hat mit erschreckender Deutlichkeit der Krieg gezeigt, eine Belastungsprobe, der sehr viele bis dahin robuste Männer erlegen sind, die sicher ohne diese ungeheure körperliche und seelische Überbeanspruchung nie hysterische Krankheitszeichen dargeboten hätten. Es ergibt sich daraus aber für die Psychopathien im allgemeinen noch das Eine, daß es eben nicht nur auf die Veranlagung ankommt, sondern auch auf die Art und Stärke der anstürmenden krankmachenden Ursachen, so daß es innerhalb gewisser Grenzen immer vom Zufall abhängt, ob ein Mensch „reaktiv psychopathisch" wird oder nicht; auf die Form der Erkrankung haben Anlage und auslösende Ursache ihren Einfluß.

In die Irrenanstalt kommt, soweit es sich nicht etwa um die Aufgabe gerichtlicher Beobachtung handelt, nur ein verschwindend kleiner Teil aller Hysterischen. In der Sprechstunde des Arztes, in allen möglichen Sanatorien sind sie um so häufigere Gäste. Im täglichen Leben begegnen sie dem Sehenden auf Schritt und Tritt. Wir haben uns hier im wesentlichen nur um jene erstgenannte Gruppe zu kümmern.

Was nennen wir nun überhaupt Hysterie? Was ist hysterisch? Man kann wohl sagen, daß der tiefste Grundzug des hysterischen Wesens die Unwahrhaftigkeit ist. Der Hysterische ist verlogen gegen sich selbst und gegen andere, und zwar stets mit der bewußten oder halb unbewußten Absicht eigenen Lustgewinns. Der Hysterische will mehr scheinen als er ist und wird so zum Schauspieler vor sich und der Welt; er will mehr genießen als er zu genießen imstande ist und läßt darum seiner Einbildungskraft zügellos den Lauf, ist auch von außen in seiner Phantasietätigkeit (wenigstens in der ihm willkommenen Richtung) fast schrankenlos zu beeinflussen; er will Größeres erleben als er zu erleben fähig ist und versagt so den Wirklichkeiten des Lebens gegenüber; nie ganz befriedigt jagt er stets nach neuen Lustquellen, ist unbeständig in seinem Streben, schwankend in seinen Launen, unberechenbar. In diesem seelischen Mechanismus ist alles fortwährend in Aufruhr; die Sucht nach einem Kitzel für die Nerven zeigt immer neue Ziele, die bewegliche Phantasie zeigt immer neue Wege zu diesen Zielen; jeder neuauftauchende Wunsch schlägt hundertfach Wellen im gesamten Seelenleben und darüber hinaus auch in den körperlichen Erscheinungen. Wunsch und Gedanke formen das Bild der hysterischen Persönlichkeit und ihrer krankhaften Symptome. Die Hysterie ist die Krankheit des Wunsches und der Vorstellung. Was der Hysterische sich ausdenkt, das stellen Körper und Seele nach außen zur Schau, um ihm Erfüllung seiner Wünsche zu bringen. Und seine höchsten Wünsche sind: vor anderen etwas scheinen, für sich selbst der Tage Einerlei zu unterbrechen. Ihnen gehorcht die ganze leichtbewegliche Seele wie der ihr willfährige Körper.

Daraus ergibt sich der hysterische Charakter, zusammengesetzt aus kaltem Egoismus, kleinlicher Eifersucht, blinder Eitelkeit, weitgehender Lügenhaftigkeit ohne den Mut zur Wahrheit, blühender Phantasietätigkeit, Sensationslüsternheit, Unbeständigkeit, Überschwänglichkeit, Feigheit, Frömmelei, Mangel an Gerechtigkeitssinn und Objektivität, Beeinflußbarkeit, Ablenkbarkeit, Unberechenbarkeit, Mitleidslosigkeit gegenüber der Umgebung und nicht selten auch gegen sich selbst, wozu weichliche Selbstbeobachtung und Übertreibung kleiner körperlicher Beschwerden kommen, die doch einer gelegentlichen ganz unvergleichlichen Befähigung zur Aufopferung für andere nicht im Wege stehen. Natürlich sind nicht in jedem einzelnen Falle alle diese Züge ausgeprägt; je nach Person und Umständen wechselnd tritt bald der eine bald der andere hervor. In die Anstalt können die verschiedensten Anlässe führen, und auf der Abteilung treten dann ganz gewöhnlich bald Eifersüchtelei, Neigung zum Schwindeln und Aufhetzen, die Sucht, schwer krank zu erscheinen oder sonst sich interessant zu machen, unangenehm in Erscheinung. Man hüte sich davor, diesen hysterischen Kranken irgendeinen Anknüpfungspunkt für ihre Phantasie zu liefern! Besondere Aufmerksamkeit muß ferner ihrer nicht seltenen Neigung zu Selbstverstümmelungen und Selbstmordversuchen geschenkt werden; sie verletzen sich, bereiten den Selbstmord vor, gewöhnlich um Eindruck zu machen auf ihre Umgebung oder auch unter einem eigenartigen perversen Trieb; alle diese Unternehmungen sind gewöhnlich nicht sehr ernst gemeint, und doch gelingt einmal „aus Versehen" der Versuch, der eigentlich rechtzeitig hätte bemerkt werden sollen, und gegen die ursprüngliche Absicht des Kranken ereignet sich etwas, was die Wachsamkeit des Pflegers doch auf alle Fälle zu verhüten suchen muß. Hüten muß man sich auch davor, sich von den Hysterischen mit ihrem theatralischen Auftreten und ihrer oft einschmeichelnden Liebenswürdigkeit imponieren zu lassen oder auf ihre Lügen hereinzufallen, die sie mit der Unschuldsmiene eines Kindes vorzubringen verstehen. Umgekehrt jedoch auch — um es nochmals zu betonen — man darf Hysterie nicht als moralischen Makel auffassen; sie ist und bleibt eine Krankheit.

Deutlicher noch zeigt sich das auf den ersten Blick gleich bei den durch äußere Ursachen ausgelösten hysterischen Erscheinungen. Das können zunächst einmal die verschiedensten körperlichen Störungen sein; ihretwegen wird zwar der Kranke nur ganz ausnahmsweise einmal in die Irrenanstalt gebracht; aber sie können die psychischen Formen begleiten und geben dann oft einen wertvollen Hinweis für die Auffassung dieser. Irgendwelche Gemütsbewegungen führen in einer vom Gesunden nicht nachzuahmenden Weise die mannigfachsten körperlichen Symptome herbei, hysterische Lähmungen, Gliederversteifungen, Schüttelzittern, Störungen der Hautempfindlichkeit, Sprechstörungen, Seh- und Hörstörungen, hysterisches Erbrechen, hysterische Harnverhaltung usw. Die Feststellung, ob es sich dabei um hysterische, nur durch entsprechende Vorstellungen verursachte oder aber um echte, organische Krankheitszeichen handelt, kann nur durch den Arzt auf Grund genauer Untersuchung erfolgen. Das gilt auch von den Krämpfen, die bei Hysterikern recht häufig auftreten, und die denen der Epileptiker zum Verwechseln ähnlich sehen können, unter Umständen aber allerdings auch alle möglichen Zutaten, oft theatralischer Art, aufweisen, die ihren Charakter von vorneherein verraten. Für den Pfleger ist notwendig, bei solchen Gelegenheiten alle Einzelheiten auf das schärfste zu beobachten und unvoreingenommen darüber zu berichten. Ist die Natur dieser Erscheinungen in einem Falle festgestellt, sind sie als hysterisch erkannt, so muß der Pfleger sein Verhalten nach den Anweisungen des Arztes einrichten; es gibt keine allgemein gültigen Regeln, die immer anzuwenden wären, außer der einen, daß auch über hysterische „Mätzchen" nicht gelacht werden darf; auch sie sind Krankheitssymptom. Oft ist Nichtbeachtung der Symptome am Platz.

Unter den rein seelischen Erscheinungen der Hysterie stehen obenan die Dämmerzustände; in ihnen glaubt sich der Kranke in ganz andere Situationen versetzt und handelt dementsprechend, oft in solche, die er herbeiwünscht, oder solche, die er durchgemacht hat, und die für ihn aus irgendeinem Grund ein starkes Erlebnis bedeutet haben. Eine besondere Form ist der sogenannte Gansersche Dämmerzustand [1]), bei welchem sich der Kranke in einen Zustand geistiger Umnachtung versetzt glaubt, wie er sie sich naiv denkt, so daß er in seinen Antworten auf Fragen immer gerade am Rechten vorbeiredet, etwa die Farbe des Schnees als schwarz, die der Kohle als weiß angibt, einmal eins zwei und zweimal zwei fünf

---

[1]) Benannt nach dem ersten Beschreiber.

sein läßt. In manchen hysterischen Zuständen treten Wandertrieb und andere krankhafte Triebe hervor. Den Dämmerzuständen nahe stehen hysterische Schlafzustände. Ferner gibt es hysterische Delirien. Endlich kennt man eigentliche hysterische Psychosen; sie zeigen bald mehr das Bild übertriebener Affektäußerungen mit starken Lach- oder Weinkrämpfen oder ängstlicher Verzweiflung bis zur Selbstmordneigung, bald mehr den Charakter tobsüchtiger Erregung, bald mehr einen Zustand alberner Läppischkeit, wobei sich der Kranke ganz wie ein kleines Kind benehmen kann. All diese Zustände sind heilbar, und zwar gewöhnlich in kurzer Zeit; denn es liegen ihnen keine Veränderungen im Gehirn zugrunde, sie sind seelisch bedingt, hervorgerufen durch einen dem Kranken unerwünschten Zusammenstoß mit der Außenwelt; seine „Lebenslüge" ist an irgendeiner Stelle zerschellt an den Wirklichkeiten des Lebens, und nun ergreift er „die Flucht in die Krankheit". Da die starke Beeinflußbarkeit des Hysterikers gewöhnlich auch noch in der Psychose erhalten bleibt, so kommt natürlich viel darauf an, in welchem Sinn er durch seine Umgebung, also auch vom Pflegepersonal, „beeinflußt" wird; erfolgt es in verkehrter Richtung, so kann man ihn weiter in seine Krankheit hineintreiben, andernfalls herausreißen.

Mit der Hysterie wird in einem Atemzuge häufig die Neurasthenie genannt, und tatsächlich gibt es viele Fälle, die man als Zwischenglieder zwischen der einen und der andern Störung ansehen kann. In die Irrenanstalt kommen Neurastheniker kaum. Im übrigen wurde schon bei den Erschöpfungspsychosen angeführt, was über die Neurasthenie in unserem Rahmen wissenswert erscheint. Auch jene Gruppe von Menschen, die man landläufig als „nervös" bezeichnet, bedarf hier keiner Besprechung; die geschlossene Anstalt kommt für sie nicht in Betracht, vielleicht wohl einmal eine Pflege außerhalb der Anstalt; es handelt sich dabei um ermüdbare, wenig ausgeglichene, konzentrationsunfähige Menschen mit geringem Selbstvertrauen; alles geht ihnen gewöhnlich „auf die Nerven". Für ihre Pflege ist wichtig, daß man sich sie und ihre ewigen Klagen nicht „auf die Nerven gehen lassen" darf.

Und nun die schicksalsmäßig verlaufenden, von äußeren Anstößen unabhängigen psychopathischen Konstitutionen!

Gewisse Formen sind durch Regelwidrigkeiten auf dem Gebiete des Trieblebens charakterisiert, und zwar, im Gegensatz zu den unter dem Namen des impulsiven Irreseins zusammengefaßten, durch dauernde, nicht etwa nur vorübergehende, die sich auf die Richtung und nicht nur auf die Stärke des Triebes beziehen. Unter den abnormen Trieben spielen die größte Rolle diejenigen des Geschlechtstriebes. Einige der wichtigsten Abweichungen von der Norm wurden m allgemeinen Teil erwähnt. Jede kann für sich allein oder in Verbindung mit anderen oder auch zusammen mit allen möglichen sonstigen psychopathischen Zügen vorkommen; je nach dem Überwiegen dieser oder jener Erscheinung wird man den Kranken so oder so benennen. Für uns hier spielt das praktisch keine Rolle. Die Pflegeperson wird nur darüber wachen müssen, daß sich nicht durch einen Verführer gelegentlich solche Dinge unter den Kranken einnisten; vielleicht wird sie auch selbst einmal den Versuch eines Kranken zu perverser Annäherung abzuwehren haben. Jede Beobachtung auf diesem Gebiete ist natürlich zu melden.

Recht groß ist eine Psychopathengruppe, deren Störungen gleichfalls in erster Linie auf dem Gebiete des Willens und der Triebe liegt, und die man zusammenfaßt unter der Bezeichnung der Haltlosen. Sie sind gekennzeichnet durch Mangel an Ausdauer im Wollen und Handeln, dem ewig ungestillten Hunger nach neuen Reizen, die große Beeinflußbarkeit und die aus all dem sich ergebende Unsicherheit des seelischen Gleichgewichts. Einfallsmäßig auftauchende (und ebenso wieder schwindende) Neigungen besiegen jede Erwägung des Verstandes. Trotz aller immer wieder gefaßten guten Vorsätze wird kein Ziel dauernd im Auge behalten und verfolgt. Daraus ergibt sich eine ganz charakteristische Unstätheit der Lebensführung, mit häufigem Ortswechsel, mit Wechsel der Stellung und des Berufes beginnend, mit Landstreichertum und Verbrechertum endigend. Wenn nicht ein ganz besonders günstiges Schicksal diese Individuen an den schlimmsten Klippen vorüberführt, stranden sie im Leben immer. — Gleichfalls häufig begegnet man jenen krankhaften Lügnern und Schwindlern, die ihre gesteigerte Phantasietätigkeit unfähig macht, wahr und unwahr zu unterscheiden, Erlebtes, Erdachtes,

Gehörtes und Gelesenes auseinanderzuhalten. In ihrer Unwahrhaftigkeit erinnern sie vielfach an den Hysteriker; doch fehlen ihnen dessen sonstige Kennzeichen, und insbesondere lügen sie auch dann, wenn ihnen daraus keinerlei Vorteil erwächst, einfach aus Freude am Schwindeln; auch ist es nicht ihr ganzes Wesen, das lügt, sie lügen ausschließlich mit ihrem Munde, wobei ihnen allerdings ihre in der Regel über durchschnittliche geistige Beweglichkeit, ihre Gewandtheit im Auftreten, ihre Redefertigkeit gute Dienste tun. Oft erliegen sie selbst ihren phantastischen Spielereien, glauben sie, gehen in der von ihnen erdachten Situation tatsächlich auf und überzeugen nun ihre Umgebung um so leichter von der Wahrheit ihrer Erzählungen. Sucht der krankhafte Schwindler seine Lebensführung der erträumten Situation anzupassen, so wird er zum Hochstapler, und zieht er aus der Gutmütigkeit seiner Nebenmenschen, die auf ihn hereinfallen, Gewinne irgendwelcher Art, gar leicht zum verbrecherischen Betrüger; doch schwindelt der so Veranlagte gelegentlich ebenso wie zu seinem Vorteil auch zu seinem Schaden, fast triebartig. Gelegentlich kommen Spezialisten auf diesem Gebiete vor, denen es Freude macht, Ärzte und Krankenpfleger an der Nase herumzuführen, denen sie irgendwelche Krankheiten vorschwindeln, auf die jene hereinfallen sollen, was ihnen auch immer wieder einmal gelingt, und andere, die den Strafrichter mit allerlei erfundenen Geschichten über selbstbegangene Straftaten hereinzulegen versuchen.

— Als dritter hier einzureihender Typus muß der „geborene Verbrecher" erwähnt werden, der „Amoralische". Moralische Defekte finden wir als Ausfluß der verschiedensten Krankheiten, bei organischen und bei funktionellen, vorübergehend oder dauernd. Die hier zu erwähnenden Psychopathen zeigen außer dem Mangel an moralischem Empfinden keine nennenswerten sonstigen psychischen Krankheitszeichen. Bei ihnen besteht von Jugend auf der Wille zum Verbrechen, der dann auch, sobald sich die Gelegenheit dazu gibt, verwirklicht wird. Sie sind die unverbesserlichsten aller Rechtsbrecher, und die Menschheit kann sich ihrer nur dadurch erwehren, daß sie sie entweder ins Zuchthaus oder lebenslang in die Irrenanstalt sperrt. Hier sind sie wenig beliebt. Zum Glücke aber sind sie selten, wie übrigens auch die vorgenannten, an sich häufigeren Typen nicht oft in unsere Anstalten kommen, wenn sie nicht etwa ein Gericht zur Begutachtung ihres Geisteszustandes für kurze Zeit einweist. Sie alle sind immer in hohem Maße fluchtverdächtig; sucht der krankhafte Lügner durch geschickt erdachte Schwindeleien die Freiheit zu erlangen, so kommt es zumal dem Amoralischen auf ein neues Verbrechen nicht an, um sich dem beobachtenden Wärter zu entziehen.

Bei einer Reihe weiterer psychopathisch veranlagter Menschen liegt die Störung auf dem Gebiete des Stimmungslebens. Stimmungsschwankungen verbinden sich ganz besonders häufig mit den verschiedensten anderen seelischen Abnormitäten; zuweilen charakterisieren sie aber das ganze Bild. An und für sich führen sie freilich die damit Belasteten nur ausnahmsweise einmal in die Anstalt. Im ganzen entsprechen die von ihnen erzeugten Bilder dem, was wir vom manischmelancholischen Irresein kennen; nur sind alle Erscheinungen viel weniger ausgeprägt. Treten abwechslungsweise, wie dort, bald heitere bald traurige Verstimmungen—leichten Grades—auf, so bezeichnen wir die Krankheit als Cyclothymie; besteht das ganze Leben hindurch eine traurige Gemütslage (auf deren Boden dann auch vielleicht einmal eine ausgesprochene Melancholie entstehen kann), so spricht man von konstitutioneller Depression; den Gegensatz dazu bildet die konstitutionelle Erregung, die eine abgeschwächte Manie darstellt; endlich gibt es noch rein periodisch verlaufende geringgradige Erregungen und Depressionen, insbesondere bei Frauen, bei denen sie sich an das Auftreten der Menstruation anschließen, sie ankündigend oder begleitend. Gelegentlich können auch solche leichten Störungen einmal zu Konflikten und infolge davon zur Anstaltsbehandlung führen, besonders wenn Alkohol, Nikotin oder Hitzewirkung die Erregung, wenn ein tatsächliches trauriges Ereignis reaktiv die traurige Verstimmung steigern. Der konstitutionell Depressive kann dann auch ernstlich selbstmordgefährlich werden und muß entsprechend bewacht werden.

Eine weitere Gruppe können wir zusammenfassen als abnorme Charaktere. Den Gegensatz davon, einen „normalen Charakter", gibt es natürlich nicht; jeder Charakter hat seine nur ihm eigentümlichen Besonderheiten. Aber die Eigenschaften, die hier gemeint sind, leiten zweifellos hinüber ins eigentlich Krankhafte und beeinflussen ein Individuum so stark und so dauernd, daß ihre Zusammenfassung unter jenem Namen gerechtfertigt erscheint. Den ewig Mißtrauischen, Übelnehmerischen, Empfindlichen, der hinter jeder harmlosen Äußerung seiner Nebenmenschen immer gleich eine Spitze gegen sich wittert, bezeichnen wir als „paranoid", weil sein ganzes Wesen demjenigen des Paranoikers ähnlich wird. Der sich ewig selbst Beobachtende, der bei jedem kleinen Schmerz, jedem Mißbehagen den Ausbruch eines schweren Leidens vermutet, zeigt einen hypochondrischen Charakter. Wer starke Stimmungsschwankungen aufweist, oft grundlos gereizt ist, gelegentlich in seinen Affekten sinnlos brutal wird, als kenne er sich selbst nicht mehr, gelegentlich aber auch wieder ängstlich verschüchtert sich in die Ecke drückt, wird als epileptoider Psychopath bezeichnet. Hält sich jemand immer von seiner Umgebung zurück, jede Geselligkeit meidend, eigenen Träumereien nachhängend, auffallende Liebhabereien pflegend, mystischen Dingen zugewendet, im übrigen nur für einen engen Kreis von Ereignissen interessiert, dazu schwerfällig in seinem Benehmen, leicht verschroben in seinem Urteil, übertrieben konsequent in der Verfolgung seines Ziels, so haben wir Grund, ihn zu den „schizoiden" Psychopathen zu rechnen, d. h. zu jenen Fällen, die den Übergang zur ausgesprochenen Schizophrenie bilden. Auch alle diese abnormen Charaktere sind nicht geisteskrank im praktischen Sinne; aber man trifft sie nicht selten bei Menschen, die später in Geisteskrankheit verfallen; sie bilden also Anfangserscheinungen oder Mutterboden von Schlimmerem. Immer trägt auch an ihnen die ganze Familie schwer, am schwersten freilich der Kranke selbst, besonders da sein Zustand eben vielfach nicht für krank gehalten, sondern als Übelwollen bestraft wird.

Schließlich muß hier noch der Zwangsneurose, des Zwangsirreseins gedacht werden. Was Zwangsvorgänge sind, Zwangsvorstellungen, Zwangstriebe, Zwangshandlungen, das wurde früher erörtert. Auch sie kommen, wie alle jetzt besprochenen Eigentümlichkeiten, andeutungsweise schon beim Gesunden, beim Kranken in den verschiedensten Abstufungen und Formen vor. Auch sie verbinden sich oft mit anderen psychopathischen Zeichen und können Einleitungs- oder Begleiterscheinungen schwererer Psychosen sein, so daß wir sie in der Irrenanstalt wohl zu sehen bekommen. Von Zwangsneurose, in höhergradigen Fällen von Zwangsirresein sprechen wir aber nur dann, wenn andere Symptome fehlen, die Zwangsvorgänge also das ganze Bild beherrschen. Nur die schwersten Fälle führt ihre soziale Unbrauchbarkeit in die Anstalt; hier können sie zur Plage der Umgebung werden durch ihr den Beobachter manchmal fast zur Verzweiflung treibendes Zwangszeremoniell, durch Handlungen, die der Hausordnung schnurstracks zuwiderlaufen, durch zwangsweises Ausstoßen von Schimpfworten gegen Mitpatienten und Personal, gegen Gott und die Welt. Wir müssen sie mit Geduld ertragen, und manchmal erreichen wir durch lange fortgesetzte liebevolle Disziplinierung doch auch in schwersten Fällen noch eine Besserung; erscheinen auch die vom Arzte zu diesem Zwecke angeordneten Maßnahmen unter Umständen hart, sie nützen bei genauer Durchführung schließlich doch nur dem Kranken.

12. Der Schwachsinn.

Unter dem Namen Schwachsinn wird eine große Gruppe von abnormen Persönlichkeiten zusammengefaßt, deren Störung in erster Linie auf dem Gebiete der Intelligenz liegt, und die diesen Defekt entweder von Geburt an oder doch seit frühester Kindheit zeigen. Diese Kranken nehmen also allen früher besprochenen Psychosen gegenüber eine Sonderstellung ein, insoferne es sich bei jenen um Erkrankungen der bereits ausgebildeten Psyche handelte, während hier infolge der Krankheit die Psyche überhaupt nicht zur Ausbildung gelangt. Einzig die zuletzt besprochenen Psychopathien tragen das gleiche Merkmal: daß sie schon in der Anlage vorgebildet gewesen sein müssen; nur treten die sie kennzeichnenden Charaktereigentümlichkeiten gewöhnlich erst später zutage, während Störungen der Verstandestätigkeit schon sehr frühzeitig sich bemerkbar machen können. Aber die nähere Verwandtschaft zwischen Schwachsinn und Psychopathien zeigt sich doch darin, daß sehr viele Schwachsinnige neben ihren intellektuellen Mängeln mehr oder weniger ausgesprochen auch solche Züge aufweisen, die wir bei den verschiedenen Psychopathen kennen gelernt haben; ähnliche Beziehungen bestehen, wie erwähnt, zur Epilepsie. (Daß nicht selten sich auf den Schwachsinn eine Schizophrenie aufpfropft, das wurde auch erwähnt.)

Wie beim Charakter so gibt es auch bei der Intelligenz keine Norm, keine scharfe Grenze zwischen gesund und krank, und doch müssen wir auch hier für praktische Zwecke ein Durchschnittsmaß annehmen, eben den „gesunden Menschenverstand". Als schwachsinnig wird derjenige betrachtet, dessen geistige Fähigkeiten dahinter wesentlich zurückbleiben. Aber es gibt natürlich auch da alle nur denkbaren Übergänge vom geistig Höchststehenden über die mittlere Begabung zum noch normalen Dummen und von diesem dann zum Schwachsinnigen. Der Schwachsinn kann wieder die verschiedensten Grade aufweisen, und man hat sich aus praktischen Gründen gewöhnt, die höheren und die niederen Grade als Idiotie und Imbezillität voneinander zu trennen, wobei aber wiederum die Grenzlinie eine durchaus willkürliche ist. Auch müssen durchaus nicht alle Verstandeskräfte in gleich hohem Grade von der Störung betroffen sein; gewöhnlich ist die eine oder die andere Fähigkeit noch besser erhalten, ja es gibt einzelne im ganzen recht tiefstehende Schwachsinnige, die in irgendeiner Richtung Überdurchschnittliches leisten, etwa im Rechnen oder in der Musik.

In die Irrenanstalten kommen die leichten Formen des Schwachsinns fast nie; höchstens einmal zur gerichtlichen Begutachtung. Die schwersten Fälle sind gleichfalls nur ausnahmsweise hier zu Gast, weil sie gewöhnlich von früher Jugend an in den Idiotenanstalten untergebracht werden, da nur hier dank besonderen Einrichtungen und besonderer Schulung des Personals, noch einige Aussicht auf Lehr- und Erziehungserfolge besteht, während die Normalschule und das Elternhaus, wenn die Verhältnisse nicht besonders günstig liegen, nichts erreichen. Die mittleren Grade des Schwachsinns können gewöhnlich in Hilfsschulen und Hilfsklassen noch leidlich gefördert werden, und wenn ihnen später im Leben die Wege entsprechend geebnet werden, so kommen sie ohne schwerere Konflikte fort; ist dies aber nicht der Fall, werden an sie Ansprüche gestellt, denen sie nicht gewachsen sind, so erleiden sie Schiffbruch, und wenn sie nicht das Arbeitshaus aufnimmt, ist die Irrenanstalt ihre Zufluchtsstätte. Freilich gibt es auch ausgesprochen psychotische Phasen auf dem Boden des Schwachsinns, die unter allen Umständen Verwahrung in einer geschlossenen Abteilung erfordern, wenigstens für begrenzte Zeit.

Im einzelnen zeigt sich der Mangel an Verstandeskräften zunächst darin, daß der Schwachsinnige die äußeren Eindrücke trotz wohlerhaltener Sinnesorgane nur ungenau wahrnimmt und jedenfalls nur mangelhaft verarbeitet, sie ganz oberflächlich verknüpft; dabei kann das mechanische Gedächtnis gut, ja sogar überdurchschnittlich gut sein, und es sind die so veranlagten Imbezillen, welche bei unkritischen Beobachtern den Eindruck ungewöhnlicher Begabung zu erwecken vermögen. Mangelhaft ist auf alle Fälle die Befähigung, aus dem Gedächtnismaterial selbständige Urteile abzuleiten oder auch nur das früher Erworbene unter neuen Gesichtspunkten zu ordnen; sie können das mehr oder weniger mühsam Erlernte außerhalb der gewohnten Reihenfolge kaum verwerten. Daraus ergibt sich ein Klebenbleiben am Einzelnen, gewöhnlich am Unbedeutenden, ferner die Unfähigkeit, den von anderer Seite vorgebrachten Gründen Gegengründe entgegenzusetzen, was wiederum entweder eine ungewöhnliche Leichtgläubigkeit oder aber ein starres Festhalten an dem einmal Gewollten zur Folge hat, weiterhin eine ganz falsche Einschätzung der eigenen Person und ihrer Leistungen, endlich Planlosigkeit der ganzen Lebensführung. Störungen des Affektlebens treten gewöhnlich in irgendeiner Form zu den rein intellektuellen Defekten und steigern die Abnormität; auf der einen Seite gibt es besonders stumpfe, auf der anderen besonders stark erregbare Imbezille, und man hat nach dieser Zweiteilung geradezu zwei Gruppen unterschieden; doch gibt es auch Formen, die weder der einen noch der anderen zugerechnet werden können; sehr häufig trifft man eine Unsicherheit der Affektlage, die zu einem beständigen Hin- und Herpendeln führt. Störungen der Affekte sind es auch zumeist, die den Imbezillen in die Irrenanstalt bringen, Zustände abnormer Gereiztheit, schwere Wutanfälle aus ganz geringfügigem oder überhaupt nicht erkennbarem Anlaß. Daß feinere Gefühlsabstufungen beim Imbezillen nicht anzutreffen sind, ergibt sich schon aus dem ihm eigenen Mangel des Verständnisses; Religion, sittliches Empfinden, Schönheitssinn, sind für ihn meist, wenn auch nicht immer, nur äußerlich angelernte Dinge; Regungen wie Dankbarkeit und Anhänglichkeit können durch einen versagten Wunsch, einen noch so gerechtfertigten Tadel ins Gegenteil umschlagen. Der Interessenkreis des Schwachsinnigen ist im allgemeinen eng begrenzt, nur auf das Alltägliche gerichtet, die Aufmerksamkeit für anderes daher nur schwer zu fesseln; doch findet man gerade unter jenen mit hervorragendem Gedächtnis begabten Imbezillen auch solche, die wenigstens äußerlich alle möglichen Interessen zur Schau tragen. Ihrer Umgebung zu imponieren, gelingt diesen Individuen um so leichter, weil sie gewöhnlich auch mit einer besonderen Geschicklichkeit im sprachlichen Ausdruck ausgerüstet sind, während sonst der Schwachsinnige im allgemeinen auch in dieser Richtung versagt, sich nur schwerfällig und in den abgegriffensten Redewendungen auszudrücken vermag.

Sehr ausgesprochen sind auch oft körperliche Anomalien. Man trifft allerdings Imbezille, die äußerlich durchaus wohlgebildet sind; bei sehr vielen findet man aber jene Degenerationszeichen, die wir früher kennengelernt haben, mehr oder weniger gehäuft, insbesondere Mißbildungen des Schädels, aber auch solche des übrigen Körpers; abnorme Fettablagerungen, Zwerg- oder Riesenwuchs charakterisieren einzelne Formen. Oft sind Gang und sonstige Bewegungen ungeschickt, plump;

nicht selten trifft man allerlei Sprachstörungen. Bei hochgradig Schwachsinnigen sieht man oft eigentümlich wiegende, schaukelnde Bewegungen
des ganzen Körpers oder irgendwelche sinnlosen, manchmal gegen den
eigenen Körper gerichtete Schlag- und Stoßbewegungen der Arme
und der Hände. Recht häufig zeigen Lähmungen eines oder mehrerer
Glieder, daß der betreffende Kranke in früher Jugend eine Gehirner-
krankung durchgemacht hat, die dann neben dem Schwachsinn eben
diese körperliche Störung erzeugt und zurückgelassen hat.

Die schwersten Formen erkennt man schon in ganz früher Jugend;
die mittelschweren treten spätestens in der Schule deutlich zutage;
noch leichtere versagen erst gegenüber den Anforderungen des Lebens.
Manche Imbezille, namentlich die stumpfen Formen, bleiben ihr Leben
lang harmlos wie ein Kind, lassen sich wunschlos vom Zufall treiben,
wohin er will; recht viele aber geraten, ihren Neigungen folgend, mit
den Gesetzen in Konflikt, mehr allerdings die zur Gruppe der Erregten
gehörigen, öfter rohe, heimtückische, reizbare Naturen, und enden in der
Irrenanstalt. Von den Landstreichern ist ein sehr großer Teil zu den
Schwachsinnigen zu rechnen. Vielfach ist der Schwachsinn auch der
Mutterboden des Alkoholismus. In die Anstalten führen entweder die
erwähnten akuten Wutanfälle oder aber gelegentlich vorübergehend
auftretende Wahnideen oder schließlich ganz allgemein der Mangel an
sozialer Anpassungsfähigkeit. Im Durchschnitt erreichen die Imbezillen
kein hohes Alter.

Die Ursachen des Schwachsinns sind recht verschiedener Art, und
man hat auch nach diesen verschiedenen Ursachen verschiedene Formen
voneinander abgegrenzt. Ein Teil der Fälle ist zurückzuführen auf
unglückliche Mischung der Keimanlagen, wie Vater und Mutter sie dem
werdenden Lebewesen mit auf seinen Weg gaben; schwachsinnige Eltern
erzeugen häufig auch schwachsinnige Kinder, und es ist daher auch nicht
selten, daß eine ganze Reihe von Geschwistern schwachsinnig ist; ein
weiterer Bruchteil der Imbezillen verdankt seine geistige Minderwertigkeit
dem Alkoholismus oder der Syphilis der Erzeuger. Bei einer letzten
Gruppe endlich ist das Leiden darauf zurückzuführen, daß der junge
Organismus entweder schon vor der Geburt oder kurz nachher durch
Krankheit geschädigt worden ist, etwa durch eine Gehirnentzündung,
eine Entzündung der Hirnhäute, eine Verletzung des Schädels; man
trifft dann oft eine allgemeine Hemmung des Gehirnwachstums oder
aber auch eine Verbildung bzw. mangelhafte Ausbildung einzelner Gehirnteile. Die ursächliche Organminderwertigkeit muß aber gar nicht
das Gehirn betreffen, kann vielmehr vor allem auch in den Drüsen mit
innerer Sekretion (Schilddrüse, Geschlechtsdrüsen, Nebennieren, Gehirn-
anhänge) sitzen. Vom Kretinismus, der eine bestimmte Form angeborenen Schwachsinns darstellt, war bei den Störungen, die auf
Schilddrüsenerkrankung beruhen, die Rede.

Bei vielen Imbezillen ist durch sorgfältig angepaßte Erziehung recht
Beträchtliches zu erreichen, natürlich innerhalb des nun einmal
gegebenen Rahmens, der aber erweitert werden kann bei den auf Erb-
syphilis beruhenden Fällen durch eine gegen die Syphilis gerichtete Be-

handlung, bei den auf Störungen der inneren Drüsen beruhenden durch Verabreichung entsprechender Drüsenpräparate. In einzelnen ganz besonders gelagerten Fällen hat man auch schon durch Operation etwas erreicht. Für jeden an einer Idiotenanstalt Tätigen ist größte Geduld und weitgehende Opferfreudigkeit vonnöten; nur sie erzielen schließlich das höchstmögliche Maß an Bildung. Die Auswahl der geeignetsten Beschäftigung, die spätere Berufswahl sind von höchster Bedeutung. Wichtig ist ferner, daß jeder Schwachsinnige zur Alkoholabstinenz erzogen werde, weil die erwähnten Wutanfälle oft unter dem Einfluß von Alkohol besonders leicht auftreten. Die Überweisung an geeignete Hilfsschulen und Hilfsklassen oder aber in die für die schwereren Fälle bestehenden Idiotenanstalten ist gemeinsame Aufgabe von Arzt und Lehrer, die aber unterstützt werden müssen von allen, die das Kind zu beobachten Gelegenheit haben.

III. Wesen und Verlauf, Ursachen und Verhütung der Geisteskrankheiten.

Jedem, der mit Geisteskranken zu tun hat, drängt sich immer wieder die Frage nach dem Wesen der Geisteskrankheiten auf. Ist schon die Frage nach dem Wesen einer körperlichen Krankheit schwer zu beantworten, so ist es jene noch weit mehr. Da wir nicht wissen, was die Seele ist, können wir auch nicht wissen, welche Bewandtnis es mit den seelischen Störungen hat. Aber wir müssen wenigstens versuchen, der Sache näher zu kommen, indem wir die Forschung an einer uns zugänglichen Stelle aufnehmen, nämlich von der Seite des Körpers her. Wohl können wir nie sagen, warum und in welcher Weise eine körperliche Störung eine solche im seelischen Geschehen erzeugt; aber wir wissen aus tausendfacher Erfahrung, daß uns bekannte körperliche Vorgänge immer diese oder jene Folge auf seelischem Gebiet nach sich ziehen. Das weitaus wichtigste Organ, dessen Funktionieren Voraussetzung allen geistigen Lebens ist, ist bekanntlich das Gehirn; aber seine Erkrankungen sind vielfach nur der Ausdruck irgendeiner einem andern Körperteil widerfahrenen Schädigung. Darum müssen wir den Gesamtorganismus beobachten, Störungen seiner Entwicklung, Regelwidrigkeiten im Stoffwechsel, insbesondere solche, die jene vielfach genannten Drüsen mit innerer Sekretion betreffen. Überall sind wenigstens gute Anfänge vorhanden, welche uns ein Fortschreiten unserer Erkenntnis verheißen.

Einen breiten Raum nehmen im Bereich der einschlägigen Forschungen die Untersuchungen über Gehirnveränderungen bei Geisteskranken ein. Kennen wir auch für die große Menge der funktionellen Störungen keine anatomischen Grundlagen, so sind sie doch bei allen organischen Krankheiten nachweisbar. Die anatomischen Veränderungen können die verschiedensten Teile des Gehirns betreffen: die Gehirnmasse als Ganzes kann vermindert, ein Teil der Windungen kann geschrumpft sein; einzelne Partien können durch äußere Einwirkungen, etwa eine Schlag- oder eine Schußverletzung zerstört worden sein; eine Geschwulst oder ein Abszeß kann Gehirnmasse zerstören; die das Gehirn versorgenden Blutgefäße können geborsten und damit ihr Inhalt in die Gehirnmasse ausgetreten oder sie können verstopft und damit das von ihnen versorgte Gebiet unernährt sein; Entzündungen des Gehirns selbst oder seiner Häute können die normale Funktion unterbrechen; Gehirnhäute und Gehirn können verwachsen, das Gehirnwasser kann vermehrt sein. Sehr viele weitere Veränderungen deckt die mikroskopische Betrachtung auf; ihre richtige Deutung allerdings setzt noch viel mehr besondere Kenntnisse voraus: durch das Mikroskop erkennen wir im Gehirn bekanntlich zunächst die Grundmasse, in sie eingelagert das sogenannte Stützgewebe und als eigentliche Nervensubstanz die Nervenzellen und Nervenfasern; sie alle können krankhaft entarten und damit zu Geisteskrankheiten führen. Die Nervenzellen können verfetten, können durch Einlagerung von Farbstoffen oder von Kalk untüchtig werden oder können einschrumpfen; die Nervenfasern können die Markscheide verlieren, von der sie normalerweise umgeben sind; das Stützgewebe, das auch wieder aus Zellen und Fasern besteht, kann wuchern; in der Grundmasse können Zerfallsstoffe eingelagert werden, und insbesondere zeigen oft die sie durchziehenden Gefäße Veränderungen. Die wichtigsten Veränderungen liegen in der Hirnrinde, nicht im Markteile; aber auch dieser wird von Veränderungen betroffen, und selbst das verlängerte Mark, das den Übergang zum Rückenmark bildet, wie auch dieses und sogar die den Körper durchziehenden Nerven bleiben gelegentlich nicht verschont. Alle diese Störungen können sich in verschiedener Weise miteinander verbinden. Sie können auch alle in verschiedener Stärke auftreten. Daraus ergibt sich die Mannigfaltigkeit der psychotischen Bilder, und eine gewisse Wahrscheinlichkeit spricht dafür, daß ganz feine Veränderungen des anatomischen Baues (oder zum mindesten der Funktionen) sogar bei den sogenannten funktionellen Erkrankungen vorhanden sind; wir können sie nur noch nicht nachweisen, und sie müssen so geringfügig sein, daß sie wieder ausgleichbar, die Krankheiten also heilbar sind.

Aus allem ergeben sich nicht nur die verschiedenen Äußerungsformen, sondern auch die verschiedenen Möglichkeiten des Verlaufs der Geisteskrankheiten. Von den angeborenen Veränderungen des Gehirns wird man nicht erwarten, daß sie sich ausgleichen; die angeborenen Geisteskrankheiten sind also von vornherein als unheilbar zu betrachten. Ebenso sind es aber auch viele der erst später erworbenen, während andere in Heilung ausgehen. Diese Heilung kann entweder so vollkommen sein, daß keine Spur der Krankheit nachher nachweisbar ist; oder aber es ergibt sich eine Heilung mit Defekt, bei welcher zwar die meisten Symptome verschwunden sind, eins oder das andere aber doch noch bestehen geblieben ist. Man spricht ferner von sozialer Heilung, nämlich dann, wenn zwar genügend Anzeichen noch auf die vorausgegangene Krankheit hinweisen, aber nur solche, die den Menschen nicht anstaltsbedürftig machen, ihm vielmehr das Leben innerhalb der menschlichen Gesellschaft und eine gewisse Betätigung in ihr gestatten. Als akut bezeichnet man Krankheiten, die ziemlich plötzlich einsetzen und nach einer begrenzten Frist abklingen, als chronisch umgekehrt diejenigen, die schleichend beginnen und sich über viele Jahre, gewöhnlich bis ans Lebensende hinziehen, wenn auch vielleicht mit Schwankungen der Stärke. Einzelne Krankheiten verlaufen in Schüben, d. h. es treten immer von Zeit zu Zeit akute Phasen ein, während dazwischen Zeiten leidlich normalen Befindens liegen, ohne daß doch die Anzeichen des Irreseins ganz verschwunden wären. Tritt zwischen einem Krankheitsanfall und dem nächsten völlige Genesung ein, so bezeichnet man den Verlauf als periodisch. Sind die Krankheitsanfälle nicht gleich, sondern von der Art, daß der eine mehr oder weniger ausgesprochen das Gegenteil des andern darstellt, so redet man von einem zirkulären Verlauf. Besondere Verschlimmerungen im Verlauf einer Krankheit, die sich aber wieder ausgleichen, nennt man Exazerbationen. Unter Remission versteht man umgekehrt das zeitweilige Nachlassen der Symptome, also eine, allerdings nur vorübergehende Besserung, die sogar eine Heilung vortäuschen kann. Der Ausgang der Geisteskrankheit ist bei organischen Störungen gewöhnlich der Tod. Der Tod kann aber indirekt auf die Geisteskrankheit zurückzuführen sein auch bei einer Reihe anderer Psychosen, z. B. auf dem Wege des Selbstmords, der Selbstverletzung, der Nahrungsverweigerung oder irgendwelcher sinnlosen Handlung.

Über die Ursachen der Geisteskrankheiten sind wir nur zum Teil im klaren. Die Aufhellung der Verhältnisse stößt auf große Schwierigkeiten; denn so einfach wie sich namentlich die Angehörigen unserer Kranken die Sache denken, ist sie in Wirklichkeit nicht; irgendein seelischer Schmerz, der einem Menschen widerfahren ist, gibt wirklich, entgegen der landläufigen Ansicht, nur ganz ausnahmsweise einmal die Ursache zur Erkrankung, vielleicht richtiger überhaupt nur den Anstoß zum Ausbruch des Leidens. Wahrscheinlich müssen immer mehrere Umstände zusammentreffen, um die Krankheit zu erzeugen, die ursprüngliche Veranlagung, der augenblickliche Zustand und eine die Persönlichkeit treffende Schädlichkeit oder auch deren mehrere. Gleich oder ganz ähnlich veranlagte Menschen werden verschiedene Aussicht zu erkranken haben, je nach der Gestaltung der Umstände und je nach den Schädlichkeiten, denen sie ausgesetzt sind. Die Seele und damit die seelischen Erkrankungen sind etwas so Kompliziertes, daß hier weniger als sonst irgendwo der Satz gilt: gleiche Ursachen, gleiche Wirkungen. Gewöhnlich entzieht sich ein Teil dessen, was als Ursache in Betracht kommt, unseren Augen überhaupt vollkommen. Daher kommt es auch, daß scheinbar gleiche Ursachen unter Umständen ganz verschiedene Formen von geistiger Störung hervorrufen.

Die auslösenden Schädlichkeiten sind teils körperlicher, teils psychischer Art. Unter den körperlichen stehen begreiflicherweise obenan die Erkrankungen des Gehirns insofern als diese fast immer seelische Gleichgewichtsstörungen mit sich bringen, also z. B. die Hirnhautentzündungen oder Blutandrang und Blutleere im Gehirn oder Geschwülste und grobe Verletzungen des Gehirns. Aber nicht selten bildet das Irresein auch eine Teilerscheinung einer in einem ganz andern Körperteile lokalisierten Krankheit. So kennen wir Seelenstörungen bei Tuberkulose, bei Typhus, bei Influenza, wie überhaupt bei allen fieberhaften Erkrankungen; eine ganz enorme Bedeutung für das Zustandekommen von Psychosen hat bekanntlich die Syphilis, die neben dem Gehirn ja auch andere Organe befällt. Es können die Psychosen aber selbst von einem körperlichen Vorgang ausgelöst werden, der an sich nicht einmal krankhaft ist, wie z. B. Menstruation und Schwangerschaft. Wie groß die Rolle ist, welche die Gifte spielen, das ergab sich schon aus der Häufigkeit, mit welcher diese bei Besprechung der einzelnen Krankheitsbilder als Ursache genannt werden mußten. Der gefährlichste Feind neben der Syphilis ist zweifellos der Alkohol, namentlich der Schnaps. Der Alkohol schädigt ja auch andere Organe, aber doch mit in erster Linie das Gehirn, dessen Leistungen er auch schon in dem Falle herabsetzt, in welchem es zu einer Krankheit nicht eben kommt. Wirkt er auch nicht auf jede Natur gleich verderblich ein: die enorm hohe Zahl von Alkoholikeraufnahmen, wie sie namentlich die in Schnapsgegenden gelegenen Anstalten aufweisen, sprechen eine nur zu beredte Sprache. Und der Alkohol schädigt, hierin der Syphilis gleichend, nicht nur die Psyche des Säufers selbst, sondern gefährdet auch noch die Nachkommenschaft in ihren geistigen Anlagen. Neben dem Alkohol sind dann als höchst gefährlich noch zu nennen das Morphium und das Kokain, während die anderen gelegentlich Krankheit erzeugenden Gifte eben wegen ihrer Seltenheit eine weniger große Rolle spielen. Sehr wichtig sind dagegen die im Innern des Körpers selber erzeugten, wie z. B. alle jene im Zusammenhang mit falscher Funktion der Schilddrüse sich entwickelnden Gifte. — Unter den psychischen Ursachen geistiger Erkrankungen wären anzuführen heftige Gemütsbewegungen, vor allem Schrecken, wie er ż. B. im Krieg, bei Erdbeben, bei Grubenkatastrophen wirksam wird, oder lange andauernde schwere Angst. Vielleicht wirkt auch einmal geistige Überanstrengung (zumal bei gleichzeitiger körperlicher Inanspruchnahme) verderblich. Die Einwirkungen von Untersuchungs- und Strafhaft wecken nicht gar zu selten psychotische Erscheinungen. Wie das psychotische Beispiel zur Nachahmung und damit auch zur Psychose führen kann (induziertes Irresein), das wurde erwähnt, ebenso der Umstand, daß gelegentlich der Wunsch, krank zu erscheinen oder krank zu sein, wirklich Krankheit erzeugt (Hysterie).

Mindestens ebenso wichtig wie die angeführten äußeren Ursachen sind nun aber die inneren. Schon das Lebensalter spielt eine Rolle. Sind Geistesstörungen (vom Schwachsinn abgesehen) im Kindesalter selten, so werden sie in den Entwicklungsjahren um so häufiger, und während auf der Lebenshöhe Alkohol und Syphilis, vielleicht auch der schwere Kampf ums Dasein ihre verderbliche Wirkung entfalten, liegt es in den Rückbildungsjahren und im Greisenalter wieder mehr im Lebensalter und den dadurch herbeigeführten inneren Veränderungen bedingt, wenn sich Geisteskrankheiten häufen. Daß Frauen durch das Fortpflanzungsgeschäft etwas mehr gefährdet sind, wurde schon angedeutet; dem Mann hingegen droht durch die erwähnten Gifte größere Gefahr; so weisen die Gesamtzahlen der beiden Geschlechter keine großen Unterschiede auf. Nicht ohne

Einfluß auf die Häufigkeit der Geisteskrankheiten bleiben die Kulturverhältnisse, wenn man sich auch häufig die Wirkung der Großstadt und ihres „nervenaufreibenden" Getriebes größer vorstellt als es die genaue Statistik bestätigt. Daß der Beruf einen Einfluß habe, das wird (wenn wir davon absehen, daß der Alkohol natürlich die im Alkoholgewerbe Beschäftigten vielfach schädigt) gewiß häufiger vorgetäuscht, als es wirklich der Fall ist; in Wahrheit sind es eben ganz bestimmte Berufe, zu denen sich psychopathische Persönlichkeiten drängen; Landstreichertum und Verbrechen führen auch nicht zum Irresein, sondern entsprechend Veranlagte werden Landstreicher, Verbrecher. Ähnlich liegt es vielleicht, wenn wir Zahlen zusammenstellen über die Häufigkeit der Psychosen bei Unverheirateten und sie gegenüberstellen denen der Verheirateten. Wohl aber ist die Rasse, der Volksstamm, dem ein Mensch angehört, nicht nur für die Form der Psychose, sondern auch für seine Gefährdung wenigstens in gewissem Grade ausschlaggebend. Klimatische Verhältnisse sind sicher auch von Einfluß, insbesondere große Hitze; jeder weiß ferner, daß die Zahl der Aufnahmen in die Irrenanstalten im Frühling ansteigt, ebenso wie die Zahl der Selbstmorde und die gewisser Verbrechen.

Im Gegensatz zu den eben angeführten allgemeinen Ursachen, die immer allen Menschen oder doch einem größeren Kreis gemeinsam sind, gibt es nun noch eine Reihe von persönlichen Ursachen, die nur einem Individuum eigen sind und seine größere oder geringere Anlage zu geistiger Erkrankung bestimmen. Die wesentlichste der in Betracht kommenden Fragen umfaßt das große Gebiet der Erblichkeit. Die „erbliche Belastung" ist heutzutage das Schlagwort weiter Kreise geworden und spukt in den Köpfen der Bierbankweisen wie der Romanschreiber. In Wirklichkeit ist die Frage der Vererbung äußerst verwickelt. Unter Vererbung verstehen wir ganz im allgemeinen die Fähigkeit, geistige oder körperliche Eigenschaften auf die Nachkommen zu übertragen. Nicht übertragen werden Eigenschaften, die erst im Laufe des Lebens erworben worden sind. Alle andern Eigenschaften aber können bei den Kindern in bunter Mischung wieder auftreten. Zu den häufig vererbten Anlagen gehört die zur geistigen Erkrankung. Nicht die Krankheit selbst wird übertragen, wohl aber eine gewisse Neigung zu erkranken, die dann, unter Umständen durch Hinzutreten weiterer Schädigungen, zur Psychose führt. Der Erbgang kann dabei so sein, daß unmittelbar von Vater oder Mutter auf das Kind übertragen wird; diese können aber auch Anlagen übermitteln, die in ihnen selbst zwar nicht sichtbar vorhanden waren, wohl aber in ihren Eltern oder noch weiter zurückliegenden Ahnen, die in ihnen also wohl geschlummert haben. Belastend sind schließlich auch noch geistige Krankheiten eines Seitenverwandten, der Geschwister, der Geschwister von Eltern oder Großeltern oder deren Nachkommen. Weitaus am gefährlichsten ist eine Belastung von väterlicher und mütterlicher Seite gleichzeitig. Als belastend für Geisteskrankheiten sind aber nicht nur die ausgesprochenen Psychosen anzusehen, sondern auch, freilich mit geringerem Belastungsgewicht, schwere Nervosität, auffallende Charaktere mit Absonderlichkeiten in der Lebensführung, Neigung zu Selbstmord oder verbrecherischen Handlungen. Untersucht man unter diesen Gesichtspunkten die Stammtafeln unserer Geisteskranken, so zeigt sich in etwa drei Vierteln aller Fälle nachweisbare Belastung innerhalb der näheren Verwandtschaft. Aber freilich: auch in den Familien geistig Gesunder findet man sehr häufig die gleichen Verhältnisse, vielleicht in der Hälfte der Fälle wenigstens. Immerhin: eine gewisse „Mehrbelastung" findet sich schon bei den Kranken, besonders wenn man nur die Belastung von seiten der Eltern und nur die durch ausgesprochene Geisteskrankheit berücksichtigt. Im ganzen scheint der Einfluß des Vaters bei der Vererbung von Geisteskrankheiten viel stärker zu sein als der der Mutter. Natürlich macht sich der Einfluß der Vererbung mehr bei Krankheitsformen geltend, die aus inneren Ursachen entstehen, als bei den durch äußere Ursachen bedingten. In sehr vielen Fällen vererbt sich ganz genau die Form der Erkrankung; das gilt vor allem für das Jugendirresein und für das manisch-melancholische Irresein, ferner für Epilepsie und für Alkoholismus. Nicht um eigentliche Vererbung handelt es sich, wenn eine Keimschädigung durch Alkoholismus oder Syphilis oder ähnliches erfolgt ist, in deren Gefolge nun eine geringere Widerstandsfähigkeit des Gehirns, eine gesteigerte Psychosenbereitschaft sich einstellt. Die Tatsache wirklicher erblicher Belastung braucht natürlich noch nicht zur Erkrankung führen; die Vererbung des Krankhaften ist kein unabwendbares Verhängnis, das fort und fort seine Opfer fordern müßte; es gibt neben der von Geschlecht zu Geschlecht sich fortpflanzenden Belastung auch eine Entlastung, eine Blutauffrischung, neben der Degeneration eine Regeneration. Selbstverständlich taucht immer die Frage auf, wann und wie die vererblichen psychischen Störungen zum erstenmal in einer Familie auftraten; die Wissenschaft weiß keine Antwort auf diese Frage; einmal ist einer „aus der Art geschlagen", vielleicht durch besonders ungünstige Blutmischung, vielleicht durch Schädigung der Keime bei den Eltern — man weiß es nicht.

Neben der Vererbung spielen als Ursachen geistiger Erkrankung zweifellos eine Rolle Störungen in der Entwicklung der Keime, nicht selten, wie schon angedeutet, hervorgerufen durch Alkohol oder Syphilis der Eltern, dann aber auch durch Erkrankung oder Schädigung der Mutter während der Schwangerschaft oder durch Erkrankung der im Mutterleib heranwachsenden Frucht. Geringe Widerstandsfähigkeit in seelischer Richtung ebenso wie in körperlicher kann die Folge sein. Nach der Geburt kann in der gleichen Weise Schaden gestiftet werden durch falsche Erziehung, durch zu weitgehende Verweichlichung vor allem, durch eine mangelhafte Pflege der Willenskräfte, zumal im Gegensatz zu denen des Verstandes, aber auch durch ein Hineingestoßenwerden in den die angeborenen Kräfte übersteigenden Kampf ums Dasein, der durchgefochten werden muß, um des Lebens Notdurft zu befriedigen oder den gezüchteten Ehrgeiz zu stillen.

Ursprüngliche Anlage und die im Leben erlittenen Schicksale formen die Persönlichkeit. Sie sind auch, das kann keinem Zweifel unterliegen, die Mächte, welche die Geisteskrankheit bedingen. Ja noch mehr: in sehr vielen Fällen geben sie der Geisteskrankheit ihre Form und ihren Inhalt.

Wenn wir so, nach dem soeben Angedeuteten, doch immerhin einiges über die Entstehung geistiger Störungen wissen, so folgt daraus, daß wir wohl auch versuchen können und versuchen müssen, ihre Entstehung zu verhindern, ihnen vorzubeugen. Hierin mitzuarbeiten ist jeder einzelne berufen, ganz besonders aber jeder im Irrendienste Stehende, Pfleger wie Ärzte; jeder wird einmal in seinem Kreise raten oder helfen können.

Wegen der erörterten großen Bedeutung der Vererbung ist jedem Geisteskranken und jedem schwer geisteskrank Gewesenen die Eingehung der Ehe dringend zu widerraten. Der nur Belastete, aber nicht selbst Erkrankte sollte mit der Eheschließung wenigstens warten, bis die so gefährliche Zeit der Entwicklung, also etwa das dritte Lebensjahrzehnt, hinter ihm liegt, und er sollte sich zur Ehe jedenfalls einen möglichst gesunden Partner auswählen, zum mindesten die Heirat mit einem Blutsverwandten vermeiden. In manchen Fällen wird man zweckmäßigerweise (durch ärztliche Maßnahmen) zum mindesten die Erzeugung von Kindern zu verhindern suchen. Daß es auch von unserem Gesichtspunkte aus notwendig ist, alle der Bekämpfung der Trunksucht und der Syphilis geltenden Bestrebungen zu fördern, liegt nach dem oben Ausgeführten auf der Hand; beide führen ja nicht nur, ebenso wie Morphium und Kokain und einige andere Gifte, bei dem Vergifteten selbst oft zu Geisteskrankheit, sondern machen auch seine Nachkommen in dieser Richtung widerstandsunfähig. Die Erziehung wird zu große Strenge ebenso vermeiden wie zu weitgehende Verweichlichung und wird in erster Linie die Entwicklung des Charakters zu leiten haben, die Schaffung von harmonischen Persönlichkeiten erstrebend, wird Überhitzung der Phantasie, zu starke Anstachelung des Ehrgeizes, Weckung übergroßer Empfindlichkeit vermeiden, aber nicht minder auch auf Pflege des Körpers achten, muß namentlich auf ausreichenden Schlaf bedacht sein, das Gehirn vor Übermüdung schützen. Später muß bei der Wahl des Berufs die Eigenart des Kindes in Betracht gezogen werden, so daß namentlich irgendwie gefährdete Individuen von besonders gefahrbringenden, mit unruhiger Lebensweise verknüpften Berufen ferngehalten werden, und daß die beruflichen Ziele nicht höher gesteckt werden, als es der Begabung entspricht. An der Verhütung geistiger Erkrankungen arbeitet schließlich jeder mit, der sich irgendwie „sozial" betätigt und damit für andere den Kampf ums Dasein leichter gestaltet, wer an der Aufklärung der Massen mitwirkt und sie vor allem von der Schädlichkeit der oben erwähnten Gifte überzeugt, wer irgend etwas zur Erkenntnis der Geisteskrankheiten, zur Förderung der psychiatrischen Wissenschaft beiträgt.

IV. Behandlung der Geisteskrankheiten.

Wie in allen vorhergehenden Abschnitten so müssen wir natürlich erst recht in diesem uns beschränken auf das für den Pfleger Wichtige. Das ist freilich recht viel; denn die ihm anvertraute Pflege des Kranken stellt einen ganz wesentlichen Teil der Behandlung überhaupt dar.

Mit der Erörterung über die Verhütung der Geisteskrankheiten nahmen wir ein Gebiet vorweg, das ebensogut in dem Abschnitt über die Behandlung hätte besprochen werden können: Verhütung der Krankheit ist eigentlich schon die erste Aufgabe dessen, der heilen will. Die Pflichten des Pflegers berührt sie nicht unmittelbar.

Wenn wir nun im folgenden über die Behandlung der Geisteskrankheiten sprechen, so ist das, wie von vornherein nachdrücklich betont sei, in gewissem Sinne falsch: wir behandeln grundsätzlich nie die Krankheit als solche, sondern den Kranken als Träger der Krankheit.

Und weil es sich nicht um etwas Lebloses, die Krankheit, handelt, sondern um lebende Menschen, darum genügt natürlich alles Lernen aus Büchern nicht; nur der unmittelbare Umgang mit dem Kranken selbst kann schließlich den höchsten Grad von Tüchtigkeit im Pflegerberuf bringen. Mit ganzer Seele muß der angehende Pfleger sich in den Verkehr mit den Kranken hineinstürzen, um alles, was es da gibt, selbst zu sehen, zu durchleben, auf sich wirken zu lassen. Nur so wird es ihm schließlich gelingen, auch unter schwierigen Umständen Herr der Lage zu bleiben. Anfängliche Hilflosigkeit oder gar Ängstlichkeit darf keinen abschrecken; sie sind überwindbar.

Aber dafür ist freilich Voraussetzung, daß er von vornherein ganz bei der Sache ist. Im Pflegerberuf kann man überhaupt eigentlich nur Äußerlichkeiten, Nebensächliches mehr oder weniger lernen; das Wesentlichste muß angeboren sein, der innere Drang zu helfen, auf schwierigen, vielleicht aussichtslosen Posten auszuharren, um einem Kranken sein Los zu erleichtern, zu seiner Besserung oder Heilung beizutragen, zugleich die übrige Menschheit vor Gefährdung durch den Kranken zu schützen. Um in diesem Sinne helfen zu können, muß der Pfleger die Gabe haben, sich in seine Kranken hineinzudenken und hineinzufühlen, ihre inneren Regungen zu erraten, in ihrer Seele zu lesen. Das schulmäßig Erlernte wird ihm dabei zu einer klareren Beurteilung des gefühlsmäßig Erlebten verhelfen.

Um sich in dieser Weise in den Kranken vertiefen zu können, muß der Pfleger auch selbst ein gewisses Maß von allgemeiner Menschenkenntnis besitzen, und er darf kein weltfremder Sonderling sein; selbst wenn er noch so sehr in seinem Berufe aufgeht, darf er darüber nicht die Beziehungen zur Außenwelt verlieren. Nur so wird er die nötige Unbefangenheit und Ungezwungenheit im Verkehr mit den Kranken aufbringen können. Das wird vor allem auch bewahren vor einer zu weitgehenden Vertraulichkeit gegenüber den Kranken, die natürlich ebenso zu vermeiden ist wie abstoßende Kälte. Immerhin wird im ganzen der Kranke lieber einmal eine vielleicht weitgehende Herzlichkeit über sich ergehen lassen als immer nur die Kühle des nur die notwendigsten Dienste verrichtenden Wärters zu fühlen. Nichts tut den Leidenden weher als die Erkenntnis, daß der ihn Pflegende nur eben die vorgeschriebene Pflicht tut, für die er bezahlt wird, und die er nicht vernachlässigen darf, wenn er die ihn ernährende Stelle behalten will; der Kranke muß fühlen, daß ein innerer Beruf den Pfleger dazu getrieben hat, sich dem Irrendienste zu widmen.

Eine der wichtigsten Voraussetzungen, ihm dies stets aufs neue zeigen zu können, ist eine unerschöpfliche Geduld. Gewiß ist es manchmal sehr schwer, die Geduld nicht zu verlieren, wenn ein Kranker immer wieder aus scheinbarer Bosheit sein Bett verunreinigt, seine Kleidung zerreißt, die Nahrungsaufnahme verweigert und dergleichen mehr. Aber selbst in solchen Fällen darf nie vergessen werden, daß Irre Kranke sind, und daß Geisteskranke für ihre Handlungen nicht wie Gesunde zur Rechenschaft gezogen oder gar gestraft werden dürfen. Selbst wenn man den Eindruck hat, daß der Kranke recht wohl wisse, dies oder jenes sei unrecht, und er tue es „zum Trotz“, selbst dann vergegenwärtige man sich die Tatsache, daß in seinem geistigen Getriebe eben andere Gesetze herrschen als in dem des normalen Gehirns, Gesetze, denen er folgen muß, deren Wirkungen er zum mindesten nicht die gleichen hemmenden Kräfte entgegensetzen kann wie ein Vollsinniger. Natürlich steht der Grundsatz, daß wir Kranken gegenüber nie strafend vorgehen dürfen, nicht im Gegensatz zu unserer Aufgabe, den Kranken zu erziehen; erziehen wir ihn durch unermüdliche Geduld allmählich dazu, sich der Anstaltsordnung anzupassen, sich womöglich an der Arbeit der anderen Kranken zu beteiligen, so haben wir damit in allererster Linie in seinem eigenen Interesse gehandelt.

Eine weitere für den Pfleger unerläßliche Eigenschaft ist die unerschütterliche Ruhe. Er darf sich durch nichts verblüffen, durch nichts aus dem Gleichgewicht bringen lassen. Das wird natürlich auch zum Teil von seiner ursprünglichen Anlage abhängen, zum Teil aber auch davon, wieviel er von Geisteskrankheiten im allgemeinen, wieviel er im besonderen von seinem Patienten weiß. Der Kranke muß stets das Gefühl haben, daß er im Pfleger ebenso wie im Arzt einen festen Halt hat, der von den Stürmen, die ihn selbst durchtoben, unberührt und infolgedessen imstande ist, ihm eine Stütze zu sein. Mag kommen, was da wolle, Schreien und Gewalttätigkeiten, ein Anfall oder irgendein unerwartetes äußeres Ereignis, der Pfleger muß äußerlich und innerlich seine Ruhe bewahren. Insbesondere dürfen Miene und Bewegungen nie Furcht oder Ängstlichkeit verraten, ebensowenig natürlich irgend etwas Herausforderndes enthalten. Selbstverständlich soll der Pfleger nicht stumpf den Ereignissen gegenüberstehen, soll wohl zeigen, daß alles, was den Kranken bewegt, auch bei ihm Beobachtung, Widerhall findet. Ist Mitleid jedem Kranken gegenüber am Platze, so verdienen unsere Geisteskranken, die von der Außenwelt mehr oder weniger abgeschnitten sind, erst recht unsere Teilnahme bei allem, was in ihnen vorgeht. Ganz besonders glücklich ist der Pfleger veranlagt, der mit einer gewissen Heiterkeit an alles im Leben herantritt; sie hat nichts mit ausgelassener

Lustigkeit oder gar mit der Neigung zu Spott und Ironie gemein, gibt vielmehr das überlegene Verstehen, den das Krankenzimmer erhellenden Sonnenschein.

Endlich ist darauf hinzuweisen, wie notwendig es ist, daß wir unseren Kranken mit Offenheit, ohne Hinterlist und Verstellung begegnen. Die Laien haben ja oft die Meinung, man müsse den Kranken nur etwas vorschwindeln, um mit ihnen fertig zu werden. Das ist aber das Verkehrteste, was wir tun können, weil wir auf diese Weise bei unseren Schutzbefohlenen alles Vertrauen verlieren, und haben wir es einmal verloren, so haben wir einen gar schweren Stand. Gewiß wird man nicht jedem Kranken immer die volle Wahrheit ins Gesicht sagen dürfen, schon um ihn zu schonen, nicht durch eine Härte zu verletzen; aber ihn an der Nase herumzuführen, ihm etwas zu versprechen, was nicht gehalten werden kann, das ist auch dem Geisteskranken gegenüber unmoralisch und darum, selbst wenn es uns einen Augenblick lang unsere Stellung erleichtern sollte, für den Dauerverkehr durchaus unzweckmäßig. Wir geben unseren Kranken weitgehend die Wahrheit; wir sagen ihm, daß wir die von ihm vorgebrachte Wahnidee für nicht mit der Wirklichkeit übereinstimmend halten; wir sagen ihm namentlich auch offen, daß wir ihn für krank halten, und daß wir ihn dementsprechend wie einen Kranken behandeln müssen; das zu wissen, wirkt nicht selten wie eine Erlösung auf ihn, wenn er es uns auch in vielen anderen Fällen nicht glauben, durch Gegengründe zu widerlegen versuchen wird. Weiß der Pfleger nicht recht, was er auf Fragen der Kranken antworten soll, so steht es ihm ja immer frei, sich hinter dem Arzt zu verschanzen, den Kranken auf diesen zu verweisen. Hält er, wie es vielleicht einmal vorkommen kann, einen Pflegling selbst nicht für geistesgestört, so tröste er sich damit, daß er dies zu beurteilen eben nicht imstande sei, und auch dem Kranken mag er in solchem Falle auf dessen Fragen und Drängen erklären, zur Entscheidung der Frage „krank oder gesund" sei nicht er, sondern der Arzt berufen.

Ein Gegenstück zu der verlangten Offenheit ist die nicht minder zu fordernde Verschwiegenheit. Gewiß muß der Pfleger, im Interesse des Kranken, dem Arzt über all seine Beobachtungen, über alle Äußerungen des Kranken Bericht erstatten; aber jedem anderen Menschen gegenüber hat er reinen Mund zu halten; von dem in der Anstalt Gesehenen und Gehörten, soweit es Kranke und ihre Angelegenheiten betrifft, hat die Außenwelt durch ihn nichts zu erfahren. Auch Briefe, die der Kranke schreibt und ihm zur Beförderung übergibt, hat der Pfleger ungelesen dem Arzt auszuhändigen. Nicht einmal auf die von Fremden aus Neugierde oder aus irgendwelchem Interesse gelegentlich an den Pfleger gestellte Frage, ob dieser oder jener Mensch in der Anstalt untergebracht sei, darf Antwort gegeben werden. Die Verschwiegenheit ist ebenso wie die Wahrheitsliebe eine Voraussetzung für das Vertrauen der Kranken. Hüten muß sich der Pfleger selbstverständlich davor, dem Patienten seine Gedanken entlocken oder durch ihn Aufschluß erhalten zu wollen über Familienverhältnisse; uneingeweiht in die Vorgeschichte und in das Wesen der vorliegenden Störung, kann er mit solchen Versuchen allerlei Unheil anrichten, abgesehen davon, daß ihm der Kranke später, nach Eintritt der Besserung, vielleicht zürnt über seine Neugierde. Ebensowenig darf er sich mit dem Kranken in lange Auseinandersetzungen über den Inhalt seiner Wahnideen einlassen; alle weitläufigen Erörterungen müssen unterbleiben, und auch Trostworte, die an traurige oder unzufriedene Kranke gelegentlich gerichtet werden können, seien nur kurz, damit freilich zugleich am wirksamsten. — Was den Pfleger selbst bewegt, was er außerhalb oder innerhalb der Anstalt erlebt hat, damit soll nicht der Kranke unterhalten werden.

Die äußeren Umgangsformen müssen den angeführten inneren Eigenschaften entsprechen. Es gilt da als unumstößliche Regel, daß dem Kranken mit der gleichen Höflichkeit zu begegnen ist wie dem gesunden Erwachsenen. Grußform und Anrede, Bitte und Dank, Darbietung der Speisen und der Medikamente, Rangordnung beim Gehen und ähnliche Höflichkeitsformen müssen sich danach richten. Kein Schimpfwort darf je über die Lippen des Pflegers kommen, geschweige denn Stoß oder Schlag von seiner Hand geführt werden. Fenster und Türen müssen leise geschlossen werden; mit Tellern und Bestecken darf nicht geklappert, mit Schlüsseln nicht geklirrt werden (dies schon deshalb nicht, um den Kranken nicht stets aufs neue an die harte Tatsache zu erinnern, daß er eingeschlossen ist). Der Gang des Pflegers sei leise, nicht polternd, nicht hastig. Man flüstere nicht mit anderen Pflegern oder mit einem Kranken, schon um in dem Patienten nicht den Verdacht zu erwecken, es werde über ihn geredet. Man gebe durch Reinhaltung der eigenen Kleidung wie des ganzen Körpers dem Kranken ein Beispiel der Ordnung und achte auf Reinlichkeit auch deshalb, um dem Kranken nicht durch Unsauberkeit den Appetit zu verderben, wenn man ihm Speisen darreicht. Doppelt und dreifach zu beachten sind all diese Dinge, wenn es sich um die Pflege von Kranken der sog. besseren Stände handelt; von Jugend auf daran gewöhnt, mit besonderer Höflichkeit behandelt und mehr oder weniger bedient zu werden, können sie nicht jetzt, in der Krankheit, etwa neu erzogen werden, und so wird es in manchen Fällen vorkommen, daß bei ihnen der Pfleger neben seinen sonstigen Aufgaben auch allerlei persönliche Dienste zu leisten hat; das wird ihn nicht herabwürdigen, wenn er nur daneben alle seine eigentlichen Aufgaben genau kennt und erfüllt.

Nur ausnahmsweise einmal wird dem an einer Anstalt tätigen Pfleger die Aufgabe zufallen, Kranke in die Anstalt zu überführen, da es zweckmäßigerweise den Angehörigen oder den von der zuständigen Behörde Beauftragten überlassen bleibt, die Kranken dorthin zu bringen. Immerhin wird auch ihm gelegentlich jene Aufgabe gestellt; noch häufiger wird er Kranke von einer Anstalt in die andere zu geleiten haben. Diese zuletzt genannte Aufgabe ist darum die einfachere, weil in diesem Falle der Kranke mit all seinen Eigentümlichkeiten ja bereits bekannt ist, während man andernfalls doch viel eher auf Überraschungen gefaßt sein muß. Jede Begleitung eines Geisteskranken verlangt die größte Aufmerksamkeit. Schon für die Vorbereitungen ist Umsicht erforderlich, um alle Möglichkeiten in Betracht zu ziehen. Die Aufnahmepapiere müssen in Ordnung sein; der Pfleger muß einen Ausweis darüber in der Tasche haben, daß er mit der Überführung von zuständiger Stelle betraut worden ist, da der Kranke dies nicht selten unterwegs bestreiten und damit beim Volke wohl einmal Glauben finden möchte. Die beste Verbindung mit möglichst seltenem Umsteigen auf Zwischenstationen muß ausgesucht sein. Das Gepäck muß geordnet, wenn irgend möglich schon vorausgeschickt sein oder durch Hilfspersonen versorgt werden; ebenso soll die Fahrkarte vorher gelöst sein oder durch andere Personen gelöst werden. Dann erst erfolgt, wenn nicht eine besondere Sachlage es anders ratsam oder notwendig erscheinen läßt, die Eröffnung an den Kranken, daß die Reise bevorsteht. Sträubt er sich zu folgen, so scheue man nicht davor zurück, sanfte Gewalt anzuwenden, ziehe nötigenfalls Hilfskräfte zu; dagegen muß es unbedingt vermieden werden, den Kranken durch irgendwelche Vorspiegelungen zum Mitgehen zu überreden, da Lügen weniger verziehen werden als ehrliche Überwältigung durch eine Übermacht. Hin und wieder wird auch der Arzt durch Verabreichung von Beruhigungs- oder Betäubungsmitteln dem Pfleger die Aufgabe erleichtern. Während der Fahrt muß der Kranke genau im Auge behalten werden, auch beim Aufsuchen des Aborts; stets sitze der Pfleger so, daß der Kranke nicht unmittelbar ans Fenster gelangen kann. Der nötige Mundvorrat muß natürlich zur Hand sein, bei kaltem Wetter ebenso warme Decken usw. Ganz zweckmäßig ist auch die Mitnahme einiger Medikamente und Verbandmittel, die im Falle rasch eintretender Not ärztlicher Weisung entsprechend Verwendung finden können. Selbstverständlich muß auf jede Weise zu verhüten versucht werden, daß sich der Kranke unterwegs verletzt, den Magen verdirbt usw. Jede Handbewegung des Kranken muß daraufhin beachtet werden, ob er nicht etwa schnell noch etwas Gefährliches einzustecken versucht. Ereignet sich trotz aller Vorsicht doch ein unliebsamer Zwischenfall, so ist das Zugspersonal bzw. die Polizei zu Hilfe zu rufen; so rasch wie möglich ist auch die Leitung der Anstalt zu verständigen. Am ehesten wird es gelingen, solche Zwischenfälle zu verhüten, wenn der Pfleger sich mit dem Kranken angeregt unterhält, ihn vielleicht sogar durch Erzählungen auf die Anstalt vorbereitet. Natürlich wird es unter Umständen notwendig sein, die Begleitung durch zwei oder noch mehr Personen ausführen zu lassen; nach alter Erfahrung widersetzen sich einer solchen Überzahl gegenüber auch solche Kranke nicht, die dem einzelnen gegenüber sich sträuben würden.

Ist der Eintritt in die Anstalt erfolgt, so muß der Kranke und müssen seine begleitenden Verwandten alsbald merken, daß die vielen Vorurteile, die leider noch immer gegen die Anstalten bestehen, unbegründet sind. Dazu hat der Pfleger in seinem Teil beizutragen dadurch, daß schon sein Äußeres einen geordneten Eindruck macht, namentlich aber durch seine freundlichen Umgangsformen, die Vertrauen einflößen sollen, durch seine Offenheit, mit welcher er dem Kranken auf etwaige Fragen, wo er denn sei, und was er da solle, ruhig die Wahrheit sagt, vielleicht mit dem Troste, man werde hier sicher nicht länger zurückgehalten, als es die Krankheit nötig mache. Vielfach werden die Kranken von den Angehörigen mit List in die Anstalt gelockt; dann muß die falsche Erwartung ohne weiteres, wenn auch mit Schonung, richtiggestellt werden. Sträubt sich der Kranke, auf die Abteilung zu folgen, so wird auch hier durch den Eindruck der Übermacht an Pflegepersonal sein Widerstreben leicht gebrochen werden, im letzten Notfalle natürlich schließlich auch durch Handanlegen. Dann folgt das Aufnahmebad, das unter Umständen auch gegen den Willen des Kranken erzwungen werden muß, wenn nichts Besonderes dagegen spricht; bei diesem Bad ist gleich auf Zeichen von körperlichen Störungen zu achten, falls solche äußerlich wahrnehmbar sind (Mißbildungen, Geschwülste, Wunden, Narben, Hautausschläge, Ungeziefer). Die Nägel an Fingern und Zehen sind, wenn nötig, gleich zu schneiden; die Haare müssen, wenn sie verwahrlost sind, kurz geschnitten werden (bei Frauen möglichst nur mit Zustimmung der Angehörigen). Während der Kranke badet, sind die Taschen seiner Kleidungsstücke auf ihren Inhalt zu untersuchen; Geld, Wertgegenstände, Gift, Waffen, gefährliche Werkzeuge und Bindfäden sind ihm abzunehmen. Auch denke man daran, daß einzelne Kranke wohl den Versuch machen könnten, dergleichen Dinge rasch irgendwo zu verstecken, um sie nachher im geeigneten Augenblick hervorzuholen und zum Schaden der Umgebung oder zum eigenen Nachteil zu verwenden. Wäsche und Kleider des Kranken werden in der üblichen Weise versorgt, insbesondere auch gleich gezeichnet; alles muß in ein Inventar eingetragen werden. Geld und Geldeswert wird in Verwahrung gegeben. Der Kranke kommt nach der für die Aufnahme bestimmten Abteilung, gewöhnlich zunächst ins Bett.

Selbstverständlich hat in den Krankenräumen größte Sauberkeit zu herrschen, im Interesse der Gesundheit wie des Wohlbehagens. Reinhaltung der Fußböden, der Wände, der Fenster, der Inneneinrichtung; Sorge für rascheste Ausbesserung etwa beschädigter Teile; Fernhaltung von allen gefährlichen Dingen, die dem Kranken als Waffe gegen sich selbst oder gegen andere dienen könnten, z. B. peinliche Entfernung der Feilspähne, die zum Reinigen des Bodens verwendet werden; Abräumen der Eßgeschirre unmittelbar nach Beendigung der Mahlzeit: alles ist Aufgabe des Pflegepersonals. In welchen Räumen an den Wänden Bilder aufgehängt, Blumenstöcke in Blumentischen aufgestellt, Deckchen oder dergl. auf die Tische gelegt werden dürfen, das bestimmt der Arzt; was von ihm in dieser Beziehung als zulässig bezeichnet ist, das soll aber auch wirklich durchgeführt werden, um die Anstaltsräume so weit wie möglich behaglich zu gestalten. Von selbst versteht es sich, daß bei den Lüftungs- und Reinigungsarbeiten Fenster und Türen nur so viel geöffnet werden dürfen, daß einerseits die Kranken nicht in Zugluft geraten, andererseits fluchtgefährlichen Kranken nicht der Anreiz oder gar die Möglichkeit geschaffen werden, zu entweichen. Zu den Reinigungs- und Ausschmückungsarbeiten sind die Kranken selbst, soviel wie möglich, heranzuziehen, falls der Arzt für den einzelnen Kranken seine Zustimmung dazu gegeben hat; die Verantwortung für jene Arbeiten liegt aber natürlich stets auf dem Pfleger, nie auf dem Kranken. Kaum besonders zu erwähnen ist, daß der Pfleger nie den ihm anvertrauten Posten verlassen darf, ohne abgelöst zu sein.

Das Bett des Geisteskranken gleicht im allgemeinen den Betten anderer Kranken. Nur in seltenen Ausnahmefällen sind wir gezwungen, die Lagerstätte unmittelbar auf dem Boden herzurichten, nämlich dann, wenn der Kranke immer wieder die Bettstelle zerstört, um dadurch Waffen oder Ausbruchswerkzeuge in die Hand zu bekommen. In anderen Fällen haben wir besonders tiefe, d. h. mit hohen, meist gepolsterten Seitenwänden ausgestattete Betten in Verwendung, dann nämlich, wenn der Kranke infolge von lange anhaltender starker Erregung oder infolge von epileptischen Anfällen aus dem Bett zu fallen drohte und sich so verletzen könnte. Dem gleichen Zwecke dienen Bettstellen mit ganz niedrigen Beinen. Für Zerstörungssüchtige sind besonders fest gearbeitete Decken in Gebrauch, die dem Zerreißen großen Widerstand entgegensetzen. Immer soll das Bett so sauber wie möglich gehalten werden; die einzelnen Bettstücke sollen möglichst glatt liegen. Bei bettlägerigen Kranken muß das Bett mindestens morgens und abends frisch gemacht, das Leintuch auch in der Zwischenzeit mehrmals glattgestrichen, nach jedem Essen müssen Brosamen entfernt werden, um so dem Wundliegen vorzubeugen. Besondere Vorkehrungen sind noch bei unreinlichen Kranken erforderlich; darauf werden wir zurückkommen. Da das Bett von unseren Kranken gern zum Verstecken von allerlei ihnen wertvoll erscheinenden Gegenständen benutzt wird, so ist auch hierauf zu achten. So weit es möglich ist, sollen die Kranken dazu erzogen werden, selbst ihr Bett in Ordnung zu halten; in anderen Fällen mag der Gesündere dem weniger Leistungsfähigen aushelfen — aber wieder stets unter Kontrolle und Verantwortung des Pflegers. Alles in allem ist immer zu bedenken, ein wie wichtiger Bestandteil unserer ganzen Behandlungsmethode, namentlich bei frisch Erkrankten und bei erschöpften Patienten, die Bettruhe darstellt. Aufregungszustände aller Art verlaufen viel milder, wenn man die Kranken, wie dies seit einigen Jahrzehnten allgemein durchgeführt wird, im Bett liegen läßt und so auch schon das Gefühl in ihnen weckt, daß sie tatsächlich krank sind.

Ein weiteres, sehr wichtiges Behandlungsmittel, dem die jüngste Zeit immer mehr zur Anerkennung und Anwendung verholfen hat, sind die Bäder. Bäder müssen unseren Kranken, natürlich auch abgesehen von allen Heilzwecken, verabreicht werden, um die Reinlichkeit des Körpers sicherzustellen; in regelmäßigen Zwischenräumen sind diese Reinigungsbäder am Platze, ganz besonders bei den arbeitenden, dann auch bei den bettlägerigen Kranken, von den unreinlichen ganz zu schweigen. Aber eine besondere Bedeutung kommt den Bädern zu zur Beruhigung erregter Kranker. Wie schon kalte oder warme Packungen nicht selten einen beruhigenden Einfluß ausüben, so ist es noch viel mehr bei Dauerbädern der Fall, die nicht nur auf mehrere Stunden, sondern über Tage und Nächte ja Monate hindurch ausgedehnt werden können, wenn der Zustand des Patienten es verlangt. Im Wasser verpufft der Bewegungsdrang am harmlosesten; frei vom Zwang der Kleidung kann sich der Kranke bewegen; verläßt er das angenehm warme Bad, so führt ihn das rasch auftretende Frostgefühl schnell selbst wieder dorthin zurück. Bei dauernd Unreinlichen wird das Auftreten des Druckbrandes verhütet,

da der Urin nicht wie im Bett, wo er die Unterlagen durchtränkt, längere
Zeit hindurch die gefährdeten Hautstellen am Rücken reizt. Selbstverständlich werden Dauerbäder nur auf ärztliche Anordnung angewendet. Alle Anstalten besitzen heute für diese Zwecke besondere Einrichtungen. Die dem Pfleger zufallenden Aufgaben sind beim Dienst
im Dauerbad besonders groß. Seine Aufmerksamkeit muß dort in der
verschiedensten Richtung immer wach sein: damit der Kranke nicht
unter das Wasser geht und ertrinkt, absichtlich oder unabsichtlich; daß
der Kranke nicht verbrüht wird durch zu heißes, nicht unter der Kälte
leidet durch zu stark abgekühltes Wasser; daß verunreinigtes Wasser
erneut wird. Alle unnötigen Dinge müssen aus dem Baderaum verbannt
sein. Die Temperatur des Baderaums und seine Durchlüftung sind sachgemäß zu regeln. Der Boden muß so trocken wie möglich gehalten werden.
Besondere Sorgfalt erfordert die Reinhaltung und Behandlung der kostspieligen Wannen. Mit den „Mischbatterien“ muß der Badewärter
vollkommen vertraut sein, ehe er den Dienst übernimmt. Das Badewasser ist stets in die Wanne zu leiten, ehe der Kranke darin sitzt. Muß
es erneuert werden, so steht der Kranke auf. Selbstverständlich ist,
daß der Kranke nicht selber Wasser ein- oder ablassen darf. Keinen
Augenblick darf der Kranke ohne Aufsicht bleiben; Kopfhaltung, Gesichtsfarbe, Atmung müssen ständig beachtet werden. Die Wärme des
Bades beträgt, wenn der Arzt nichts anderes anordnet, 36º C, die Badedauer, wenn es sich nicht um Dauerbäder handelt, ungefähr eine Viertelstunde. Sorgfältiges Trockenreiben der Haut ist nachher stets erforderlich. Die Badewanne ist nach jeder Benutzung gründlich zu reinigen;
wurde sie von Kranken mit Hautkrankheiten oder Eiterungen benutzt,
muß sie desinfiziert werden. Auf ärztliche Anordnung werden den Bädern
gelegentlich zu Behandlungszwecken Arzneistoffe zugesetzt; der Kranke
muß dann besonders davor bewahrt werden, vom Badewasser zu schlucken.

Eine früher viel angewandte Maßnahme wird jetzt nur noch selten
durchgeführt, die Isolierung von Kranken. Ihre Anwendung war
damals so alltäglich, wie die der Zwangsjacke und anderer ähnlicher
Mittel. Sind diese ganz aus der modernen Anstalt verschwunden, so ist
die Isolierung wenigstens auf ein Mindestmaß beschränkt worden, und
das mit Recht. Es wird aber, und zwar je nach den sonstigen Einrichtungen der Anstalt häufiger oder seltener, noch immer Fälle geben, in
welchen der Arzt nach reiflicher Überlegung zu diesem Mittel als dem
kleinsten Übel seine Zuflucht nimmt, selbstverständlich nie, um damit
über den Kranken eine Strafe zu verhängen, sondern nur, weil dieser
sich im Einzelraum, wo keine Eindrücke von außen auf ihn einwirken,
vielleicht am raschesten beruhigt, andere Kranke am wenigsten schädigt.
Nie darf der Pfleger von sich aus zu dem scheinbar einfachen Mittel der
Isolierung greifen, da die damit verbundenen Gefahren sehr groß sind.
Wie leicht kann der unbeobachtete Kranke sich selbst schädigen! Wie
leicht kann er in einem Anfall ersticken! Und wie rasch „verwildert“
der Kranke, wenn die Isolierung längere Zeit durchgeführt wird! Nicht
selten steigern sich auch im Einzelzimmer Angst, Verwirrtheit, Sinnestäuschungen und Wahnideen, und der Zornaffekt, der sich anhäuft, ent-

lädt sich dann gewöhnlich dem schließlich Eintretenden gegenüber um so heftiger. Die Verbringung in den Einzelraum muß so schonend wie möglich erfolgen; das wird dadurch erreicht, daß möglichst viele Pfleger zur Hilfeleistung beigezogen werden, und daß jeder vorher genau weiß, wo und wie er nötigenfalls zugreifen muß. In der „Zelle" hat der Kranke sein Bett, meist aber ohne Bettlade, da diese zu leicht abgebrochen und zu Waffen verarbeitet werden kann, und, wenn es sich um eine längere Isolierung handelt, ein Nachtgeschirr aus nicht zerbrechlichem Stoff. Natürlich darf der Kranke nunmehr auch nicht etwa dauernd sich selbst überlassen bleiben; es müssen sich vielmehr immer von Zeit zu Zeit Pfleger, am besten auch stets mehrere, nach ihm umsehen und sich überzeugen, daß alles in Ordnung ist. Am raschesten tritt die Beruhigung und damit das Ende der Isolierungsnotwendigkeit ein, wenn es gelingt, den Patienten in seiner Zelle zu einer harmlosen Beschäftigung oder zum Lesen von Zeitungen und Büchern zu bringen, und tatsächlich ist dies recht oft der Fall. Ferner ist es zweckmäßig, die Isolierung im Einzelraum zu unterbrechen durch mehrstündige Bäder, die ja auch beruhigend wirken und so den Zweck der Isolierung unterstützen; die Zeit des Aufenthalts im Bad wird dann ein Pfleger dazu benutzen müssen, im Isolierraume nachzusehen, ob nichts versteckt, ob kein Fenster lose, keine Türangel gelockert ist, und insbesondere, um das Zimmer zu reinigen und zu lüften.

Weiter spielt eine Rolle in der Behandlung der Geisteskranken die Anwendung von Arzneimitteln; allerdings sind wir ja leider, außer wenn körperliche Leiden zu bekämpfen sind, fast ganz darauf beschränkt, Beruhigungs- und Schlafmittel zu verabreichen; aber durch die richtige Auswahl und rechtzeitige Darreichung dieser kann auch schon viel genützt werden. Was und wieviel gegeben werden soll, bestimmt natürlich der Arzt. Daß die Mittel pünktlich dargereicht werden, das ist Aufgabe des Pflegers, ebenso wie auch bis zu einem gewissen Grad die Beobachtung der Wirkung. Er muß darauf achten, daß der Kranke das ihm verordnete Mittel wirklich in seiner Gegenwart nimmt und schluckt, da es lebensüberdrüssige Kranke immer wieder versuchen, die Schlafmitteldosen vieler Nächte zusammenzusparen, um sie dann in selbstmörderischer Absicht auf einmal zu nehmen. Er muß weiter darauf achten, daß nicht Medikamente offen herumliegen, so daß der Kranke sie sich selbst einverleiben kann, vielleicht in ganz unsinniger, sogar tödlicher Menge. Alle Arzneimittelvorräte gehören unter sicheren Verschluß. Im Arzneischrank dürfen aber andere Gegenstände nicht aufbewahrt werden. Mehr Medikamente als verordnet dürfen selbst auf Drängen des Kranken nicht verabreicht werden. Weigern sich Kranke, das Verordnete einzunehmen, so muß geduldiges Zureden versucht werden. Irgendwelche Mittel in die Speisen zu mischen, um sie so dem Kranken unbemerkt beizubringen, ist im allgemeinen verpönt; dem nicht schluckenden Kranken wird man sie aber wohl bei der künstlichen Ernährung mit der Nährflüssigkeit zusammen geben können. (Hüten muß sich der Pfleger davor, sich selbst Medikamente zu verschaffen und sie, ohne den Arzt zu Rate gezogen zu haben, zu nehmen; die verhältnismäßig leichte

Art, sich in ihren Besitz zu setzen, mag ihn wohl einmal dazu verleiten, sich selbst zu kurieren — zu seinem eigenen Schaden.)

Sind Schlaf- und Beruhigungsmittel verabreicht, so ist damit die Nachtruhe des Pflegers noch lange nicht gesichert. Es gibt immer wieder nächtliche Störungen. Pfleger, denen der Dienst übertragen ist, auf der ruhigen Abteilung zu schlafen, dürfen nicht zu tief schlafen; sie müssen erwachen, wenn etwas Besonderes vor sich geht, müssen es merken, wenn etwa, wie es gelegentlich vorkommt, ein Patient den Versuch macht, den Schlüssel an sich zu bringen, den der Pfleger pflichtgemäß unter seinem Kissen verborgen hat. Er darf nicht unwillig werden, wenn einer seiner Pfleglinge ihn weckt zu irgend einer Dienstleistung. Verantwortungsvoller ist natürlich der Dienst auf den unruhigen und Wachabteilungen. Hier treten abends die Nachtwachen ihren Dienst an. Sie lassen sich auf alles besonders zu Beobachtende aufmerksam machen, auf Selbstmordgefährlichkeit hier, Fluchtverdacht dort, Neigung zum Bettnässen beim Dritten; dann überzeugen sie sich, ob alles in Ordnung ist, alle Türen und Fenster geschlossen, alle Betten rein, alle Kranken in ihren Betten. Dann muß die Wache selbst sich größter Ruhe befleißigen, um die schlafsuchenden Kranken nicht zu stören, nicht durch Plaudern mit dem oder jenem Lieblingspatienten, nicht durch Umhergehen auf knarrenden Sohlen, nicht durch heftiges Rücken des Stuhls, nicht durch lautes Umblättern im Buch oder durch schnarrendes Kritzeln mit der Feder auf dem Papier. Überhaupt wird das Schreiben von Briefen und das Lesen von Romanen nur ausnahmsweise während der Nachtwache am Platze sein; meist wird dadurch die Aufmerksamkeit vom Dienste abgelenkt. Noch weniger darf der Pfleger sich darauf beschränken, regelmäßig die Kontrolluhr zu stechen und sich im übrigen seinen Träumen hinzugeben. Der verständige Pfleger wird immer da und dort zu helfen, zum mindesten dies und jenes zu beobachten Gelegenheit haben. Treten unvorhergesehene Ereignisse ein, so handle er nicht gar zu selbstständig, sondern rufe, je nachdem, den Oberpfleger oder den Arzt. Am Morgen darf die Nachtwache ihren Posten ebensowenig vor Erscheinen der Ablösung verlassen, wie am Abend der Wärter des Tages vor Erscheinen der Nachtwache; die meisten unliebsamen Ereignisse fallen erfahrungsgemäß in die Zeit der Dienstübergabe, wo der eine die Verantwortung los zu sein glaubt, der andere sie noch nicht übernommen hat. Über die während der Nacht gemachten Beobachtungen ist am Morgen Bericht zu erstatten. Die am Tage zum Schlafen bestimmte Zeit soll dann wirklich auch zu diesem Zwecke verwendet werden, um in der nächsten Nacht wieder frisch zu sein.

Am Tage hat der Pfleger neben der Bewachung und Beobachtung und Hilfeleistung dem Kranken gegenüber noch eine große Aufgabe: er muß in allen, nach Ansicht des Arztes, dafür geeigneten Fällen unermüdlich versuchen, den Kranken an Arbeit zu gewöhnen, weil dadurch am sichersten für diesen die Verbindung mit dem Leben aufrecht erhalten oder neu geknüpft, der Kranke von seiner Krankheit, seinen Wahnideen, seiner trüben Stimmung abgelenkt, sein Tätigkeitsdrang in zweckmäßige Bahnen übergeleitet, sein stumpfes Dahinbrüten unterbrochen wird. Früher hat man wohl schon zur Erledigung der Hausarbeiten und der Feldgeschäfte den oder jenen Kranken, meist schon Verblödete herangezogen; neuerdings ist man mehr und mehr und mit gutem Erfolg dazu übergegangen, auch die akut Erkrankten arbeiten zu lassen. Der Pfleger hat dabei allerdings eine schwere Aufgabe, da größere Umsicht, besseres Eingehen auf die Eigenart des Kranken notwendig sind; aber die größere Mühe lohnt sich reichlich durch die Erfolge, und vor allem kommt es den Pflegern selbst wieder zugute, wenn mit Ausbildung der „Arbeitstherapie" die Erregungszustände immer seltener werden. Gelegenheit zur Arbeit unter Anleitung und Aufsicht von Pflegern bieten: die Landwirtschaft in allen ihren Teilen, Gärtnerei, alle möglichen Handwerksstätten, Waschküche, Näh- und Bügelstube, Küche und Vorratsräume, Maschinenhaus und Schreibstube. Auch die Arbeit im Krankenzimmer selbst, das Bettmachen, Staubwischen, Bodenreinigen wird durchaus im Sinne der Beschäftigungstherapie vergeben. Die allgemeine Richtlinie für die zu wählende Arbeit gibt der Arzt; der Pfleger sieht dann zu, auf welchem Posten der Betreffende am besten zu verwenden ist. Stets wird man die gestellte Aufgabe den körperlichen und geistigen Kräften des Kranken anzupassen haben, wird oft zuerst nur Hilfsdienste leisten lassen und dann allmählich selbständigere Arbeit zuweisen. Den in dem Kranken nach und nach wachsenden Eifer wird der Pfleger durch guten Zuspruch wach erhalten. Ist die Arbeitsleistung nicht gleich ganz befriedigend, so wird er ihn nicht schelten, sondern höchstens durch freundliche Hinweise aufklären. Des Pflegers eigenes Beispiel und das anderer Kranker wecken den Eifer des Patienten und sichern damit schließlich auch den Erfolg. Viel Geduld ist dem Pfleger gerade bei dieser Gewöhnung an die Arbeit gar manchmal vonnöten. Natürlich dürfen auch die arbeitenden Kranken nicht allein gelassen werden; der Gedanke an Flucht kommt sonst gar zu leicht in ihnen auf. So weit nur irgend möglich, ist darauf zu achten, daß Unglücksfälle während der Arbeit verhütet, daß die Kleider nicht zerrissen, daß nicht unsinniges Zeug oder gar gefährliche Dinge in die Taschen gesteckt, schädliche Dinge gegessen werden. Ereignet sich so etwas doch, oder wird ein Kranker während der Arbeit erregt, oder zeigt er Fluchtabsichten, so ist er nach der Anstalt zurückzubringen, entweder durch einen anderen, in der Nähe erreichbaren Pfleger oder aber, wenn der Pfleger mit seiner Arbeiterschar allein ist, unter gleichzeitiger Mitnahme aller übrigen Kranken. Am Schlusse der Arbeit ist genau festzustellen, ob alle Werkzeuge auf ihren Platz zurückgelegt sind, damit nicht das eine oder andere zu mißbräuchlicher Verwendung in die Krankenstube mitgenommen wird. Über alles, was sich während der Arbeit zugetragen, wie sich jeder einzelne Kranke benommen, was er Besonderes geäußert hat, muß der Pfleger getreulich dem Arzt berichten. Der Stationspfleger muß stets wissen, bei welcher Arbeit dieser oder jener seiner Kranken beschäftigt ist, schon um ihn rufen zu können, wenn etwa Besuche ihn zu sprechen wünschen.

Natürlich wird es nur ausnahmsweise gelingen, den geistigen Arbeiter, den Gelehrten, den Künstler zu einer der bisher erwähnten Beschäftigungsarten heranzuziehen. Der Arzt wird versuchen, ihm die Möglichkeit zu einer seinem bisherigen Arbeitsgebiet entsprechenden Beschäftigung zu verschaffen. Sache des Pflegers würde es sein, ihn daran nicht nur so wenig wie möglich zu hindern, auch wenn derartige Betätigungen aus dem Rahmen der sonstigen Abteilungsordnung herausfallen, sie vielleicht gelegentlich stören, sondern ihn, so gut es geht, zu fördern, Störungen durch andere Kranke fernzuhalten. Vielfach ist es die musikalische Betätigung, allein oder gemeinsam mit anderen ausgeübt, die in dem Kranken Lebensfreude und Wirklichkeitssinn aufs neue weckt; ein musikliebender und musikverständiger Pfleger wird ihn heilsam darin fördern können. Er wird es auch verstehen, diese Fähigkeiten eines Kranken heranzuziehen zur Erheiterung und Ablenkung der anderen. Schauspielerische Begabungen werden bei Anstaltsfestlichkeiten zur Geltung gebracht werden, zunutzen des Darstellers wie zur Freude der zuschauenden Mitpatienten. Begabte Pfleger und Pflegerinnen mögen in die Lücken springen, wenn ein Fest zustande kommen soll. Die Lektüre der Kranken muß ausgewählt sein je nach Geschmack, Krankheitszustand und Bildung des einzelnen; der Arzt wird die Wahl des Lesestoffes überwachen, wird ratend zur Seite stehen. Dankbar wird es oft von Kranken empfunden, wenn der Pfleger mit ihm gemeinsam etwas liest, ihm vorliest oder sich samt den anderen Kranken von ihm vorlesen läßt. Alles dient dem Zwecke, den Kranken wenigstens für eine Zeit herauszureißen aus den ihn durchwogenden Gedankenketten und Affekten. Wenn anderes sich nicht durchführen läßt, mag auch einmal ein harmloses Kartenspiel diesem Zweck dienen. Wertvoller ist es freilich, wenn es gelingt, die Kranken zu anderen Spielen, vor allem auch zu Turn- und Sportspielen heranzuziehen; immer wird durch die damit gegebene Verbindung mit anderen Kranken auch das Gefühl der Gemeinschaftlichkeit, der Zugehörigkeit zur menschlichen Gesellschaft wacherhalten, abgesehen von den Vorteilen für die Gesundheit des Körpers, welche die zuletzt genannten Betätigungsarten schaffen. Stets muß der Pfleger versuchen, den rechten Augenblick zu erhaschen, um erstmals einen Kranken zu solchem Tun heranzuziehen; ist die erste Scheu überwunden, so geht es das nächstemal schon viel leichter. Nie darf es der Pfleger als seiner unwürdig betrachten, sich selbst mit seinen Kranken daran zu beteiligen.

Der Aufrechterhaltung der Beziehungen zur Außenwelt, der Wacherhaltung der noch vorhandenen geistigen Kräfte dienen weiterhin die Besuche von Angehörigen und Freunden und das Schreiben von Briefen. In akuten Krankheitszuständen wird sich der Arzt allerdings öfter einmal aus guten Gründen veranlaßt sehen, die Familie und die Bekannten zu bitten, von Besuchen bei den ihm anvertrauten Kranken abzustehen, nicht weil die Anstalt irgend etwas geheim zu halten hätte, sondern weil durch die Weckung lebhafter Gefühlsbeziehungen die Erregung der Kranken, ihre Wahnideen oder auch nur ihr Heimweh gewiß neu hervorgerufen werden könnten. In allen anderen Fällen, wenn Schädigung nicht mehr zu befürchten ist, freuen wir uns, wenn die Familie sich mit uns in die Sorge um die Kranken liebevoll teilt, und wenn ihre einzelnen

Glieder sich davon überzeugen, wie es in der gefürchteten Irrenanstalt aussieht, wie ihre Kranken versorgt sind. Die Entscheidung, ob der Besuch zulässig ist, muß stets dem Arzt überlassen bleiben. Der Pfleger muß darüber wachen, daß der Besuch nicht länger ausgedehnt wird, als erlaubt, daß er abgebrochen wird, wenn er wider Erwarten erregend wirkt, daß die Angehörigen dem Kranken nicht alle möglichen Eßwaren zustecken, die dieser dann zum Schaden seiner Gesundheit gierig verschlingt, daß sie ihm nicht aus falscher Liebe alkoholische Getränke zuführen, deren Genuß mit Recht in der Anstalt völlig verpönt ist, daß sie ihm nicht Messer oder Zündhölzer aushändigen, was alles gelegentlich einmal vorkommt. Nicht selten wird der Pfleger von den Angehörigen über allerlei Dinge ausgefragt; dann scheue er sich nicht, ihnen ruhig zu erwidern, daß er nicht antworten könne, weil er es nicht wisse; man möge sich an den behandelnden Arzt wenden. Sind allgemeine Besuchstunden eingeführt, so verlangen diese vom Pfleger besondere Aufmerksamkeit, da sie gern zu Fluchtversuchen gewählt werden. Briefe, die der Kranke dem Pfleger zur Beförderung übergibt, darf dieser nie unmittelbar zur Post bringen, muß sie vielmehr stets dem Arzt übergeben; nur dieser kann entscheiden, ob ein Brief abgehen soll, und außerdem erhält er oft aus dem Briefe die wichtigsten Hinweise auf die den Kranken beschäftigenden Ideen; unter Umständen muß er auch ein paar Begleitworte zur Aufklärung des Empfängers beifügen. Der Pfleger lese ankommende und abgehende Briefe seiner Kranken nur dann, wenn diese selbst sie ihm zur Durchsicht übergeben. Manche Kranke wünschen von Zeit zu Zeit geistlichen Zuspruch, und auch ohne solche direkt ausgesprochenen Wünsche werden in der Regel die Anstaltsgeistlichen die Angehörigen ihrer Konfession hin und wieder aufsuchen; während dieser Aussprache mit dem Priester halte sich der Pfleger in angemessener Entfernung; er darf sich aber nicht ganz entfernen, da immer einmal auch Tätlichkeiten gegen jenen erfolgen können. Ebenso müssen die Kranken während eines Gottesdienstes stets im Auge behalten werden, da ungeachtet der frommen Handlung auch in der Kirche Erregungszustände auftreten können, von Anfällen verschiedenster Art ganz zu schweigen. Wer die Kirche besuchen darf, das bestimmt natürlich der Arzt.

Wann der Tag der Entlassung gekommen ist, das zu beurteilen, wird natürlich erst recht immer Sache des Arztes bleiben müssen. Fragt der Kranke, fragen vielleicht seine Angehörigen den Pfleger, wie er darüber denkt, so enthalte er sich jedes Urteils und erkläre nur, daß der Arzt gewiß im rechten Augenblick zustimmen werde, den Kranken nach Hause zu nehmen, oder es den Angehörigen selbst vorschlagen werde. Wird er entlassen, so muß der Kranke, wie von der ganzen Anstalt so auch von dem Pfleger, dem er anvertraut war, mit einem Gefühl der Dankbarkeit scheiden. Dazu ist zuletzt noch erforderlich, daß er sein in die Anstalt gebrachtes Eigentum vollständig und wohlbehalten, wie er es beim Eintritt abgegeben hat, aus der Hand des Pflegers wieder in Empfang nehmen darf.

Nicht in allen Fällen freilich ist die Heimkehr in die Familie das Ende des Anstaltsaufenthaltes. Manch ein Kranker wird jahrelang durch seine Krankheit in der Anstalt festgehalten, bis der Tod ihn von seinen Leiden erlöst. Manch ein Kranker stirbt infolge seines Leidens oder einer körperlichen Krankheit vorzeitig. Darum nun auch noch ein paar Worte über das Sterben und das Verhalten des Pflegers bei Sterbenden. Der Tod stellt das Erlöschen aller Leistungen unseres Körpers dar. Er kann plötzlich eintreten durch einen sogenannten Schlaganfall, oder sich allmählich einstellen als Folge einer Krankheit; in diesem zweiten Fall macht sich sein Herannahen bemerkbar durch Schwächerwerden und zeitweiliges Aussetzen des Pulses, durch Unregelmäßigkeiten der Atmung, durch Erblassen und Abkühlung der Haut. Völliges Aufhören der Atmung und des Herzschlages sind die ersten Zeichen, daß er wirklich eingetreten ist. Weitere Zeichen stellen sich im Laufe der nächsten Stunden ein und dienen dem die sogenannte Leichenschau vornehmenden Arzt zur Sicherung des Tatbestandes. Bei Geisteskranken treten besondere Gesichtspunkte nur insofern hervor, als man in einem Teil der Fälle durch die Erscheinungen des Irreseins selber eine Zeitlang über Anzeichen des herannahenden Todes getäuscht werden kann; ferner mag erwähnt werden, daß hin und wieder unmittelbar vor dem Tode die bis dahin beobachteten Zeichen der Geisteskrankheit zurücktreten, während allerdings gewöhnlich Wahnideen oder Sinnestäuschungen oder Erregungen bis zum letzten Augenblick fortbestehen. Ob ein Pfleger die höchste Eignung für seinen Beruf besitzt, das kann er am besten zeigen bei der Pflege Sterbender; der nahende Tod ist ihm nur ein Ansporn zu vermehrter aufopfernder Sorgfalt. Zumal die Pflege verwirrter oder halluzinierender Kranken kann schwerste Aufgaben stellen. Im übrigen gilt für die Pflege sterbender Geisteskranker das Gleiche, was für die Geistesgesunden gilt. Wir müssen versuchen, ihnen das Sterben zu erleichtern, und das geschieht vor allem durch Fernhaltung jeder unnötigen Erregung, jedes unnötigen körperlichen Schmerzes, jeder überflüssigen Unruhe oder sonst quälender Sinnesreize. Wird der Sterbende von Schmerzen geplagt, so wird der Arzt sie durch geeignete Mittel lindern, die der Pfleger dann gewissenhaft zu reichen hat. Durstgefühl wird durch kühlende Getränke oder Eisstückchen oder Befeuchten der Lippen gelindert, Hitzegefühl durch Umschläge auf die Stirn, Druck der Unterlage durch häufiges Glattstreichen des Leintuches, Atembeklemmung durch Aufrichten im Bett und Lüftung des Zimmers. Lautes Sprechen, unruhiges Hin- und Herlaufen, sinnlose Vielgeschäftigkeit sind zu vermeiden; von außen eindringende Geräusche, blendendes Sonnenlicht sind fernzuhalten, summende und stechende Fliegen sind zu verscheuchen. Nur ausnahmsweise mag es einmal am Platze sein, dem Sterbenden offen zu sagen, wie es um ihn steht; sonst dürfen wir hier von der Regel, unseren Kranken die Wahrheit zu sagen, wohl abweichen. Nicht selten müssen wir die schluchzenden Angehörigen fernhalten. Recht schwierig ist manchmal die Entscheidung, ob und wann die kirchlichen Gebräuche durchgeführt werden sollen; es wird gewiß manch einem Kranken, der gläubig gelebt hat, auch das Sterben erleichtern, wenn er seinen letzten religiösen Verpflichtungen nachgekommen ist; von unseren Geisteskranken faßt sicherlich ein Teil den Sinn der Handlung überhaupt nicht. Im übrigen soll der Kranke so lange er atmet das Gefühl haben, daß alles geschieht, um sein Leben zu erhalten, und hat er dar Vertrauen, daß wir dazu imstande und guten Willens sind, so wird er sanft hinüberschlummern. Ist schließlich der Tod eingetreten, so drücke man dem Verstorbenen die Augen zu, schließe nötigenfalls den Mund durch ein den Unterkiefer hervorziehendes Kinntuch, reinige den Körper, ordne das Haar, strecke die Glieder, die sich vielleicht gekrümmt haben, gerade und bedecke zum Schluß die Leiche mit einem Leintuch, bis die Fortschaffung angeordnet wird. Auch die Umgebung werde, wenn möglich, in würdigen Zustand versetzt. Alles das wird sich natürlich leichter als im gemeinsamen großen Krankensaal durchführen lassen, wenn man den Sterbenden, selbstverständlich ohne ihn die Bedeutung des Ortswechsels ahnen zu lassen, in ein Einzelzimmer hat verbringen können; für eine solche Verlegung spricht aber nicht allein die Rücksicht auf den Sterbenden, sondern auch die für die anderen Kranken.

Wir haben nun noch die Behandlung einzelner Krankheitserscheinungen zu besprechen. Was dem Pfleger entgegentritt, das sind einzelne Symptombilder: Erregte und Gewalttätige, Selbstmordgefährliche und Nahrungsverweigerer, Unreinliche und geschlechtlich Erregte, Alkoholiker und andere Giftsüchtige, Anfallskranke, Schwachsinnige und Verblödete; dann stellen ihm besondere Aufgaben noch die der Anstalt zugewiesenen Untersuchungs- und Strafgefangenen und endlich die Kranken mit körperlichen Störungen. Er muß seine Verhaltungsmaßregeln für jede einzelne dieser Gruppen kennen; einiges davon wurde schon bei den verschiedenen Krankheiten gesagt. Das Nachfolgende soll das bereits Erwähnte übersichtlich zusammenstellen und mehrfach ergänzen.

Fast bei allen Formen geistiger Störung kommen hin und wieder Erregungszustände vor. Die Aufgaben des Pflegers sind bei allen Formen ungefähr die gleichen. Die Erregung kann in ziellosem Hin- und Herlaufen sich erschöpfen, kann aber auch zum Beschädigen von Gegenständen, zum lauten Schreien und Toben und damit zur Belästigung der Mitpatienten und zur Gewalttätigkeit gegenüber dem Pflegepersonal führen. Unsere Hauptaufgabe wird, wie bei allen Krankheitserscheinungen so auch hier, möglichste Verhütung sein. Mehr noch als von anderen Kranken muß von jedem Erregbaren alles fern gehalten werden, was ihn reizen könnte. Trotzdem wird sich der Ausbruch der Erregung nicht immer verhindern lassen. Was soll der Pfleger dann tun? Gar nichts, solange die Erregung niemand schädigt! Häufig klingt sie dann in kurzer Zeit von selbst ab. Man lasse ihn gewähren, wenn er im Saal, im Garten, bei der Arbeit auf und niederrennt, auch wenn er vor sich hin murrt oder Schimpfworte gegen anwesende oder halluzinierte Personen ausstößt. Sucht man ihn zu halten, erwidert man ihm belehrend oder zurechtweisend, so wird er nur weiter in die Erregung hineingetrieben. Eine kleine Ablenkung, ein Scherzwort, kann in manchen Fällen, so insbesondere bei den manischen Kranken, heilsam wirken. Sonst aber lasse man alles ruhig über sich ergehen, wenn nicht irgend eine Gefahr droht. Auch wenn ein Kranker mit einem anderen in Zwiespalt gerät, soll nicht für den einen Partei ergriffen, sondern nur in möglichst unauffälliger Weise der eine vom andern getrennt werden. Nie verliere auch dem erregten Kranken gegenüber der Pfleger seine eigene Ruhe, nie seine Freundlichkeit; so wird er immer Herr der Lage bleiben, und so wird auch die ruhig, aber bestimmt vorgebrachte Aufforderung, sich ruhig zu verhalten, den in die Erregung Hineingeratenen jedenfalls eher wieder besänftigen als ein barsches Anschreien. Erst wenn auch dies versagt hat, ist es erlaubt, schließlich den Kranken anzufassen, um ihn zu überwältigen. Wenn irgend möglich, sollen dann aber gleich mehrere Pfleger zur Stelle sein, um ein Herumbalgen zu vermeiden. Wieder wird der Kranke vielleicht noch im letzten Augenblick klein beigeben, wenn er sich der Überzahl gegenüber sieht. Das Zufassen geschehe nicht von vorn, sondern wenn möglich von hinten, am besten so, daß entweder der Kranke umschlungen wird, so daß die Arme des Pflegers über seinen Armen liegen, sie an seinen Körper andrücken und sich vor seiner Brust zusammenschließen, oder so, daß die rechte Hand des Pflegers das linke Handgelenk des Kranken, die linke Hand des Pflegers das rechte Handgelenk des Kranken von hinten faßt, die Arme des Kranken so vor der Brust gekreuzt und möglichst nach hinten gehalten werden; in beiden Fällen muß der Pfleger seinen Oberkörper etwas rückwärts beugen, den Kopf zur Seite neigen und den Kranken wenn möglich etwas vom Boden weg nach oben heben. Nie darf dabei mehr Druck ausgeübt werden, als unbedingt zum Festhalten erforderlich ist; Pressen und Kneifen des Kranken muß durchaus vermieden werden, weil dadurch nur seine Erregung gesteigert werden könnte. Dies gilt natürlich ebenso, wenn zwei oder mehr Pfleger zusammenarbeiten. Für dies Zusammenarbeiten ist wichtig, daß jeder Pfleger weiß, was er zu tun hat, damit nicht einer den anderen in seinem Vorgehen hindert. Sind es zwei Pfleger, so faßt jeder von ihnen von der Seite her den Arm des Kranken, neben welchem er steht, der linksstehende mit seiner linken, der rechtsstehende mit seiner rechten Hand, und zwar wie immer oberhalb des Handgelenks, und legt dann den noch freien Arm über den Rücken des Kranken bis zur gegenüberliegenden Hüfte; notwendig ist gleichzeitiges Zufassen. Stehen drei Pfleger zur Verfügung, so umschlingt der eine die Brust des Kranken von hinten her und hebt ihn etwas in die Höhe; die beiden anderen ergreifen die Arme, der rechtsstehende Pfleger mit seiner linken Hand den rechten Arm des Kranken und umgekehrt; die freibleibende Hand greift nach dem Oberarm; im Ellbogen und im Handgelenk werden die Arme des Kranken leicht gebeugt und so mühelos an seinen Rücken angelegt. Der Kranke wird nun in jedem dieser Fälle ruhig und freundlich aufgefordert, zu gehen, sei es zum Bett, sei es zum Isolierraum, sei es ins Bad. Erst wenn er sich beharrlich weigert zu gehen, wird er mit sanftem Druck vorwärts geschoben oder mit Hilfe von zwei weiteren Pflegern getragen, die, von der Seite herantretend, die Beine über die Kniegelenke weg erfaßt haben. Muß der sich sträubende Kranke vom Boden aufgehoben werden, so sind mindestens drei Pfleger zum Heben erforderlich; sie müssen zu dem Kranken niederknien und zwar auf beide

Knie, und die beiden die Arme fassenden Pfleger müssen je einen Arm unter den Rücken des Liegenden schieben; das Erheben vom Boden muß dann auf ein Kommandowort erfolgen. Gegen Beißen und Kratzen schützt man sich dadurch, daß man den Abstand der Hände von denen des Kranken und von seinem Kopfe immer genügend groß bemißt. Ist der Kranke in sein Bett zu legen, so geschieht dies am bequemsten so, daß man ihn zunächst quer auf das Bett setzt; dann ergibt sich alles Weitere von selbst. Muß er im Bett festgehalten werden, so faßt ein Pfleger den Kopf, die Hände an Schläfen und Wangen, aber nicht an die Ohren anlegend, von den vier an den Seiten stehenden Pflegern hält links und rechts je einer Schulter und Unterarm, die anderen Ober- und Unterschenkel; steht für das Halten der Beine nur ein Pfleger zur Verfügung, so umfaßt er mit je einer Hand von oben her rechtes und linkes Kniegelenk des Patienten und sucht zugleich, die Beine aneinander zu pressen; wenn möglich soll das Halten durch eine Decke hindurch erfolgen. War die Verbringung in den Einzelraum notwendig, und ist zu gewärtigen, daß der Kranke den Pflegern nachdrängt, so wird er, mit dem Kopf gegen die Tür, auf die Matratze niedergelegt, in die unzerreißliche Decke gehüllt, so daß nur der·Kopf freibleibt, und zunächst so lange von einem Pfleger in der Umhüllung festgehalten, bis die anderen den Raum verlassen haben; zuletzt gelingt es dann auch jenem einen noch, rasch die Türe hinter sich ins Schloß zu werfen, ehe der Kranke sich ganz aus der Decke herausgearbeitet hat.

Sucht ein Kranker einen Pfleger zu schlagen oder zu verletzen, so lenkt man den ausholenden Arm des Kranken rasch mit ausgestrecktem Arm zur Seite hin von sich ab, tritt selbst möglichst rasch zur Seite und nötigenfalls hinter den Kranken, um ihn zu umfassen. Jedem gefährlichen Kranken gegenüber wird man zweckmäßigerweise die Hände immer in Brusthöhe halten, um rasch seiner schlagenden Hand begegnen zu können; doch darf das Bereithalten der Hand nicht auffällig erfolgen: der Pfleger greift wie zufällig mit seinen Händen an den Umschlag seines Rockkragens, die Pflegerin an die Schürzenträger. Gut ist es auch, wenn ein Pfleger, während der andere mit einem gefährlichen Kranken zu tun hat, sich hinter diesen zu stellen sucht, um nötigenfalls sofort eingreifen zu können. Tun sich mehrere Kranke gegen einen Pfleger zusammen, so muß er versuchen, so rasch wie möglich zur Alarmglocke zu kommen, um Hilfe herbeizurufen; die Pfleger haben dann die „Verschworenen" so rasch wie möglich voneinander zu trennen. Ist ein Kranker im Besitz eines gefährlichen Werkzeuges, das er auf Zureden nicht herausgibt, so bewaffnen sich zwei Pfleger. mit einer Matratze, die sie wie einen Schild vor sich hertragen, gehen auf den Kranken los und drängen ihn in eine Ecke; zwei von den Seiten aus herzutretende weitere Pfleger werden ihm nun das Instrument leicht entwinden können. Daß allen zu Gewalttaten neigenden Kranken stets die Nägel besonders kurz zu schneiden sind, daß alle gefährlichen Gegenstände (mit Einschluß der Haarnadeln weiblicher Patienten) aus ihrer Nähe zu entfernen sind, das versteht sich von selbst.

Die bisherigen Winke für den Verkehr mit Erregten bedürfen nur noch weniger Ergänzungen hinsichtlich der Widerstrebenden. Das Entkleiden erfolgt, indem die Arme hochgehalten werden, so daß die Kleider darüber gestreift werden können. Bei künstlicher Ernährung Widerstrebender ist die Ruhigstellung ebenso vorzunehmen wie bei anderen im Bett festzuhaltenden Erregten; nur ist die Ruhigstellung des Kopfes noch besonders dadurch zu sichern, daß die den Kopf haltenden Hände die beiden Daumen quer über die Stirn legen. Soll dem Widerstrebenden ein Einlauf gegeben werden, so muß er zunächst in Seitenlage gebracht werden; ein Pfleger hält die freie Schulter, ein anderer die Hüfte, ein dritter die Unterarme, ein Vierter die Unterschenkel fest. Will ihm der Arzt eine beruhigende Einspritzung machen, was ja oftmals das einzige rasch und sicher wirkende Mittel zur Unterdrückung einer Erregung ist, so muß der eine, entblößte Arm möglichst vom Körper weggehalten und möglichst sicher fixiert werden; zugleich muß das Losreißen des anderen Arms wie ein Stoßen mit den Beinen, ein Beißen mit dem Munde unbedingt verhindert werden, da immer die Gefahr besteht, die Nadel der Spritze abzubrechen oder mit ihr an eine ungehörige Stelle zu geraten. Widersetzt sich der Kranke, einen umklammerten Gegenstand loszulassen, so darf die Lösung, wenn sie überhaupt im Augenblick erzwungen werden muß, nur mit größter Schonung, langsam und vorsichtig erfolgen; dies gilt namentlich auch, wenn eine Kranke etwa der Pflegerin oder einer Mitpatientin in die Haare gefahren ist und sie nicht mehr loslassen will. Immer und immer wieder gilt es bei diesen und all den anderen hier herausgegriffenen Situationen, daß man es zunächst mit gütlichem Zureden versuchen soll, sein Ziel zu erreichen.

Gegen sich selbst gewalttätig ist die Gruppe von Kranken, die wir als Selbstmordgefährliche und Selbstverstümmler jetzt betrachten wollen. Die Verhütung des Selbstmordes ist bei einer sehr großen Zahl von Kranken die erste und schwerste Aufgabe des Pflegers, und der größte Teil jener Besonderheiten in Bau und Einrichtung, durch welche sich eine Irrenanstalt von einem gewöhnlichen Krankenhaus unterscheidet, ist eben dazu ersonnen und angebracht worden, um dem Pfleger diese Aufgabe zu erleichtern, den Selbstmord unmöglich zu machen. Gewiß gibt es auch einen Selbstmord, der nicht Ausfluß einer Geistesstörung ist, und gewiß wird es Fälle unheilbarer Krankheit geben, in denen man vom rein menschlich mitfühlenden Standpunkt aus fragen darf, ob es nicht vielleicht richtiger wäre, man ließe den Kranken sein lebenverkürzendes Vorhaben ausführen. Als Ärzte und Pfleger der Kranken, die unserer Obhut von ihren Familien anvertraut sind, können wir nie im Zweifel sein: wir müssen alles daran setzen, um in jedem Falle selbstmörderische Absichten zu vereiteln. Vielleicht gelingt es uns nicht in allen Fällen; unsere Einsicht und unsere Umsicht ist menschlich-mangelhaft; aber das kann uns, wenn ein solcher Fall eingetreten ist, vor unserem Gewissen und vielleicht auch vor den Angehörigen wie vor dem untersuchenden Richter höchstens entschuldigen, nie völlig reinwaschen. Natürlich wird der Arzt in jedem Falle den Pfleger darauf aufmerksam machen, wenn er aus irgendwelchen Anzeichen den Schluß zieht, daß ein Kranker selbst-

mordverdächtig sei; umgekehrt wird aber auch dem Pfleger dies oder
jenes gelegentlich auffallen, was ihn an Selbstmordgefahr denken läßt,
und seine Pflicht ist dann sofortige doppelte Wachsamkeit und Meldung
an den Arzt. Selbstmordneigung finden wir vor allem bei jedem Melancholiker und zwar auch noch während des Abklingens der Melancholie,
dann bei den Depressionen der Paralytiker und der Schizophrenen,
gelegentlich auch bei Verwirrten irgendwelcher Art, ferner bei Hypo-
chondern, bei religiös Paranoischen, bei Neurasthenikern, ja, in halb
spielerischer Weise, beim Hysteriker, und auch der Schwachsinnige begeht einmal, so wie er andere „Dummheiten" macht, aus „Dummheit"
einen Selbstmord, gleich wie dieser beim Katatoniker einen seiner plötzlichen „Einfälle" darstellen kann. Zuweilen sind es äußere Ereignisse,
wie die Nachricht vom Tode eines Angehörigen, vom Verlust des Vermögens, die den bis dahin nur leicht Deprimierten bis zum Selbstmord
verstimmen; darum ist die Aufmerksamkeit doppelt zu schärfen, wenn
einem Kranken irgend eine Nachricht dieser Art überbracht werden
mußte. Jedem halluzinierenden Kranken können seine Stimmen,
ebenso wie sie ihn zu Gewalttätigkeiten gegen seine Umgebung veranlassen, gelegentlich den Selbstmord befehlen, und umgekehrt kann der
Halluzinant den Selbstmord als einzigen Ausweg wählen, der ihn von
seinen quälenden Stimmen befreit, und der an Verfolgungswahn Leidende kann gelegentlich versuchen, sich auf diese Weise seinen Verfolgern
zu entziehen. Die von dem Geisteskranken zur Verwirklichung seines
Vorhabens gewählten Mittel sind im allgemeinen die gleichen, die auch
der geistesgesunde Selbstmörder anwendet; aber er ist in der Ausführung
rücksichtsloser, brutaler, und nicht gar zu selten verfällt er auch auf
Mittel, deren sich ein Gesunder nie und nimmer bedienen würde. Es
ist unmöglich, alle diese Mittel aufzuzählen; ein kluger und zielbewußter
Kranker findet ja doch immer einen bis dahin noch nicht für möglich
gehaltenen Weg. Darum muß auch jedes auffallende Tun ins Auge
gefaßt werden mit der Frage: kann es nicht in irgendeiner Weise Vor-
bereitung zu einem Selbstmord sein? Gewisse Regeln für die Verhütung
von Selbstmorden in der Anstalt gibt es aber doch außerdem. Die
wichtigste ist die, sich das Vertrauen aller Pfleglinge zu erhalten, weil dann
entweder der Lebensmüde selbst dem Pfleger mehr oder weniger deutlich
zu verstehen geben kann, was er plant, oder weil dann seine Mitpatienten
den Pfleger auf verdächtiges Treiben aufmerksam machen. Daß die
größte Wachsamkeit notwendig ist, versteht sich von selbst; man lasse
sich nie über den wahren Seelenzustand durch ein heiteres, gar leicht
für kurze Zeit zur Schau getragenes Lächeln täuschen; man lasse sich
nie durch Nebeninteressen von seiner eigentlichen Aufgabe ablenken.
Wie gefährlich gerade die Zeiten des Pflegerwechsels sind, das wurde
schon erwähnt. Ganz selbstverständlich ist es auch, daß alle der Anstalt
zu Gebote stehenden mechanischen Mittel zur Verhinderung des Selbstmordes immer in Ordnung sein müssen; Tür und Fenster dürfen nicht un-
bewacht offenstehen, Messer, Gabel und Schere müssen stumpf sein
und regelmäßig nachgezählt werden, Bänder und Stoffreste dürfen nicht
umherliegen, Arzneistoffe, Putzmittel, Metallspäne usw. müssen ver-

schlossen gehalten werden, Glas und Porzellanscherben dürfen nicht in Hof und Garten umherliegen; am Abend sind die Taschen der Kleider zu untersuchen, ob nicht vielleicht doch irgend etwas derartiges darin verborgen worden ist; der Abort darf nur unter Aufsicht des Pflegers aufgesucht, die Treppe nur in seiner Begleitung begangen werden, der im Bett Liegende darf sich nicht unter seiner Decke verstecken, ins Einzelzimmer darf der Selbstmordverdächtige nie gebracht werden; arbeitende Kranke dürfen, von ganz seltenen Ausnahmen abgesehen, nicht ohne Aufsicht sich selbst überlassen bleiben, spazierengehende dürfen nicht Pflanzenteile abreißen, nicht sonstige Gegenstände vom Boden erhaschen und zum Munde führen. Da nicht selten das Beispiel eines Selbstmörders die Tat eines anderen nach sich zieht, so ist nach einem gelungenen Selbstmord die Aufsicht zu verdoppeln, und selbstverständlich ist es, daß über ein solches Ereignis nicht etwa von den Pflegern unter sich oder mit den Kranken geklatscht werden darf, da auch dadurch jener verführerische Gedanke geweckt werden kann, wie übrigens wohl auch dadurch, daß man vor den Augen des Kranken, der sich bis dahin beherrscht hatte, ein zur Tat geeignetes Werkzeug oder ein geeignetes Gift liegen, ein hochgelegenes Fenster offenstehen läßt. Allem läßt sich freilich durch die Anwendung dieser Vorsichtsmaßnahmen am Ende nicht vorbeugen; das Wichtigste bleibt der offene Sinn, die klare Überlegung, die besonnene Tatkraft des Pflegers. Ist dann schließlich trotz allem einem Kranken die Tat gelungen, so heißt es erst recht rasch handeln, um vielleicht durch eigenes Eingreifen, zum mindesten durch schnelles Herbeirufen des Arztes zu retten, was noch zu retten ist, das vielleicht noch nicht ganz entflohene Leben wieder zu wecken.

In sinngemäßer Übertragung gilt alles, was von den Selbstmordgefährlichen gesagt worden ist, auch von jenen Kranken, die die Neigung haben, sich selbst zu verstümmeln, ihren Körper zu schädigen. Auch in dieser Richtung muß man auf die unglaublichsten, schauderhaftesten Gewalttaten gefaßt sein.

Eine besondere Form, sich zu schädigen, die häufigste von allen, ist die Verweigerung der Nahrungsaufnahme. Allerdings liegt hier nicht immer die Absicht zugrunde, dadurch dem Leben ein Ende zu machen. Oft veranlassen Wahnideen den Kranken, sich gegen das Essen zu sträuben, wie etwa die, er sei das Essen nicht wert oder das Essen sei vergiftet (was durch Sinnestäuschungen geweckt sein kann) oder seine Speiseröhre sei verschlossen, sein Magen könne nicht verdauen, sein Darm sei durchlöchert und dergleichen. In zahlreichen Fällen liegt der Nahrungsverweigerung Negativismus zugrunde, den wir kennengelernt haben als jene Eigentümlichkeit der Kranken, sich jeder beliebigen Maßnahme zu widersetzen. Zuweilen handelt es sich auch um ganz bewußten Trotz: der Kranke glaubt, durch sein Verhalten irgend etwas erreichen zu können, etwa seine Entlassung, seine Versetzung auf eine andere Abteilung oder ähnliches. Welches auch die Ursache sei, immer hat der Pfleger die Nahrungsverweigerung alsbald zu melden. In manchen Fällen hilft dann gütliches Zureden, in anderen das Vorkosten der Speisen, wodurch der Beweis erbracht wird, daß sie nicht vergiftet sind; mancher Kranke ißt, wenn man ihm jeden einzelnen Bissen mit dem Löffel in den Mund gibt, ein anderer dann, wenn er durch irgendwelche besonderen Speisen, vielleicht seine Lieblingsgerichte, vor den anderen bevorzugt wird; in nicht zu seltenen Fällen nimmt der Kranke die Nahrung dann zu sich, wenn man sich gar nicht darum kümmert, sie einfach neben ihn hinstellt und sich stillschweigend entfernt. Nützt alles nichts, so rückt die Notwendigkeit künstlicher Ernährung näher; wann der Zeitpunkt dafür gekommen ist, das bestimmt der Arzt je nach dem Kräftezustand des Kranken. Man stellt dem Kranken zunächst die Ernährung mit der Magensonde in Aussicht, vielleicht wählt er dann doch noch.den natürlichen Weg der Ernährung; in anderen Fällen muß schon alles vorbereitet, eine größere Anzahl von Pflegepersonen versammelt sein, und dann entschließt er sich angesichts dieser Situation dazu, die Nährflüssigkeit zu trinken. Geschieht es nicht, so muß Ernst gemacht werden. Man kennt künstliche Ernährung mittels eines Klystiers und mittels Einspritzung nährender Flüssigkeit unter die Haut; beide Wege sind wenig aussichtsreich und nützen höchstens für kurze Zeit einmal, während bei unseren Kranken die künstliche Ernährung unter Umständen über Wochen, Monate und Jahre fortgesetzt werden muß. Da kommt nur die Ernährung mit der Schlundsonde in Frage. Die Einführung ist stets Sache des Arztes, der dafür den Weg durch die Nase oder durch den Mund wählt, je nach Lage der Dinge, und sich überzeugt, daß sie in der Speiseröhre, nicht in der Luftröhre sitzt und schließlich in den Magen gelangt ist. Dann wird durch den am oberen Ende des Schlauches sitzenden Glastrichter die Flüssigkeit eingegossen. Wie sie zusammengesetzt sein soll, das bestimmt der Arzt; in der Hauptsache besteht sie gewöhnlich aus Milch, Zucker, Butter, Salz, Eigelb, zwischendurch auch Kakao oder einem Nährpräparat, gelegentlich aber auch aus fein durchgetriebenem Fleisch und namentlich öfter aus durchgetriebenem grünen Gemüse; im Bedarfsfalle werden Medikamente mit der Sonde zugeführt. Die zugeführte Menge beträgt bei den ersten Nährversuchen nur $^{1}/_{4}$—$^{1}/_{2}$ Liter Flüssigkeit, kann aber später auf $^{3}/_{4}$—1 Liter gesteigert werden, wenn erst der Magen an diese Form der Ernährung gewöhnt ist. Die Aufgaben des Pflegers bestehen zunächst darin, stets für peinliche Sauberhaltung des Schlauches, des Trichters und des meist als Zwischenstück zwischen zwei Schlauchteilen üblichen Glasröhrchens zu sorgen, den Schlauch unmittelbar vor der Benutzung einzufetten, Mund und Nase des Patienten kurz vor Anwendung der Sonde zu reinigen, die Nährflüssigkeit so vorzubereiten, daß sie nicht zu warm und nicht zu kalt, daß sie nicht durch zusammengeballte feste Bestandteile dickflüssig geworden ist. Das Pflegepersonal hat aber noch weitere Aufgaben: nur in seltenen Fällen läßt sich der Kranke die Sonde einführen, ohne daß er gehalten wird (oder führt sie gar, was immerhin doch gelegentlich einmal vorkommt, selber ein); in allen anderen Fällen muß er gehalten werden. Ist er ruhig, so genügt es, daß ein Pfleger ihm die beiden Hände festhält, um das häufige, gewöhnlich unwillkürliche Greifen nach dem Schlauch zu verhindern. Ist der Kranke unruhig, so muß an dem freistehenden Bett ein Pfleger rechten Unterarm und rechtes Bein, ein anderer linken Unterarm und linkes Bein, ein dritter den leicht nach vorne zu beugenden Kopf halten, und eine weitere Hilfsperson, in der Regel Oberwärter oder Stationswärter, gießt auf einen Wink des Arztes im rechten Augenblick die Nährflüssigkeit in den Trichter, diesen höher oder niedriger haltend, je nachdem, ob rascherer oder langsamerer Zufluß erwünscht ist. Wegen der Gefahr des Erbrechens während oder nach der künstlichen Ernährung ist ein Brechbecken bereit zu halten, und das Bett bzw. der Kranke ist mit einem Tuche bis zum Kinn zu bedecken; verhindern kann man das Erbrechen zuweilen, wenn man den Kranken nach der Nahrungszufuhr gleich aufstehen und etwas umhergehen läßt.

Eine weitere besondere Fürsorge erfordern die unreinlichen Kranken. Man versteht darunter jene Kranken, die sich ihre Kleidung, ihr Bett, ihr Zimmer mit Kot oder Urin oder beiden beschmutzen; zuweilen begnügen sie sich aber damit noch nicht einmal, sondern beschäftigen sich mit den so entleerten Ausscheidungen noch weiter, beschmieren die Wände, das Eßgeschirr, den eigenen Körper, bewerfen sich gegenseitig usw. Die Unreinlichkeit kann zunächst Folge verschiedenster körperlicher Störungen sein, insbesondere, wenn wir von Blasen- und Darmleiden absehen, einer Störung des Rückenmarkes, das wir bei unseren Gehirnkranken ja in recht zahlreichen Fällen gleichfalls erkrankt finden. Meist aber ist die in der Anstalt beobachtete Unreinlichkeit seelischen Ursprungs. Daß sie im epileptischen Anfall häufig vorkommt, wurde erwähnt, aber auch bei jeder anderen Form von Bewußtlosigkeit und bei jedem Verwirrtheitszustand ist sie ohne weiteres begreiflich; ferner kann sie auf hochgradige Angst zurückzuführen sein, kann während des Stupors der Katatoniker eintreten, kann Folge von Sinnestäuschungen und Wahnideen verschiedensten (z. B. auf Blasen- und Mastdarmfunktion bezüglichen) Inhaltes sein, ist zuweilen der Ausdruck des spielerischen Übermutes läppischer oder heiterer Patienten, ein andermal absichtlich, wenn auch schlecht gewähltes Mittel zur Erreichung irgendeines Zweckes, vielleicht Schikane für den Pfleger, endlich aber bei tiefstehenden Schwachsinnigen unter Umständen der Beweis ungenügender Erziehung oder völliger Unerziehbarkeit. Eine auch bei nicht geisteskranken psychopathischen Persönlichkeiten oft vorkommende allgemein bekannte Erscheinung ist das sogenannte Bettnässen, das sich begreiflicherweise auch bei unseren Pfleglingen findet; die betreffenden Menschen erwachen trotz besten Willens nachts nicht rechtzeitig, um die gefüllte Blase zu entleeren. Jede Verunreinigung ist natürlich zu melden, wenn irgend möglich zugleich mit den näheren Umständen, die beobachtet worden sind. Der Arzt trifft alsdann seine Anordnungen, die namentlich bei körperlichen Ursachen verschiedenster Art sein können. In jedem Falle aber muß zunächst durch den Pfleger sofort ausgiebige Reinigung des beschmutzten Körpers, Wechsel der Kleider oder des Bettes und Säuberung des Zimmers vorgenommen werden. Den zur Verunreinigung neigenden Kranken wird eine Gummiunterlage ins Bett gelegt; in manchen Anstalten werden sie auf Moos oder Torfmull gelagert, das weggeworfen werden kann; in gewissen Fällen ist es zweckmäßig, eine „Ente" zum Auffangen des Urins vorzulegen. Wichtiger und richtiger ist es, die Verunreinigung dadurch zu vermeiden, daß man die Kranken in regelmäßigen Zwischenräumen auf den Abort führt, zur Entleerung des Urins etwa eine Stunde nach jeder Flüssigkeitsaufnahme, unter Umständen auch ein paarmal während der Nacht, zur Stuhlentleerung jeweils morgens und abends. Bei sehr hinfälligen Kranken muß regelmäßig das Stechbecken oder ein ins Zimmer gestellter Nachtstuhl benutzt werden. In manchen Fällen ist durch gütliches Zureden viel zu erreichen, in anderen erzielt man das Gegenteil, so daß der eben vom Abort ins Bett zurückgebrachte Kranke, der seine Entleerung dort trotz aller Aufforderung nicht besorgt hat, hier alsbald Stuhl und Urin unter sich gehen läßt. Selbst bei scheinbarer böser Absicht darf der Pfleger nicht ermüden, stets aufs neue die Folgen der Unreinlichkeit zu beseitigen; tut er es nicht, so ist gar leicht Reizung der benachbarten Hautstellen und dann Durchliegen der Haut die unerwünschte Folge. In einzelnen Fällen gelingt es auch, wenn sonst alles versagt, die Stuhlentleerung dadurch zur rechten Zeit und am rechten Ort zu erreichen, daß dem Kranken Einläufe gegeben werden, die baldigen Stuhlgang zur Folge haben — natürlich nur auf ärztliche Anordnung. Im übrigen werden diese Dinge um so seltener sein, je seltener in einer Anstalt zu dem Mittel der Isolierung gegriffen wird; denn erfahrungsgemäß sind es zumeist die im Einzelzimmer untergebrachten Kranken, welche sich am häufigsten verunreinigen. — Ähnliche Erwägungen wie für das Schmieren mit Urin und Kot gelten bei der Pflege weiblicher Patienten für die Besudelungen mit Menstrualblut; die Reinigung muß dann gleichfalls unermüdlich aufs neue vorgenommen werden, und man darf — entgegen landläufiger Anschauung — trotz der fortbestehenden Menstruation auch davor nicht zurückschrecken, den Kranken, wieder mit ärztlicher Erlaubnis natürlich, ein warmes Bad zu verabreichen.

Im Anschluß an diese gröbsten Formen der Unreinlichkeit mögen noch einige andere Unsauberkeiten erwähnt sein. Wie mancher Kranke vernachlässigt sein Äußeres, das ordentliche Reinigen seines Körpers, das Putzen der Zähne, das Kürzen der Nägel. Wie mancher beschmutzt, bespeichelt, zerreißt seine Kleidung. Wie mancher wühlt im Sande, spukt auf den Boden, sammelt schmutzige Gegenstände, verunreinigt den Abort, ißt und trinkt unmanierlich. Da ist es immer und immer wieder Aufgabe des Pflegers, der Pflegerin, unermüdlich alles zu beachten, durch gütige Worte und bestimmte Aufforderungen, vor allem aber auch durch das eigene über jeden Zweifel erhabene Beispiel den Kranken zu erziehen, ihm seine Untugenden abzugewöhnen. Gelingt das nicht ohne weiteres, so wird man ihn selbst kämmen und waschen und baden und bürsten; die Nägel wird man ihm ohnedies in der Regel zu schneiden haben, und in gewissen vom Arzte zu bestimmenden Fällen wird man die sogenannten unzerreißbaren Kleider anlegen dürfen. Geduld ist allen diesen krankhaften Unarten gegenüber in reichem Maße nötig. Vieles wird sich auch verlieren, wenn es gelingt, den Kranken zu geordneter Tätigkeit zu bringen, die dann zugleich das beste Mittel gegen die Langeweile ist, der eine ganze Anzahl von den erwähnten Ordnungswidrigkeiten ihre Entstehung verdankt. Bett- und Bäderbehandlung, die der Arzt anordnet, helfen in anderen Fällen.

Recht viele Mühe hat man sich vielfach mit der Bekämpfung der geschlechtlichen Selbstbefriedigung gegeben. In vielen Fällen sind die so gedeuteten Beobachtungen in Wirklichkeit nur Ausdruck eines unbestimmten Bewegungsdranges des Kranken, Ausdruck der Angst, katatonische Stereotypie. Mehr als durch alle Ermahnungen wird man in allen diesen Fällen erreichen durch ablenkende Beschäftigung und Heranziehung zu gemeinsamen Spielen, durch Spaziergänge und kühle Bäder, während die Bettbehandlung auf das Notwendigste eingeschränkt werden wird. Aufgabe der Pflegeperson ist es vor allem, auch in dieser Richtung, ohne falsche Scham, alles Auffällige zu melden.

Für die Pflege von Alkoholikern wäre es am zweckmäßigsten, wenn jeder Pfleger im Hinblick auf die bekannten Tatsachen über die Schädlichkeiten des Alkohols mit dem Beispiel der völligen Alkoholenthaltsamkeit voranginge; das wird freilich nur in einem kleinen Teil der Fälle zu erreichen sein; aber zu erwarten ist, daß der Pfleger wenigstens innerhalb der Anstalt nichts Alkoholisches trinkt, nicht in Gegenwart der Kranken von Wirtshauserlebnissen erzählt, sich ihrer womöglich noch rühmend, nie über Abstinenzbewegung und Abstinenten abfällig oder auch nur leicht witzelnd urteilt. Das zweite, was der Pfleger zu tun hat, das ist wieder die Gewöhnung des Kranken an die Arbeit, wobei wiederum sein eigenes Beispiel am ehesten zur Nachahmung führen wird. Diese beiden Grundsätze gelten in entsprechender Form auch für die Pflege anderer Giftsüchtigen. Das viele, was im übrigen bei diesen noch besonders zu beachten ist, das wurde bei der Besprechung von Morphinismus und Kokainismus schon erwähnt, denen die selteneren Formen gleichzustellen sind.

Was bei den Kranken mit Anfällen zu berücksichtigen ist, das wurde erörtert in dem Abschnitt über Epilepsie. Also stets: neben genauer Beobachtung Verhütung von Beschädigungen im Anfall, Lockerung einengender Kleider, nötigenfalls Öffnen des Mundes und Hervorziehen der Zunge; daneben Vorsicht bei der Anweisung der Arbeitsstelle, die weder in der Nähe des heißen Ofens noch neben Maschinen, weder an Dunggruben und Teichen noch auf Leitern, Mauern oder an abschüssigen Stellen liegen darf, weder am offenen Fenster noch auf einem Erntewagen. (Im anfallsfreien Stadium ist vor allem die große Reizbarkeit der Epileptiker zu schonen, ihre oft ermüdende Langweiligkeit mit Geduld zu ertragen, ihre tüftelnde Kleinlichkeit durch Anweisung entsprechender Arbeit möglichst zu verwerten; besonders gefährliche Werkzeuge sind ihnen vorzuenthalten, da ihre Gewalttätigkeit oft überraschend einsetzt.) In jedem einzelnen Falle suche der Pfleger seinen Schutzbefohlenen möglichst genau kennen zu lernen, so daß er das geringste äußere Anzeichen wahrnimmt, das den herannahenden Anfall, den kommenden Erregungszustand verkündet, und treten jene Anzeichen hervor, so treffe er seine Maßnahmen, lagere den Kranken auf Bett oder Boden, führe ihn von anderen Kranken etwas abseits, benachrichtige nötigenfalls den Arzt. Vor dem Alkohol ist der Epileptiker zu bewahren wie ein Alkoholist.

Insoweit der Epileptiker verblödet ist, trifft auf ihn vieles von dem zu, was jetzt über die Pflege Schwachsinniger und Verblödeter zu sagen ist. Angeboren Schwachsinnige und insbesondere nach akuten Psychosen Verblödete machen einen sehr großen Teil der Anstaltsinsassen aus, und so entfällt schon aus diesem zahlenmäßigen Grunde ein großer Teil der Pflegerfürsorge nach Zeit und Kraft auf sie. Daß man bei den Schwachsinnigen stumpfe und erregbare Formen unterscheidet, wissen wir; je nach der Zugehörigkeit zur einen oder anderen sind die Anforderungen an die Pflege ganz verschieden, wozu natürlich noch kommt, daß es alle Übergänge von den leichtesten zu den schwersten Formen gibt. Ebenso ist auch bei den Verblödeten der Grad der erreichten Verblödung sehr verschieden, und außerdem haben diese Verblödeten aus der akuten Krankheit bald mehr bald weniger Einzelsymptome behalten, die wiederum bei der Pflege besonders beachtet werden müssen. Entsprechend dieser Mannigfaltigkeit ist namentlich für die Pflege der hier in Frage kommenden Kranken Haupterfordernis: liebevolles, geduldiges Sichversenken in die Eigenart jedes Einzelnen; wer seine Kranken genau kennt, liest ihnen Wünsche und Befürchtungen, herannahende Erregungen, boshafte Neigungen ebenso wie körperliche Bedürfnisse und Schmerzen vom Gesicht ab und kann nun vielem vorbeugen, kann sie bei guter Laune erhalten, kann sie rechtzeitig absondern, kann ihnen körperliches Unbehagen ersparen, und so gewinnt er ihr Zutrauen. Gleichzeitig mit dem Vertrauen und der Liebe verschafft sich der verständnisvolle Pfleger dann aber auch Ansehen, Autorität, ohne die es nun einmal nicht abgeht; sie sich auf dem Wege der Strenge zu verschaffen, ist unsinnig, unnötig und darum immer falsch. Je tiefer unten auf der geistigen Stufenleiter der Schwachsinnige steht, je tiefer der Verblödete gesunken, desto mehr müssen sie wie Kinder und schließlich beinahe wie Säuglinge behandelt werden. Vorzubeugen ist insbesondere auch jeder Selbstbeschädigung, wie die Kranken dieser Gruppe sie auf die allerverschiedenste Weise sich nicht selten „aus Dummheit" zufügen, insbesondere auch durch In-den-Mundstecken und Verschlucken ungenießbarer Dinge. Auf dem gleichen Boden erwächst die Neigung, andere Kranke zu schädigen, Zerstörbares zu zerstören, grundlos, planlos, rücksichtslos. Wachsamkeit muß beides verhüten. Zu beachten ist ferner der häufig vorkommende Sammeltrieb, der sich auf alle möglichen Dinge erstreckt, bald ganz harmlose, bald wertvollere. Ihm gesellt sich oft die Neigung, mit Licht und Feuer zu spielen. Wegräumen aller gefährlichen Dinge ist da die beste Vorsichtsmaßregel und unterstützt die trotzdem nie aufzugebende Wachsamkeit. Daß viele Verblödete und Schwachsinnige hilflos sind, darum gewaschen, gekämmt und gebadet, angekleidet und wieder entkleidet, zum Abort geführt und in zweckmäßiger Weise „gefüttert", insbesondere auch auf etwa sich zeigende Anzeichen körperlicher Krankheiten beobachtet werden müssen, das versteht sich ebenso von selbst wie die daraus dem Pfleger erwachsenden einzelnen Aufgaben. Je mehr es dem Pfleger, der Pflegerin gelingt, diese Kranken zur Selbständigkeit zu erziehen, den Verblödenden durch Übung an Fähigkeiten zu retten was zu retten ist, desto besser haben sie ihren Beruf aufgefaßt, und destomehr erleichtern sie sich zugleich ihre Aufgabe. Den Kranken zur Arbeit hinzuführen, das ist auch hier das Losungswort. Daneben haben als Erholung für die Arbeitenden, als Arbeitsersatz für die zur Arbeit aus irgendeinem Grunde nicht Befähigten Spiele und alles, was ihnen gleichzusetzen ist, ihre Berechtigung, ja ihre Notwendigkeit. Fast in allen Fällen von Schwachsinn und Verblödung ist Alkoholgenuß schädlich, da er nicht selten Erregungszustände auslöst, und darum ist er zu vermeiden. Soll dem Kranken, was ganz zweckmäßig ist, eine gewisse Belohnung zuteil werden für seinen Fleiß bei der Arbeit, so ist die Gewährung von alkoholischen Getränken als Zulage zum Essen jedenfalls die denkbar ungeeignetste.

Besondere Erwähnung sollen nun noch jene Anstaltsinsassen finden, die nicht durch ihre Krankheitserscheinungen als eine zusammengehörige Gruppe erscheinen, sondern durch die Tatsache, daß die Rechtspflege sich ihrer angenommen hat, die Untersuchungs- und die Strafgefangenen. Während die Untersuchungsgefangenen gewöhnlich in die Anstalt aufgenommen werden, damit man hier feststelle, ob bei ihnen überhaupt eine Geisteskrankheit vorliegt, sind jene Strafgefangenen bereits verurteilt, es ist aber bei ihnen während der Strafverbüßung die Krankheit zum Ausbruch gekommen, es sind geisteskrank gewordene Verbrecher. Für beide Formen ist eine besondere Sicherung gegen Entweichungen erstes Erfordernis; darum wird der Arzt dem Pfleger mitteilen, daß es sich um einen Gefangenen handelt, und jeder Pfleger hat es, wenn er abgelöst wird, seinem Vertreter zu sagen, muß aber sonst jedermann gegenüber davon schweigen. Wer fahrlässig einen Untersuchungs- oder Strafgefangenen entweichen läßt, hat selbst Strafverfolgung durch das Gericht zu erwarten, da Irrenwärter in diesem Punkte den Gefangenenwärtern gleichgesetzt werden und wie diese den in jedem Strafgesetzbuch enthaltenen Bestimmungen über Gefangenenbefreiung unterworfen sind; sie drohen im deutschen Gesetz Gefängnisstrafe bis zu 3 Monaten oder entsprechende Geldstrafe an, während die Strafe bei vorsätzlicher Gefangenenbefreiung oder vorsätzlichem Entweichenlassen mit Gefängnis bis zu 3 Jahren bestraft wird. Daß ein solcher Kranker nicht mit zur Feldarbeit, in die Werkstätten usw. genommen werden darf, ergibt sich bei der hier stets vorhandenen Fluchtmöglichkeit von selbst. Häufig handelt es sich ja um Menschen, die mit Aus- und Einbrecherkünsten vertraut sind, die es besser als unsere Durchschnittspfleglinge verstehen, gelegentlich ihre Umgebung zu täuschen; darum muß mit vermehrter Aufmerksamkeit ihr Tun überwacht, alles Verdächtige alsbald gemeldet werden. Auf der anderen Seite ist es aber notwendig, mit Geschick den Anschein besonderen Mißtrauens ihnen gegenüber zu vermeiden, auch sie in der Art, wie man ihnen begegnet, nicht merken zu lassen, daß man die Geschichte ihrer Einweisung in die Anstalt kennt, daß man sie etwa gar für Verbrecher hält; bei den Untersuchungsgefangenen ist ja zunächst die Tatsache, ob das Verbrechen die Tat eines Gesunden oder eines Kranken war, noch gar nicht festgestellt, und bei den Strafgefangenen wird das Verbrechen ja selbst von den Richtern als nicht mehr strafbar betrachtet und entschuldigt, eben weil es sich um einen geisteskrank Gewordenen handelt. Je mehr der Pfleger (selbstverständlich bei Vermeidung aller plumpen Vertraulichkeit) alles Verletzende im Verkehr mit diesen Anstaltsinsassen vermeidet, desto eher wird er ihr Vertrauen gewinnen, sie werden ihm Gelegenheit geben, etwas über ihr Denken, ihre Vorgeschichte, ihre Absichten zu erfahren, und damit erhält er unter Umständen Material, dessen Kenntnis für den Arzt von Bedeutung ist. Insbesondere bei Untersuchungsgefangenen, die begutachtet werden müssen, ist die Kenntnis möglichst vieler Einzelheiten für den Begutachter erforderlich; er soll sich ja darüber äußern, ob ein Mensch zur Zeit der Begehung einer Straftat sich in einem Zustande von Bewußtlosigkeit oder einer krankhaften Störung der Geistestätigkeit befunden hat, wodurch seine freie Willensbestimmung aufgehoben war; war sie aufgehoben, so wird angenommen, die Handlung habe überhaupt nicht stattgefunden, und es tritt Freispruch ein. Natürlich ist es aber oft äußerst schwierig, die zur Klärung der Sachlage dem Gutachter vom Gericht gestellten Fragen zu beantworten, und darum muß auf jede Kleinigkeit im Verhalten und in den Äußerungen des zu Begutachtenden aufmerksam geachtet, alles Auffällige gemeldet werden. Gewöhnlich werden die Beobachtungen über diese Begutachtungsfälle in ein eigenes Heft eingeschrieben; es ist mit besonderer Sorgfalt zu führen, darf aber dem zu Beobachtenden nicht in die Hände fallen, ja er darf von seiner Existenz überhaupt nichts wissen; er würde sonst mißtrauisch oder machte absichtlich falsche Angaben. In den Eintragungen sollen die Äußerungen des Pfleglings möglichst wörtlich wiedergegeben sein; auf alle Fälle muß man sich vor jeder Ausschmückung hüten. Besonders ins Auge zu fassen ist auch der Verkehr der Untersuchungs- und Strafgefangenen; sie finden oft unter ihren Mitpfleglingen willige Ohren für gemeinsame Flucht oder gemeinsame Gewalttaten, und darum muß es wenn möglich insbesondere vermieden werden, daß mehrere dieser Elemente in einem Saal untergebracht werden. Schriftwechsel mit Angehörigen und Bekannten oder deren Besuche sind nur mit ganz besonderer Einwilligung des Abteilungsarztes zu gestatten, der wiederum gewöhnlich erst die Zustimmung des Gerichts einholen wird, wenigstens in allen Fällen, wo es sich um Untersuchungsgefangene handelt. Worauf es im einzelnen für den Beobachter ankommt, das kann nicht zweifelhaft sein: auf alles, was in den vorhergehenden Abschnitten dieses Buches als Erscheinungen des Irreseins aufgezählt worden ist. Ebenso gelten natürlich alle Grundregeln, die wir für den Verkehr mit unseren Pfleglingen oben kennen gelernt haben, auch hier, alles sogar in gesteigertem Maße. Hingewiesen sei nur nochmals auf die für Verwahrung der Schlüssel erforderliche Sorgfalt; nie darf ein Schlüssel stecken bleiben, nie einer aus der Hand gegeben werden, nie einer so getragen oder verwahrt werden, daß sich der Pflegling seiner bemächtigen kann. Jedes Fenster, jede Tür, jedes Schloß muß immer wieder kontrolliert werden. Jedes gefährliche, jedes zum Ausbrechen geeignete Instrument muß ferngehalten werden. Der Boden des Hofes oder Gartens, in welchem diese Pfleglinge Luft schöpfen, muß ganz besonders daraufhin untersucht werden, ob er nicht gefährliche Gegenstände, Blechstücke oder Glas oder spitze Steine, enthält, die mitgenommen und in entsprechender Weise verwendet werden können. Die Kleidung ist besonders genau zu überwachen. Auch darauf muß geachtet werden, daß sich strafrechtlich eingewiesene Kranke nicht mit harmlosen anderen Kranken einlassen, um durch deren Vermittlung sich für Ausbruch oder Gewalttat geeignete Instrumente zu verschaffen, und darum müssen unter Umständen auch die mit jenen in Berührung kommenden sonstigen Kranken besonders genau beobachtet werden. Häufen sich in einzelnen Anstalten die geisteskranken Verbrecher, so wird mitunter der Ausweg gewählt, sie in besonderen festen Häusern zu vereinigen; diese bieten natürlich größere Gewähr gegen Ausbruch, gegen Gewalttat und Komplott. Nie aber wird selbst das festeste Haus die ständige genaue Überwachung durch das Auge des Pflegers überflüssig machen. Daß man auch den Insassen solcher besonders festen Häuser mit Menschlichkeit begegnen muß, daß man versuchen wird, auch ihr Los zu mildern, sie wenn möglich zu bessern und zu heilen, das versteht sich von selbst. Ist es trotz aller Vorsicht einem dieser Kranken gelungen, zu entweichen, so ist noch rascher als schon in anderen Fällen der Oberpfleger und der Arzt, unter Umständen auch der nächste Polizeiposten zu verständigen [1]).

Zum Schlusse bleiben noch zu erwähnen einige Punkte, die die **Pflege körperlich kranker Anstaltsinsassen** betreffen. Natürlich gelten zunächst für unsere körperlich erkrankten Pfleglinge die gleichen Regeln wie für geistesgesunde Kranke; nur die Durchführung wird in einzelnen Fällen eben infolge der Geistesstörung Schwierigkeiten machen. Körperliche Störungen, die nur bei Geisteskranken vorkommen, gibt es nicht,

---

[1]) Im Anschluß an das eben Gesagte, das uns mit einzelnen Paragraphen des Strafgesetzbuches bekannt gemacht hat, sei noch an einige weitere für den Pfleger bedeutungsvolle Gesetzesparagraphen erinnert. Im einzelnen lauten sie in den Gesetzbüchern der verschiedenen Länder verschieden; im großen ganzen deckt sich ihr Inhalt. Alle verbieten vorsätzliche und fahrlässige Tötung eines Menschen, also auch die Tötung aus Mitleid mit dem Kranken, das gewiß in jedem einmal rege wird, der einen elend zugrundegehenden Mitmenschen dahinsiechen sieht. Alle verbieten ebenso vorsätzliche und fahrlässige Körperverletzung; es kann einem Pfleger z. B. als fahrlässige Körperverletzung ausgelegt werden, wenn er die nach Lage des Falles erforderliche Sorgfalt irgendwie außer acht ließ und ein Kranker dadurch zu Schaden kam; Schadenersatzpflicht kann außerdem geltend gemacht werden. Unter Strafe gestellt sind ferner in allen Gesetzbüchern Verbrechen und Vergehen wider die Sittlichkeit; vergeht sich ein zur Krankenpflege Berufener an seinen Pfleglingen in geschlechtlicher Beziehung, so harren seiner viel schwerere Strafen als des Sittlichkeitsverbrechers, der an sich die gleiche Tat, aber nicht im Berufe begangen hat. Endlich wird auch überall vom Gesetz die Verletzung des Berufsgeheimnisses geahndet; der Pfleger kann in dieser Beziehung nicht streng genug gegen sich sein; alles was er über Vorgeschichte, Familienverhältnisse, augenblicklichen Zustand, Diagnose und Prognose mehr oder weniger zufällig erfahren oder selbst beobachtet hat, muß er, auch nach der Entlassung des Kranken, streng für sich behalten, selbst wenn er etwa den Beruf als Pfleger inzwischen aufgegeben haben sollte. Im Zivilprozeß kann und muß sogar vor Gericht die Zeugenaussage verweigert werden, wenn durch sie das Berufsgeheimnis verletzt wird, es sei denn, daß der Kranke oder sein Rechtsvertreter ausdrücklich von der Schweigepflicht entbunden haben.

vielleicht mit der einzigen Ausnahme der früher häufigen, jetzt nur noch selten beobachteten sogenannten Ohrgeschwulst, die entsteht durch einen Bluterguß aus dem (z. B. bei Paralytikern sehr brüchigen) Ohrknorpel in das umgebende Gewebe; sie ist mit Sicherheit zu vermeiden, wenn weder Pfleger noch Mitpatienten das Ohr des Kranken durch Schlag oder Stoß oder Druck verletzen. Dagegen gibt es immerhin körperliche Störungen, die bei unseren Kranken etwas häufiger vorkommen als außerhalb der Anstalt. Genannt sei vor allem die Tuberkulose; natürlich macht es besondere Schwierigkeiten, Irre zu einer sachgemäßen Versorgung ihres so ansteckungsfähigen Auswurfes zu erziehen, und darum wie durch andere Umstände ist die Verbreitungsgefahr natürlich größer; die in der Psychose liegenden Schwierigkeiten der Pflege aber erschweren die Ausheilung der einmal Angesteckten. Bei anderen ansteckenden Krankheiten liegen die Dinge ähnlich, wenn sie erst einmal eingeschleppt sind; vor allem haben Ruhr und Typhus viele Opfer in unseren Anstalten gefordert. Wie notwendig größte Reinlichkeit, gute Lüftung, in bestimmten Fällen genaueste Desinfektion nach Vorschrift des Arztes in allen Krankenräumen sind, das ergibt sich daraus von selbst, nicht minder die Notwendigkeit der Reinhaltung der eigenen Hände, des Geschirres, der Wäsche usw. Insbesondere hat der Pfleger darauf zu achten, daß die Kranken frei von Ungeziefer seien; das Ungeziefer vermehrt sich, wenn es sich einmal eingenistet hat, entsetzlich rasch, und für manche Krankheiten kommen jene lästigen kleinen Tierchen auch als Überträger vom Kranken auf den Gesunden in Frage. Daß zur Gesunderhaltung eine gute Pflege des Mundes und der Zähne notwendig ist, das weiß jeder für sich; der Pfleger muß es auch für seine Pfleglinge wissen, denen er behilflich sein oder die er zum mindesten in dieser Richtung erziehen muß, wenn es nötig ist. Daß alle Anzeichen einer körperlichen Störung möglichst scharf zu beobachten sind, wurde vielfach erwähnt: Gewichtsabnahme ebenso wie Fieber, irgendwelche Schwellungen am Körper ebenso wie Stuhlverstopfung oder Durchfälle oder Harnverhaltung oder Ausfluß aus den Geschlechtsteilen oder Abgang von Würmern im Stuhl; der Arzt hat dann zu untersuchen und über die geeigneten Maßnahmen zu entscheiden; der Pfleger wiederum sorge für ihre genaue und sachgemäße Durchführung, wozu natürlich erforderlich ist, daß er sich durch Übung die nötige Fertigkeit erwerbe, wenn er diese aber noch nicht hat, den selbstverständlichen Mut aufbringe, den anweisenden Arzt um genaue Anleitung zu bitten. Eine ganz besonders wichtige Aufgabe besteht für den Pfleger darin, das sogenannte Durchliegen, den Druckbrand der Bettlägerigen zu verhüten, der bei ungenügender Pflege so leicht in der Gegend des Steißbeins und an den Fersen, dann an den Schulterblättern und den Ellbogen sich ausbildet; die genügende Pflege sorgt gerade bei jenen lange liegenden Kranken, zumal wenn sie auch noch körperlich hinfällig sind, für reines Bett, glattes Leintuch, häufiges Baden, abwechselndes Lagern auf beiden Seiten, Lagerung auf Luft- oder Wasserkissen, regelmäßiges Abführen der Kranken zum Abort bzw. Vorlegung der „Ente", Abhärtung der gefährdeten Stellen durch entsprechende Einreibungen; droht der Druckbrand trotz allem oder ist er gar ausgebrochen, so versäume man keine Zeit durch Geheimhaltung vor dem Arzt, sondern mache ihn so rasch wie möglich darauf aufmerksam, nur so kann Schlimmerem vorgebeugt werden. Besondere Aufgaben erwarten den Pfleger weiterhin, wenn er bei Operationen oder ähnlichen Eingriffen Hilfsdienste leisten muß; werden auch große Operationen immer dem Chirurgen überlassen bleiben, so muß doch auch der Anstaltsarzt gelegentlich rasch eingreifen, und dann muß der Pfleger wenigstens das Nötigste über Desinfektion der Instrumente, des Operationsfeldes, der eigenen Hände und Arme wissen, um keimfreies Operieren zu sichern; wichtig ist für die Ausführung von Operationen auch, daß jeder der Gehilfen vorher genau darüber klar geworden ist, welches seine besondere Aufgabe während der Operation ist. Ganz ähnlich liegen die Dinge bei einer künstlichen Harnentleerung, dem Katheterisieren; auch hier ist peinlichste Sorgfalt aller, die mit der Sache zu tun haben, und gründlichste Desinfektion der Instrumente unbedingt nötig, wenn Schlimmes verhütet werden soll, eitrige Entzündungen der Blase, der Harnleiter und zuletzt der Nieren, die schließlich den Tod zur Folge haben können. Ein besonders häufig geübter kleiner Eingriff ist neuerdings die „Lumbalpunktion" geworden, durch welche mittels Einstiches in den Wirbelkanal Rückenmarksflüssigkeit gewonnen wird; größte Sauberkeit, genaue Durchführung der ärztlichen Anordnungen beim Halten des Kranken wie beim Zureichen der Instrumente und Gläser ist auch hier nicht zu entbehren. Nur in ganz seltenen Fällen wird der Pfleger selbst in gewissem Sinne einen Eingriff wagen dürfen, nämlich bei plötzlichen Verletzungen; aber auch bei solchen Unfällen hat er sich zu hüten vor Berührung der Wunde, um sie nicht zu verunreinigen; sein Augenmerk muß vor allem der Blutstillung gelten, falls etwa eine Schlagader spritzt, wodurch immer die Gefahr einer Verblutung eintreten kann; man führt die Blutstillung aus, indem man oberhalb der blutenden Stelle das betreffende Glied fest umschnürt; passiert so ein Unfall während der Arbeit auf dem Felde, so muß der Pfleger, falls der Kranke nicht bis zur Anstalt zurückgehen kann, ihn entweder schnellstens dorthin tragen, von Mitpatienten unterstützt, oder aber er schickt, wenn es gar nicht anders geht, einen zuverlässigen Kranken weg, um den Arzt zu rufen. Eine wertvolle Dreingabe ist es, wenn der Irrenpfleger die Massage beherrscht; außer in einzelnen besonders gelagerten Fällen wird er sein Können namentlich bei allen Bettlägerigen verwerten können, da die Muskulatur ihrer Beine durch den langen Nichtgebrauch an Kraft und Leistungsfähigkeit immer mehr einbüßt, was aber eben durch regelmäßiges sachgemäßes Massieren hintangehalten werden kann.

Schwierige Aufgaben können sich für den Pfleger schließlich noch ergeben, wenn etwa in einer Anstalt Feuer ausbricht; er muß daher vertraut sein mit den Einrichtungen der Anstalt, die zur Verhütung eines Brandes getroffen sind, mit den Maßnahmen, die zur Unterdrückung eines bereits ausgebrochenen Feuers von Zeit zu Zeit in jeder Anstalt geübt werden.

Anhang: Worterklärungen.

Im Text dieses Buches wurden die fremdsprachlichen Fachausdrücke soweit verwendet, wie es heute ungefähr allgemein üblich ist, wie sie also auch dem gutausgebildeten Pfleger geläufig sein sollten. Ihre Bedeutung ergibt sich jeweils aus dem Zusammenhang und der beigefügten Sacherklärung oder Beschreibung. Sprachlichem Verständnis und damit dem leichteren Einprägen möge folgende Zusammenstellung dienen.

Abkürzungen: B = Bedeutung (= Sacherklärung), d = dort, gr = griechisch l = lateinisch, s = siehe, S = Seite, Vgl. = vergleiche dazu.

Abnorm gr, Gegensatz zu normal, also: regelwidrig, gleichbedeutend mit anormal.

Abszeß l, scharf abgegrenzte Eiteransammlung (wörtlich: das sich Abscheidende).

Affekt l, B s S 18 (wörtlich: das einen Menschen Betreffende, Berührende).

Akut l, scharf, spitzig, plötzlich einsetzend, rasch verlaufend, von: acus = Nadel (Gegensatz: chronisch).

Amentia l, B s S 77 (wörtlich: Sinnlosigkeit, Fehlen des Verstandes, zusammengesetzt aus A der Verneinung, des Nichtvorhandenseins und mens = Verstand, vgl. Dementia).

Anormal gr, Gegensatz zu normal, also regelwidrig, ebenso wie abnorm (a oder ab der Verneinung, Norm = Gesetz, Regel).

Apathie gr, krankhafte Teilnahmslosigkeit (vgl. pathologisch, das gleichen Stammes ist), die Vorsilbe A bedeutet wieder die Verneinung, das Nichtvorhandensein; Pathos = das Leiden, die Leidenschaft.

Aphasie gr, Verlust der Sprache (ohne Störung der Sprechwerkzeuge), zusammengesetzt aus dem A der Verneinung und dem Stamm, der gr Sprechen bedeutet.

Arteriosklerose gr, Verdickung und Verhärtung der Arterien-(Blutader)-Wandungen (skleros = hart).

Assoziation l, Vereinigung, Verbindung, daher: Gedankenverknüpfung; in dem Wort steckt der gleiche Stamm wie in sozial (= auf die Gesellschaft, die Vereinigung der Menschen bezüglich) und dem gelegentlich noch gehörten Fremdwort Sozius = Geschäftsteilhaber, der mit einem andern Verbundene.

Autismus, B s S 81 abgeleitet von gr. autos = selbst, das auch im Automat, der selbsttätigen Vorrichtung, im Automobil, dem selbst- (d. h. ohne Pferde) fahrenden Wagen steckt.

Autosuggestion, zusammengesetzt aus dem Stamm Autos (s. Autismus) und Suggestion (s. d.).

Chronisch gr, langdauernd, langsam verlaufend; Chronos = Zeit (vgl. chronologisch = nach der Zeitfolge geordnet). Gegensatz: akut.

Cyclothymie gr, B s S 101 wörtlich: eine im Kreis verlaufende Gemütskrankheit; der erste Teil des Wortes ist das bekannte Fremdwort Cyclus = Kreis, der zweite kommt von Thymos = Gemüt, Seele.

Degeneration l = Entartung, ein Aus-der-Art-Schlagen. De bedeutet wie A das Gegenteil, die Verneinung, das Herabsinkende, eigentlich: von . . . herab (vgl. z. B. Demenz). Der Hauptteil des Wortes stammt von genus = Geschlecht, Rasse, Art, das auch z. B. in dem Fremdwort Genealogie = Geschlechterfolge steckt.

Delirium l, B s S 54; wörtlich: Entgleisung, zusammengesetzt aus dem De der Verneinung und lira = die Ackerfurche, also wörtlich: von der Ackerfurche, der geraden Linie abweichend. Das zugehörige Zeitwort delirieren und das Hauptwort der Delirant erklären sich damit von selbst. Am bekanntesten ist das Delirium tremens = Zitterdelir (Tremor = das Zittern).

Dementia l, häufig in der kürzeren Form Demenz, enthält die Vorsilbe De = herab und den Stamm mens = Verstand, den wir auch in Amentia haben, und bedeutet demnach einen Zustand, in dem man von der Höhe des Verstandes herabgekommen ist; am häufigsten in den Verbindungen Dementia praecox (praecox = vorzeitig, frühzeitig, jugendlich), Dementia paralytica = progressive Paralyse, Dementia senilis = Altersblödsinn (senil = greisenhaft); das zugehörige Eigenschaftswort heißt dement = verstandlos geworden, verblödet.

Depression l, wörtlich: das Niederdrücken, nämlich der Stimmung, der Gemütslage, also traurige Verstimmung (vgl. Depression = niederer Luftdruck, Kompression = das Zusammendrücken, Impression = Eindruck, Impressionismus = Eindruckskunst usw.). Eigenschaftswörter: deprimiert und depressiv.

Diagnose gr, Unterscheidung (nämlich: einer Krankheit von andern Krankheiten), das Erkennen (vgl. Prognose).

Echolalie gr, B s S 44; der erste Teil ist das bekannte Wort Echo = Widerhall, der zweite bedeutet Geschwätz und ist stammverwandt unserem lallen.

Echopraxie gr, B s S 44; der zweite Teil ist das allgemein bekannte Fremdwort Praxis, das Handlung, Tätigkeit bedeutet, und zu welchem das Eigenschaftswort praktisch gehört.

Epilepsie gr, wörtlich: plötzliches Ergriffenwerden, plötzliches Befallensein; abgeleitet davon die beiden Eigenschaftswörter epileptoid = epilepsieähnlich und epileptiform = nach Art der epileptischen Anfälle.

Euphorie gr, wörtlich: das Wohlbefinden (namentlich: unbegründetes).

Exaltation l, wörtlich: Erhöhung, Steigerung über das Durchschnittliche hinaus, Überschwänglichkeit; in dem Wort steckt der Stamm altus = hoch, der auch in den bekannten Fremdwörtern Altar und Altan enthalten ist.

Exazerbation l, wörtlich: Erbitterung (acer = bitter), Verschlimmerung, vorübergehende Steigerung der Krankheitserscheinungen (Gegensatz: Remission).

Exhibitionismus l, B s S 43, wörtlich: das Heraushalten, Zeigen.

Fetischismus, B s S 43, wörtlich: Verehrung eines Fetischs, d. h. eines zaubermächtigen Götzenbildes.

Fixieren l, befestigen, festhalten (mit den Augen, bzw. mit den Gedanken).

Funktionell l, die Funktion, d. h. die Tätigkeit eines Körperteils (nicht dessen Bau) betreffend; Gegensatz: organisch.

Halluzination l, wörtlich: Erträumtes, Zusammengefaseltes; davon: Halluzinant (der an Halluzinationen Leidende), Halluzinose (die durch Halluzinationen charakterisierte Krankheit).

Hebephrenie gr, B s S 87; der erste Teil Hebe bedeutet Jünglingsalter, der zweite stammt von Phren = der Geist, also ein Geisteszustand, der die Eigentümlichkeiten des Jünglingsalters (länger als normal) zeigt.

Homosexuell, homoios heißt gleichartig (wie z. B. auch in Homöopathie), sexus l = das Geschlecht, also: gleichgeschlechtlich.

Hysterie gr, abgeleitet von dem griechischen Wort für Gebärmutter, von der falschen Ansicht ausgehend, daß die Krankheit mit Störungen jenes Organs zusammenhänge.

Idiot gr, bezeichnet ursprünglich den Privatmann und ist abgeleitet von idios = eigenartig; die Bedeutung des Schwachsinnigen ist entstanden entweder auf dem Wege: Privatmann = Mensch, der nicht fähig ist zur Bekleidung öffentlicher Ämter, oder aber: eigenartiger Mensch, Sonderling. Abgeleitet davon ist die Krankheitsbezeichnung: Idiotie.

Illusion l, wörtlich: Täuschung (ein „Hinüberspielen"); das zugehörige Eigenschaftswort lautet: illusionär.

Imbezill l, bezeichnet den (geistig) Schwachen, der „ohne Stab" ist (in = ohne, Bazillus = Stäbchen, bekannt durch jene gefürchteten niederen Lebewesen, Bazillen, die Stäbchenform zeigen).

Impuls l, wörtlich: der Antrieb, Anstoß, das In-Bewegung-Setzen (der gleiche Stamm steckt in „Puls"); abgeleitet davon: impulsiv und Impulsivität.

Individuum l, wörtlich: das Unteilbare, die Einheit, das Ganze (in = nicht und dividere = teilen, das bekannte Dividieren); davon abgeleitet: Individualität = Eigenart eines Individuums.

Induziert l, B s S 95, wörtlich: durch etwas anderes hervorgerufen, veranlaßt, zu einem bestimmten Punkt „hingeführt".

Innervation l, Versorgung mit Nerven und Zuleitung der vom Gehirn kommenden Reize durch die Nerven zu den Körperteilen.

Intelligenz l, wörtlich: Einsicht.

Isolieren l, wörtlich: absondern, „auf eine Insel verbannen" (unser Wort Insel hat den gleichen Stamm).

Katatonie gr, Anspannung (die Vorsilbe Kata = herab kommt häufig vor, z. B. in Katarrh = das Herabfließende; der im Hauptteil des Wortes enthaltene Stamm begegnet uns im Tonus = Spannungszustand und schließlich auch im Ton, der abhängt von der Spannung der Saite).

Kleptomanie gr, wörtlich: Stehl-Wahnsinn (vgl. Manie).

Konfabulation l, B s S 33, wörtlich: Geschwätz (den Hauptanteil des Wortes enthält auch unsere „Fabel").

Kretin, B s S 78, sprachliche Ableitung ganz unsicher.

Lumbalpunktion l, wörtlich: Lendenstich; lumbus = Lende, Punktion gleichen Stammes wie Punkt.

Manie gr, Raserei, früher gebraucht für jede Geistesstörung mit Erregungen, jetzt in dem S. 92 erörterten Sinn. Volkstümlich versteht man krankhafte Triebe darunter, und so auch wissenschaftlich z. B. in Kleptomanie. Eigenschaftswörter: manisch und (mit allgemeinerem Sinn) maniakalisch.

Manier l, das allgemein bekannte Fremdwort: eine zur Gewohnheit gewordene Art und Weise; davon das Eigenschaftswort manieriert.

Masochismus, B s S 43, abgeleitet ist das Wort von dem Namen des Schriftstellers Masoch, der solche Veranlagungen gerne schilderte.

Masturbation l, B s S 43, wörtlich: Schändung mit der Hand.

Melancholie gr, B s S 92, wörtlich: Schwarzgalligkeit, weil man im Altertum die Ursache des Leidens in einer abnormen Schwarzfärbung der Galle vermutete; der zweite Teil des Wortes steckt vielleicht auch in Cholera, sicher in „Choleriker", dem Menschen mit rasch aufbrausendem Temperament, während der erste Teil im Namen Melanchthon versteckt ist, der ursprünglich Schwarzerd (Chthon = Erde) hieß.

Menstruation l, abgeleitet von mensis = Monat, also: das Monatliche.

Migräne aus dem Gr. verdorben, bedeutet halbseitigen Kopfschmerz.

Myxödem gr, wörtlich: schleimige Schwellung.

Negativismus l, B s S 45, die Bezeichnung hängt zusammen mit dem bekannten Zeitwort negieren = verneinen, bzw. dem Eigenschaftswort negativ = verneinend.

Neurasthenie gr, wörtlich: Nervenschwäche (neuerdings zuweilen ersetzt durch Psychasthenie = Seelenschwäche).

Neurose gr, Nervenleiden, und zwar gewöhnlich nur gebraucht von den funktionellen (Neurasthenie, Hysterie usw.).

Normal gr-l, der Richtschnur, Regel (Norm) entsprechend; Gegensatz: anormal oder abnorm.

Onanie, hergeleitet von dem in der Bibel enthaltenen Namen Onan.

Organisch gr, mit Veränderungen im Bau eines Organs (nicht nur mit dessen Tätigkeit) zusammenhängend; Gegensatz: funktionell; gleichen Stammes: Organismus, Organisation und auch — Orgel.

Orientierung l, wörtlich: die Erkennung der östlichen Himmelsrichtung, des Orients (und damit auch der übrigen).

Paralyse gr, Auflösung, Lähmung (die Vorsilbe para bedeutet: daneben, wie z. B. in Parallele, also auch: nach der falschen Richtung, d. h. krankhaft; lysis bedeutet die Lösung wie z. B. auch in dem bekannten Wort Analyse).

Paranoia gr, etwa zu übersetzen mit „Falschsinnigkeit"; para ist die gleiche Vorsilbe wie in Paralyse; der Hauptteil des Wortes bedeutet: Verstand; gewöhnlich wird Paranoia übersetzt mit Verrücktheit. Abgeleitet sind davon zwei Eigenschaftswörter paranoisch und paranoid; das zweite besagt: paranoia-ähnlich, wie die Endung id immer die Ähnlichkeit, nicht die tatsächliche Zugehörigkeit ausdrückt (vgl. epileptoid).

Pathologisch gr, die Krankheit betreffend, krankhaft, abgeleitet von Pathos = Leiden, Leidenschaft (im zweiten Sinn auch als Fremdwort allgemein bei uns gebräuchlich); vgl. Apathie. Pathologie ist die Lehre von den Krankheiten. Gleichen Stammes sind die Fremdwörter Sympathie und Antipathie, sowie Homöopathie, d. h. die Behandlungsmethode, die Gleiches mit Gleichem heilt (vgl. homosexuell).

Perseveration l, das Verharren.

Pervers l, umgekehrt, verkehrt (hauptsächlich in bezug auf geschlechtliche Neigungen, vielfach gleichbedeutend mit homosexuell, gebraucht). Hauptwort: Perversität.

Polyvalenz, wörtlich: Vielwertigkeit, der erste Teil des Wortes, gr, steckt z. B. auch im Polyp (Vielfuß) und in der Polygamie (Vielehe); der zweite Teil, l, ist verwandt mit der jetzt vielgenannten „Valuta" (Wert).

Praecox l, s. Dementia.

Prognose gr, das Vorauserkennen, dann: die Voraussage (des Krankheitsverlaufs wie des Wetters).

Psyche gr, Seele (eigentlich der Name einer Göttin); davon Eigenschaftsworte: psychisch = die Seele betreffend, psychogen = seelisch verursacht. Ferner: Psychiater = Seelenarzt (iatros gr = Arzt), Psychiatrie = Seelenheilkunde, Psychose = Seelenkrankheit, Psychopath = seelisch Angekränkelter (Pathos, das Leiden), sein Zustand: Psychopathie; Psychologie = die Lehre von der (gesunden) Seele.

Pupille l, wörtlich: das Püppchen, weil beim Hineinsehen in das Auge des Gegenüberstehenden ein kleines Spiegelbildchen, wie das eines Püppchens, erscheint.

Querulant l, einer, der sich gewohnheitsmäßig beklagt, beschwert; davon Eigenschaftswort: querulatorisch, Zeitwort: querulieren.

Reaktiv l, rückwirkend, auf einen Reiz hin erfolgend; die Vorsilbe re = rück kommt in sehr vielen Fremdwörtern vor, z. B. gleich in den drei nächstfolgenden; aktiv = tätig wird gleichfalls im Deutschen als Fremdwort benützt; es erinnert an Akt und Aktion, beide = Handlung.

Reflex l, Rücklenkung (auch gebraucht vom Lichtstrahl), hier im besonderen von der Übertragung eines zum Gehirn oder Rückenmark geleiteten Reizes auf einen von hier zum Körper ziehenden anderen Nerv.

Rekonvaleszenz l, Rückkehr zur Gesundheit, Genesung (der Hauptteil des Wortes steckt auch z. B. in invalide = nicht gesund).

Remission l, Nachlaß, (vorübergehender) Rückgang der Krankheitserscheinungen (dem Stamm begegnen wir z. B. auch in Mission = Sendung), Gegensatz: Exazerbation.

Sadismus, B s S 43, gebildet ist das Wort nach dem Namen des Marquis de Sade, der einschlägige Fälle in seinen Büchern beschrieben hat.

Schizophrenie gr, wörtlich: Spaltungsirresein; zum zweiten Teil des Wortes vgl. Hebephrenie; der erste steckt z. B. auch in Schisma (= Kirchen-) Spaltung; Eigenschaftswort: schizophren, daneben schizoid = ähnlich der Schizophrenie (vgl. paranoid).

Status epilepticus l, B s S 66, wörtlich: epileptischer Zustand, stammverwandt z. B. mit Statist, Stativ und auch mit dem deutschen Stand, Zustand.

Stereotypie gr, B s S 49, der erste Teil, stereos, bedeutet starr, fest und begegnet uns z. B. in der Stereometrie, dem Teil der Mathematik, der sich mit der Berechnung fester Körper befaßt; der zweite Teil ist hergeleitet von Typus, die Form, und wird auch selbständig als Fremdwort gebraucht: der Typus, wovon das Eigenschaftswort typisch.

Stupor l, B s S 46, Betäubung, Eigenschaftswort: stuporös = stumpfsinnig.

Suggestion l, Eingebung, das Einreden; davon: Suggestibilität = die Empfänglichkeit für Suggestionen.

Symptom gr, der Zufall, die Begebenheit, wörtlich: das Zusammenfallen, nämlich eines Krankheitszeichens mit einer bestimmten Krankheit, also einfach: Krankheitszeichen.

Temperament l, B s S 18, abgeleitet von tempero, das Mischen bedeutet, weil die Alten glaubten, das Temperament hänge ab von der Mischung der Körpersäfte.

Tremens, s. Delirium.

Verbigeration l, B s S 50, von einem Zeitwort, das schwatzen bedeutet und abgeleitet ist von verbum, das Wort.

Vision l, B s S 15, wörtlich: das Sehen, der Anblick.

Zirkulär l, B s S 107, wörtlich: sich im Kreise (Zirkel) bewegend.

Sachverzeichnis.